实用针灸系列手册

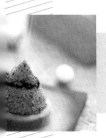

特效灸法手册

主　编　王富春　李　铁

编　委　于宏君　张国侠　杜文菲　郑　鹏
　　　　曹　方　朱宇生　赵雪玮　范芷君

U0391672

人民卫生出版社

图书在版编目（CIP）数据

特效灸法手册 / 王富春，李铁主编 .—北京：人民卫生
出版社，2017

ISBN 978-7-117-24668-2

Ⅰ．①特…　Ⅱ．①王…②李…　Ⅲ．①灸法 – 手册
Ⅳ．①R245.8-62

中国版本图书馆 CIP 数据核字（2017）第 137025 号

人卫智网	www.ipmph.com	医学教育、学术、考试、健康， 购书智慧智能综合服务平台
人卫官网	www.pmph.com	人卫官方资讯发布平台

特效灸法手册

主　　编：王富春　李　铁
出版发行：人民卫生出版社（中继线 010-59780011）
地　　址：北京市朝阳区潘家园南里 19 号
邮　　编：100021
E - mail：pmph @ pmph.com
购书热线：010-59787592　010-59787584　010-65264830
印　　刷：北京画中画印刷有限公司
经　　销：新华书店
开　　本：787×1092　1/32　印张：11　插页：4
字　　数：229 千字
版　　次：2017年8月第1版　2018年9月第1版第2次印刷
标准书号：ISBN 978-7-117-24668-2/R · 24669
定　　价：32.00 元

打击盗版举报电话：010-59787491　E-mail：WQ @ pmph.com
（凡属印装质量问题请与本社市场营销中心联系退换）

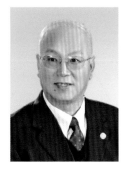

王富春，二级教授，博士生导师，长白山学者特聘教授，全国优秀教师，吉林省有突出贡献专家，吉林省名中医，吉林省优秀专家，吉林省教学名师。现任长春中医药大学针灸推拿研究所所长，中国针灸学会常务理事，中国针灸学会穴位贴敷专业委员会会长，中国针灸学会穴位贴敷产学研创新联盟主任委员，世界中医药学会联合会手法专业委员会副主任委员，中国针灸学会针推结合专业委员会副会长，吉林省针灸学会会长，国家中医药管理局重点学科带头人，国家科学技术进步奖评审专家，国家自然基金项目二审专家，《中国针灸》《针刺研究》《世界华人消化杂志》专家编委。

发表学术论文200余篇；主编学术专著百余部，代表作有《针灸诊治枢要》《针法医鉴》《经络脏腑相关理论与临床》《针灸对症治疗学》《灸法医鉴》《中国新针灸大系丛书》《实用针灸技术》等。完成省部级科研成果20余项，获中华中医药学会科学技术进步奖一等奖、二等奖各1项，国家中医药科技进步三等奖 1 项,中国针灸学会科学技术进步三等奖 1 项,吉林省科学技术进步二等奖、三等奖各 5 项,吉林省自然科学成果一等奖 2 项、二等奖 3 项。主持国家 973 项目计划课题 2 项,国家自然科学基金项目 2 项,教育部博士点基金项目及省部级科研项目 20 余项。

长期从事特定穴理论与临床应用研究,在国内率先提出了"合募配穴治疗六腑病""俞原配穴治疗五脏病""郄会配穴治疗急症"等特定穴配伍理论,并广泛应用于临床实践。临床工作中总结出"镇静安神针法"治疗失眠、"振阳针法"治疗阳痿、"调胱固摄法"治疗小儿遗尿等独特的针灸治疗方法,临床疗效显著。

主讲的《刺法灸法学》为省级精品课程,获得吉林省优秀教学成果二等奖 1 项、三等奖 2 项。主编"十三五"规划教材《刺法灸法学》等教材 4 部;副主编"十五""十一五"规划教材《针灸学》等教材 20 部。培养研究生 200 余名。

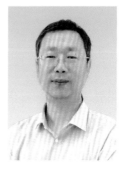

李铁,副教授,硕士生导师。现任长春中医药大学"973"项目管理办公室副主任,中国针灸学会穴位贴敷产学研创新联盟秘书长,中国针灸学会临床分会理事,吉林省针灸学会常务副秘书长。曾获得省部级科技进步一等奖1项,二等奖3项,三等奖2项。主持省级科研课题4项;参与国家级"973"项目2项,国家自然科学基金项目3项。主编《跟名师学穴位贴敷》等学术著作6部;参编"十二五""十三五"规划教材《刺法灸法学》《微针疗法》等5部;发表学术论文20余篇。

长期从事中医学、针灸学临床研究,擅长针药结合治疗颈肩腰腿痛证,过敏性鼻炎等五官科疾病,阳痿、遗精等男科疾病。

内容提要

　　本书共分六章,第一章概论介绍了灸法的起源与发展;第二章介绍了灸法的特点及其适应证;第三章对灸法的基本操作进行了概括性的介绍;第四章灸法操作技术,介绍了50余种灸治方法的操作以及适应证;第五章特效灸法治疗,分别对内、外、妇、儿、五官、皮肤、骨伤等各科疾病的灸法应用进行了全面、系统的阐述;第六章介绍了灸法保健,包括养生、益智、美容、戒烟戒酒等内容。

　　本书主要读者对象是中医针灸医疗、教学、科研工作者,以及医学院校学生和广大中医爱好者。

灸法是指利用艾叶等易燃材料或药物,点燃后在穴位上或患处进行烧灼或熏熨,借其温热性刺激及药物的药理作用,以达到防病治病目的的一种外治方法。在临床中针与灸并称,是针灸学最重要的组成部分,也是最具中医特色的治疗方法之一,为中华民族的卫生健康事业做出了突出的贡献。

灸法通过经络的传导,起到温经散寒、扶阳固脱、消瘀散结和防病保健的作用。许多疾病在用针刺或中药后,无效或疗效不明显的情况下,往往用灸法能取得较好效果。《黄帝内经》中所说的“针所不为,灸之所宜”和《医学入门》所说的“凡病药之不及,针之不到,必须灸之”,即概括了灸法在临床上的应用价值。历代医著也都对灸法进行了详尽的论述,可见在古代灸法的临床应该相当普遍,治疗效果非常确切,如《针灸甲乙经》《备急千金要方》《外台秘要》《针灸资生经》《针灸聚英》《针灸大成》《针灸集成》等,均格外重视灸法,甚至“重灸轻针”,可见对灸法的推崇。专门的灸法专著更是十分丰富,《曹氏灸方》《骨蒸病灸方》《黄帝明堂灸经》《备急灸法》《神灸经纶》等,显示了各个时期灸法的理论与临床成果。

灸法的临床特点是治疗效果明显,对于慢性、寒性疾病往往具有其他疗法不可比拟的优势,而且近年来在临床实践中,医家对灸法的运用也有了进一步的发展。随着与现代临床疾病谱的相适应,灸法也被广泛运用于与现代生活习惯相关的各类疾病及养生预防保健中,这使灸法的应用范围逐渐扩大,而其卓越的临床疗效和安全无痛的特点也越来越被人们所重视。基于以上情况,我们在广泛收集古今文献资料的基础上,结合自身临床经验,撰写了《特效灸法手册》一书,在全面总结古今灸法治疗经验的基础上,对治疗某些疾病最有效的灸疗方法进行介绍,旨在临床实践时将灸法进一步推广,也为受疾病困扰的患者减轻病痛提供疗效确切的治疗方法。

本书共分六章。第一章概论介绍了灸法的起源与发展;第二章介绍了灸法的特点及其适应证;第三章对灸法的基本操作进行了概括性的阐述;第四章灸法操作技术,把古今各种灸治方法进行全面的收集、整理,共介绍了 50 余种灸治方法的操作以及适应证;第五章特效灸法治疗,分别对内、外、妇、儿、五官、皮肤、骨伤等各科疾病的灸法治疗内容进行了全面、系统的筛选和整理,并且增加了研究进展,反映了现代临床灸法治疗的最近发展情况;第六章介绍了灸法保健,针对现代疾病谱及灸法养生保健方法进行了介绍。

本书主要读者对象是中医针灸医疗、教学、科研工作者,以及医学院校学生和广大针灸爱好者,由于时间有限,书中可能尚存不足之处,请广大读者批评指正。

目　录

第一章　灸法的起源与发展

灸法属于温热疗法,与火的关系密切。火的历史在我国可以追溯到 50 万年前的"北京人"或 80 万年前的"蓝田人"时代,乃至更远。我们的祖先面临着恶劣的自然环境,防治疾病的条件也极差,因此平均寿命极低,这就迫切地需要人们运用各种治疗方法来与疾病进行斗争。据考古学研究,早在大约 5 万年前的原始氏族公社时期,我们的祖先就懂得了用火来取暖、熟食,尤其是 1.8 万年前的"山顶洞人"已掌握了人工取火的方法。

火是一种自然现象,人类对火的认识、控制和驾驭经历了一个漫长的历史过程。同时,火在治疗疾病方面也有着极为重要的意义。火的发现和利用不仅让人类可以吃到熟食,缩短了消化过程,改变了人类的饮食结构,而且使人类摄取更多的营养,促进身体和脑的发育,给人类带来了温暖,消除寒冷解除疲劳。

人们还通过大量的实践证明用兽皮、树皮包上烧热的砂土熨烫腹部或关节,腹痛或者关节痛的症状会减轻,这就是后来的热熨等外治疗法的开端。在使用火的时候不小心烧伤了身体的某一部分,有时竟使病痛得到减轻或完全消失。古人在煨火取暖时,由于偶然被火灼伤而解除了某种病痛，从而得到了烧灼可以治病的启示。经过不断的总结，人们发现用火烧灼局部皮肤，可以治疗牙痛、胃痛等疾病，这是灸法的雏形，也是灸法的起源。火的发现和使用，对人类的生活和繁衍有着非常重大的意义，同时也为灸法的产生创造了必要的条件。由此可见，灸法随着火的应用而萌芽，并在其应用实践中不断发展。

"灸"字在《说文解字》中解释为"灼"，是灼体疗病之意。最早可能采用树枝、柴草、兽皮取火熏、熨、灼、烫以消除病痛，以后才逐渐选用"艾"为主要灸料。艾，自古以来就是一种野生植物，在我国广大的土地上到处生长，因其气味芳香，性温易燃，且火力缓和，于是便取代一般的树枝燃料，而成为灸法的最好材料。《本草纲目》载艾叶能"灸百病"。《本草从新》曰："艾叶苦辛，生温，熟热，纯阳之性，能回垂绝之元阳，通十二经，走三阴，理气血，逐寒湿，暖子宫……以之灸火，能透诸经而除百病。"

"灸"字在中国古代文献记载中早有提及，如《庄子·盗跖》有："丘所谓无病自灸也"。据《左传》记载，晋景公病，秦国太医令医缓来诊，医缓说："疾不可为也，在肓之上，膏之下，攻之不可，达之不及，药不治焉"。"攻"指艾灸，"达"指针刺。《孟子·离娄上》也曾记载："今之欲王者，犹七年之病，求三年之艾也"，显然也是指的艾灸。从中可以推断在春秋战国时代，灸法是颇为盛行的。

在医学专著中，灸法最早见于《黄帝内经》，并把灸疗作为一个重要的内容进行系统介绍。《素问·异法方宜论》说："北方者，天地所闭藏之域也，其地高陵居，风寒冰冽，其民乐野处而乳食，脏寒生满病，其治宜灸焫，故灸焫者，亦从北方来",说明灸法的产生与我国北方人民的生活习惯、条件和发病特点有着密切的关系,可以看出灸法是北方发明的。《灵枢·官能》中强调"针所不为,灸之所宜"。灸疗的适应证包括外感病、内伤病、脏病、寒热病、痈疽、癫狂等。灸疗的作用具有起陷下、补阴阳、逐寒邪、畅通经脉气血等多个方面。《灵枢·背腧》论述了灸法的补泻:"以火补者,毋吹其火,须自灭也;以火泻者,疾吹其火,传其艾,须其火灭也"。还提出了艾灸之禁忌证为:阴阳俱不足或阴阳俱盛者、阳盛亢热及息积等。《黄帝内经》奠定了灸法的基础。

《伤寒杂病论》一书为汉代医圣张仲景所撰,其内容以方药辨治外感热病及内伤杂病为主,尽管针灸条文不多,但其中《伤寒论》载灸疗7条,《金匮要略》2条,重复出现2条,实为7条,并且在针灸应用上提出了阳证宜针、阴证宜灸的观点。张仲景指出灸疗宜于三阴经病,或于少阴病起、阳虚阴盛时,灸之以助阳抑阴;少阴下利呕吐,脉微细而涩时,升阳补阴;或厥阴病手足厥冷,脉促之证,灸之以通阳外达;脉微欲绝者,回阳救逆。仲景对灸的禁忌证有了很大发挥,专篇论述灸法禁忌。在《伤寒杂病论》中提出误治的条文有21条,其中17条属于三阳篇,误治的原因均与热证用灸有关。在《伤寒论》116条中指出:"微数之脉,慎不可灸,因火为邪,则为烦逆,追虚逐实,血散脉中,火气虽微,内攻有力,焦骨伤筋,血难复也"。指出阴虚之人筋骨失于濡养,若用灸法,加重阴虚使病情恶化,故应该慎用。张仲景具体指出灸疗禁忌范围包括太阳表证、阳实热盛、阴虚发热等。这些对后世医家都产生了重要的影响。

三国时期曹翕所撰写的《曹氏灸方》是灸疗专著,共有

7卷,惜已佚。敦煌卷子本中的残卷《新集备急灸经》最迟是在唐代咸通二年(公元861年)依照刊本抄录的,原刻印本初刊于唐代京都长安。

《针灸甲乙经》为魏晋时期著名的针灸学家皇甫谧撰成,化脓灸便最早见于本书,即"欲令灸发者,灸履编熨之,三日即发"。到了宋代、清代,发泡灸(发疱灸)更是得到了发展。医家李守贤、王执中、窦材以及元代的徐凤、龚廷贤等也提出了很多发灸疮的方法,得到了广泛运用。关于灸的壮数,《针灸甲乙经》一般为每穴每次3~4壮,其中头部、颈部、肩、背等处多为3壮;胸、腹、腋多为5壮;最少的是井穴,灸1壮;最多的是大椎灸9壮;个别如环跳灸至50壮。在该书中对灸法的禁忌也予以论述,其中误灸穴位引起不良后果的有29个穴位,也有用化脓灸感染引起不良后果的。

晋代医家葛洪在其《肘后备急方》中,所录针灸医方109条,其中94条为灸方,从而使灸法得到了进一步的发展,提出了急证用灸、灸以补阳,同时对灸材进行了改革,并最早使用隔物灸,为灸疗的多样化开辟了新途径。其妻鲍姑,亦擅长用灸,是我国历史上不可多得的女灸疗家。

唐代崔知悌的《骨蒸病灸方》一卷,记载专病灸治经验,原书虽已失佚,但尚收存于《外台秘要》及《苏沈良方》之中。至宋代灸法专著更不断出现,如《黄帝明堂灸经》三卷、闻人耆年之《备急灸法》一卷,西方子《明堂灸经》八卷以及庄绰《灸膏肓俞穴法》一卷等。这些专著在不同时代,从不同角度记载和总结了古代医家灸法经验。

唐代名医孙思邈在其著作《备急千金要方》和《千金翼

方》之中，也载述了大量灸疗内容。在灸法上，又增加多种隔物灸法，如隔豆豉饼灸、隔泥饼灸、隔附片灸及隔商陆饼灸等。在灸疗范围上有较大的扩展，首先增加灸疗防病的内容，如《备急千金要方·卷二十九》指出："凡入吴蜀地游官，体上常须三两处灸之，勿令疮暂瘥，则瘴疬温疟毒气不能着人也"。此外，灸治的病种较前代有所增加，特别是在热证用灸方面做了有益的探索，如热毒蕴结之痈肿，以灸法使"火气流行"令其溃散；另如对黄疸、淋症等温热病及消渴、失精失血之阴虚内热病症等，均用灸法取效。

同时代的王焘更是重灸轻针，在《外台秘要》一书中，针灸治疗部分，几乎都用灸方。《中风及诸风方一十四首》中提出灸为"医之大术，宜深体之，要中之要，无过此术"。在使用灸法时，他认为："风热之证，每次用灸，不得超过百壮，而且宜从少至多……寒湿之证，每次用灸不超过千壮，而且宜从多至少……"指出"腹中者，水谷之所盛，风寒之所结，灸之务欲多也。脊者身之梁……背又重浓，灸之宜多，经脉出入往来之处，故灸能引火气。"

宋代许叔微在著作《普济本事方》《伤寒百证歌》等书中强调了阴证用灸、灸补肾阳等观点，并且广泛应用于临床。宋代著名针灸家王执中撰《针灸资生经》一书，亦以灸法为主，并记载了灸劳法、灸痔法、灸肠风、灸发背、膏肓俞灸法、小儿胎疝灸等灸治之法。书中还收录不少本人或其亲属的灸疗治验，如"予尝患溏利，一夕灸三七壮，则次日不如厕，连数夕灸，则数日不如厕"。另外，王执中对灸感流注也做了较深入的观察："他日心疼甚，急灸中管（脘）数壮，觉小腹两边有冷气自下而上，至灸处即散。"

宋代的《太平圣惠方》以及《圣济总录》等重要医方书中，亦多收载有灸疗内容。南宋窦材在其所撰之《扁鹊心书》中，首载了"睡圣散"，服后施灸，"即昏睡，不知痛"。

在唐宋时期，随着灸法的专门化，出现了以施行灸法为业的灸师。如唐代韩愈的《谴疟鬼》诗云："灸师施艾炷，酷若猎火围"(《昌黎先生集·卷七》)，生动地描绘了大炷艾灼的场面。宋代张杲《医说》中，也曾有灸师之称。除灸师专门掌握施灸技术外，鉴于当时盛行灸法，非医者对灸法也加以应用。《南史·齐本记》载，有人自北方学得灸术，因治有效验，迅速推广，一时间都中大为盛行，被称为圣火，甚至诏禁不止。《备急千金要方·卷二十九》也提到："吴蜀多行灸法"，表明此法在民间已颇为普及。另外，宋"太宗病亟，帝(指宋太祖)往视之，亲为灼艾"。

金元时期，由于针法研究的崛起和针法应用的日益推广，灸法的发展受到一定影响。但以金元四大家为首的不少医家，在灸法的巩固和完善方面，仍做出了应有的贡献。刘河间不囿于仲景热证忌灸之说，明确指出"骨热……灸百会、大椎"等，并总结了引热外出、引热下行及泻督脉等诸种灸疗。罗天益则主张用灸疗温补中焦，多取气海、中脘、足三里3穴施灸，认为可"生发元气""滋荣百脉"等。朱丹溪也有不少灸治验案的记载，如"一妇人久积怒，病痫，目上视，扬手掷足，筋牵，喉声流涎，定时昏昧，腹胀痛冲心，头至胸大汗，痫与痛间作……乘痛时灸大敦、行间、中脘……又灸太冲、然谷、巨阙及大指甲内间，又灸鬼哭穴，余证调理而妥"。

明清时期医家通过大量医疗实践不断改进灸疗技术，

艾卷药条灸出现,最早记载于明初朱权之《寿域神方·卷三》,其云:"用纸实卷艾,以纸隔之点穴,于隔纸上用力实按之,待腹内觉热,汗出即差"。这时的艾条灸还是属于实按灸,即艾条隔纸按压于穴位,隔纸仍为减少患者的痛楚,以后又改为悬灸法,即离开皮肤一定距离灸烤。最早艾卷不加入药末,到了李时珍的《本草纲目》、杨继洲的《针灸大成》中才在艾绒中加入麝香等药末,并命名为"雷火神针"或"雷火针法"。到了清代,李学川、陈修园等人又在艾绒中加入了不同的药物,并改名为"太乙神针""太乙针",记述此法的专著有《雷火针法》《太乙神针心法》《太乙神针附方》《太乙神针方》等,并在临床上也广泛应用,尤其在清代取得了较好的疗效。现代常用的艾卷灸法和药条灸法均由此发展而来。

明清时期开始注重使用灸疗器械,为后世灸疗器械的发展奠定了基础。使用灸器施灸虽可追溯到晋唐,但或采用代用物而非专用灸器,或结构十分简单,如苇管等。至明清,逐步出现了专门制作的灸器。明代龚信在《古今医鉴》中以铜钱为灸器,即将铜钱置于艾炷之下以施灸。明代龚信的《古今医鉴》及其子龚廷贤的《万病回春》中均有记载。《万病回春》灸癖根法云:"穴在小儿背脊中……每一次,用铜钱三文压在穴上,用艾炷安孔中,各灸七壮"。又出现了泥钱作灸器,即将泥钱或棋子垫于艾炷之下以施灸,如清代李守先《针灸易学》论述灸法操作云:"用泥钱五个,俱内空三分,周流换之。上着艾如楝子大,灸急疼方去肉,有汗起泡为妙。或棋子中取眼,亦可"。高文晋在《外科图说》中又做了进一步改进,使用了灸板、灸罩。灸板是在一块长板中穿几个圆孔,用以施灸。灸罩则是圆锥形罩子,上留一孔,罩在艾炷上施灸。泥钱、灸板及灸罩的出现,标志着灸器已从代用品向专用器方向前进了一步。此后又有面碗灸、银盏灸等,使灸疗更安全、简便,受到了患者的喜爱,得到了广泛的应用,为后世温灸器等灸疗仪器的出现和发展奠定了基础。

　　明清两代以清代专著较丰,著有《采艾编》《太乙神针心法》《采艾编翼》《太乙神针附方》《太乙离火感应神针》《太乙神针》《仙传神针》《神灸经纶》《太乙神针集解》《传悟灵济录》《卷怀灸镜》《灸法秘传》《灸法心传》《太乙神针十六部》《灸法集验》《经验灸法独本》《延寿针治病穴道图》等 21 种。特别是清代,更可以认为是对我国灸疗法的总结时期。灸疗文献中,较有代表性的为清咸丰时期医家吴亦鼎所撰的《神灸经纶》一书。他在该书引言中指出:"灸疗亦与地并重,而其要在审穴,审得其穴,立可起死回生",说明灸疗之重要。《神灸经纶》全面总结了清以前有关灸疗的理论和实践,并参合了不少作者本人的临床经验,是一本集大成式的灸疗专著。另清代廖润鸿《针灸集成》也收载了大量灸疗的历代文献,予以分类编排,如制艾法一节,就选录了《医学入门》《医方类聚》《局方》等多种前人著作的论述,对"发灸疮法""疗灸疮法""调养法"等都做了详细的介绍。

　　清末后期统治者认为"针刺火灸究非奉君之所宜",至清末(1822 年)道光皇帝废止宫廷针灸后,导致了针灸学的衰落。灸法因其简便、效果好而在民间广泛应用。赵学敏所撰的《串雅外编》一书中,介绍了一些民间常用的灸法,如鸡子灸等也是对灸法技术的补充。

据考证,公元514年,我国针灸学首先传到朝鲜;公元550年,由朝鲜传入日本。在古代,日本民间应用灸法预防保健、延年益寿一直是作为一年中的一件大事。一般人中,普遍施行养生灸,并流行"勿与不灸足三里之人行旅","风门之穴人人灸"等谚语。在日本,无论男女,一生中都必须灸治4次——十七八岁时灸风门,据说是预防感冒,古代日本人认为感冒是万病之首;二十四五岁,灸三阴交,意在增强生育能力;三四十岁,则灸足三里,认为可以促进脾胃功能、预防疾病、增加寿命;到了老年,为了防止视力衰退,除了足三里外还兼灸曲池,目的在于使眼睛明亮,牙齿坚固。这一习俗一直延续到明治维新前夕。

新中国成立后,灸疗事业得到迅速发展,特别是改革开放以后,灸法研究成果层出不穷。不仅对灸疗临床疗效观察、古医籍整理方面进行更为深入的研究,并且逐渐转移到向灸法灸理现代化研究、灸疗器具创新上来。21世纪灸法研究在灸料、灸的作用机制、灸的适应证方面都取得了长足的进展。

在灸材的改良研究方面,传统的灸疗以艾绒作为施灸热源,有温热刺激和药理功效,但在燃艾过程中排放烟尘、污染空气,存在一定的弊端,是当前阻碍其推广和应用的主要因素之一。20世纪80年代初开始,出现了经加工提炼而成的微烟艾条。将艾加工提炼有效成分为油剂,或直接涂敷治病,或再施用物理热源加温,这些方法的出现具有时代先进性,但也只是从某些方面继承和发展了艾灸法,与传统的艾灸法相比较虽然操作便捷,其疗效却不如传统的艾灸法。

在灸疗仪器的研制方面，传统艾灸的应用不是很方便，所以已经有许多研究人员开展新型灸疗仪器的研制，取得了不少进展，如 WT 电热艾灸仪、激光仪、多功能艾条器、红外艾条治疗仪、万象定位自动推进式艾条器等仪器开发，并均已在临床应用，取得了一定的疗效。这些仪器具有携带方便、易于操作等特点，但在临床疗效上，尚无法完全替代传统的灸疗，而且开发的成本相对较高，在临床上尚难以推广。

在灸法的临床研究方面，灸疗在临床适用范围极广，内、外、妇、儿各科，男女老少，实证虚证，均可应用。研究人员从临床上对灸法的适用病种进行规范化研究，筛选灸法的优势病症和有效病症，规范灸法的临床应用；对于临床上经常使用且行之有效的灸法，进行了大样本、多中心、随机对照、盲法研究。

在灸法的作用机制方面，研究者们通过大量的实验研究，认为灸法可能是通过多系统、多途径、多靶点的综合作用而发挥效应的，免疫系统、神经系统、内分泌系统等均参与灸疗对机体的调节过程。

随着人们生活水平的提高，灸法在养生保健、防病治病方面的优势也日益为人们所重视，灸法也将为人类的医疗保健事业做出更大的贡献。

第二章　灸法的特点及其适应证

一、灸法的特点

灸法的产生与我国居住在北方人们的生活习惯及发病特点有着密切的关系。《素问·异法方宜论》说："北方者，天地所闭藏之域也，其地高陵居，风寒冰冽，其民乐野处而乳食，脏寒生满病，其治宜灸焫，故灸焫者，亦从北方来"，《灵枢·经脉》指出："陷下则灸之"，《灵枢·官能》："阴阳皆虚，火自当之……经陷下者，火则当之；结络坚紧，火所治之"。《医学入门》说："凡病药之不及，针之不到，必须灸之"。由此可见，灸疗的范围很广，有些疾病用针刺或中药治疗效果不佳时，可以使用灸法，或针灸并用，从而取得较好疗效。因此可以将灸法的特点总结为以下五点：

1. 应用范围广泛，能治多种病证。灸法可单独使用，亦可与针刺或药物配合应用，因此，其治病范围非常广泛。仅以灸治而论，就本书临床部分收集的有效病种已达300余种，分属于临床各科，可以充分说明灸法应用之广泛。它既能治疗很多慢性疾病，也可治疗一些急性病证。

2. 操作方法多种多样，有利于提高疗效。灸法的种类很多，操作方法多种多样。其中有些方法是近似的，治疗作用也相差无几，但绝大多数是各有所长，或有专治。至于灸治穴的选择，除经穴、奇穴、阿是穴外，还有耳穴施灸等。因此，在临床治疗中，可供选择的余地较大，若一法治疗无效，则可选用他法，按辨证施灸的原则，有利于提高治疗效果。

3. 有特殊功效，可补针药之不足。灸法的治病机制迄今尚不十分清楚，有什么样的特殊功效，尚待研究证实。但无数的临床实践证明，某些病症，当针刺治疗或药物治疗无效时，则可改用灸法试治，有时能收到较为满意的效果。这一点古代医家早有体会，如《灵枢·官能》提出"针所不为，灸之所宜"。唐代王焘著《外台秘要》十四卷载有"是以御风邪以汤药、针灸、蒸熨，皆能愈疾。至于火艾，特有其能，针、药、汤、散皆所不及者，艾为最要"。甚至提出"诸疗之要，火艾为良，要中之要，无过此术"。明代李梴在《医学入门》一书中也说："凡病药之不及，针之不到，必须灸之"。李守先《针灸易学》上卷也记述了"气盛泻之，气虚补之，针之所不能为者，则以艾灸之"。

4. 副作用少，老幼皆宜。根据不同的病情、体质、性别、年龄等，选用不同的灸法，是没有副作用的，除病情需要，进行瘢痕灸、发疱灸有一定的痛苦外，其他灸法都容易被患者所接受，特别对婴幼儿和年老体弱者，灸法治疗较其他方法更为优越。

5. 穴药结合，有广阔的发展前景。在艾火作用于经络穴位上的着肤灸、悬起灸和实按灸的基础上，越来越多的隔物灸和敷灸把穴位刺激作用和药物化学作用结合起来。随着现代科学技术的发展，还将会出现更多新兴的治疗方法，灸法的研究有着广阔的发展前景。

二、灸法的作用和适应证

灸法具有温热性刺激和药理性作用,通过腧穴而激发经气,从而调整经络脏腑功能,调节机体的阴阳平衡,达到防治疾病的目的。灸法的适应证也和针法一样,是很广泛的,各科都有临床实践证明,它可以治疗经络、体表的病症,也可治疗脏腑的病症;既能治疗慢性疾病,又能治疗一些急症、危症;既能治疗虚寒证,也能治疗一些实热证。总的原则是:阴、里、虚、寒证多灸;阳、表、实、热证少灸。但有些实热证、急性病,如疔痈疮毒、虚脱、厥逆等,也用灸法。

凡属慢性久病,阳气衰弱,风寒湿痹,麻木痿软,疮疡瘰疬久不收口,则非灸不为功;亦可用于回阳救逆、固脱,如腹泻、脉伏、指冷、昏厥、休克,可急灸之,令脉起肢温。《医学入门》上说:"寒热虚实,均可灸之"。可见其适应证很广,不能以虚实寒热截然分开。如《伤寒论》上说:"少阴病吐利,手足不逆冷……脉不至者,灸少阴七壮";"下利,手足厥冷,无脉者,灸之";"伤寒六七日,脉微,手足厥冷,烦躁,灸厥阴"。以上三例都是热性病过程中出现的阳气虚脱的危重患者,均可用艾灸的方法治疗。

灸法的作用和适应证,归纳起来有以下四个方面:

1. 温通经络、散寒祛湿　人体的正常生命活动有赖于气血的作用,气行则血行,气止则血止,血气在经脉中流行,完全是由于"气"的推送。各种原因,如"寒则气收,热则气疾"等,都可影响血气的流行,变生百病。而气温则血滑,气寒则血涩,也就是说,气血的运行有遇温则散、遇寒则凝的特点。所以朱丹溪说:"血见热则行,见寒则凝"。因此,凡是一切气血凝涩、没有热象的疾病,都可用温气的方法来进行治疗。《灵枢·刺节真邪》中说:"脉中之血,凝而留止,弗之火调,弗能取之"。由于艾叶的药性生温熟热,艾火的热力能深透肌层,温经行气,因此,灸法具有很好的温经通络、祛湿散寒的作用,临床用于治疗寒凝血滞、经络痹阻引起的各种病证,如风寒湿痹、痛经、经闭、寒疝、胃脘痛、腹痛、泄泻、痢疾、少乳等。

2. 升阳举陷、回阳固脱　由于阳气虚弱不固等原因可致上虚下实,气虚下陷,出现脱肛、阴挺、久泄久痢、崩漏、滑胎等,《灵枢·经脉》云:"陷下则灸之",故气虚下陷,脏器下垂之症多用灸疗。关于陷下一症,脾胃学说创始人李东垣还认为"陷下者,皮毛不任风寒","天地间无他,唯阴阳二者而已,阳在外在上,阴在内在下,今言下陷者,阳气陷入阴气之中,是阴反居其上而复其阳,脉证俱见在外者,则灸之"。因此,灸疗不仅可以起到益气温阳、升阳举陷、安胎固经等作用,对卫阳不固、腠理疏松者,亦有效果,可使机体功能恢复正常。因此灸法可用于治疗中气不足、阳气下陷的久泄久痢、遗尿、遗精、阳痿、崩漏、带下、脱肛以及内脏下垂之症。

另外人生赖阳气为根本,得其所则人寿,失其所则人夭,故阳病则阴盛,阴盛则为寒、为厥,或元气虚陷,脉微欲脱,当此之时,正如《素问·厥论》所云:"阳气衰于下,则为寒厥"。阳气衰微则阴气独盛,阳气不通于手足,则手足逆冷。凡大病危疾,阳气衰微,阴阳离决等症,用大艾炷重灸,能祛除阴寒,回阳固脱。故灸法还可用于元阳虚脱而出现的大汗淋漓、四肢厥冷、脉微欲绝的脱证、休克。

3. 消瘀散结、泄热拔毒　古代有不少医家提出热证禁灸的问题，如《圣济总录》指出："若夫阳病灸之，则为大逆"；近代不少针灸教材亦把热证定为禁灸之列。但古今医家对此有不同见解。在古代文献中亦有"热可用灸"的记载，灸法治疗痈疽，就首见于《黄帝内经》，历代医籍均将灸法作为本病证的一个重要治法。唐代《备急千金要方》进一步指出灸法对脏腑实热有宣泄的作用。该书很多处还对热毒蕴结所致的痈疽及阴虚内热证的灸治做了论述，如载："小肠热满，灸阴都，随年壮"，又如"肠痈屈两肘，正灸肘尖锐骨各百壮，则下脓血，即差"，及"消渴，口干不可忍者，灸小肠俞百壮，横三间寸灸之"等。金元医家朱丹溪认为热证用灸乃"从治"之意，《医学入门》则阐明热证用灸的机制："热者灸之，引郁热之气外发，火就燥之义也"。《医宗金鉴·痈疽灸法》指出："痈疽初起七日内，开结拔毒灸最宜，不痛灸至痛方止，疮痛灸至不痛时"。总之，灸法能以热引热，使热外出。灸能散寒，又能清热，表明对机体原来的功能状态起双向调节作用。特别是随着灸法增多和临床应用范围的扩大，这一作用日益为人们所认识。所以在临床上灸法可用于治疗外科疮疡初起，以及痈疽之症，如乳痈初起、瘰疬、痈肿未化脓者、疮疡久溃不愈、寒性疔肿等。用灸法能使气机通畅，营卫和调，故瘀结自散。

4. 防病保健、强身健体　艾灸除了有治疗作用外，还有预防疾病和保健的作用，是防病保健的方法之一，这在古代文献中有很多记载。早在《素问·骨空论》就提到，在"犬所啮之处灸之三壮，即以犬伤病法灸之"，以预防狂犬病。《备急千金要方》有"凡入吴蜀地游官，体上常须三两处灸之,勿令疮暂瘥,则瘴疬温疟毒气不能着人",说明艾灸能预防传染病。《针灸大成》提到灸足三里可以预防中风。民间俗话亦说"若要身体安,三里常不干","三里灸不绝,一切灾病息"。因为灸疗可温阳补虚,所以灸足三里、中脘,可使胃气常盛,而胃为水谷之海,荣卫之所出,五脏六腑,皆受其气,胃气常盛,则气血充盈;命门为人体真火之所在,为人之根本;关元、气海为藏精蓄血之所,艾灸上述穴位可使人胃气盛,阳气足,精血充,自然使人精力充沛,从而加强了身体抵抗力,病邪难犯,达到防病保健之功。当前,灸疗的防病保健已成为重要保健方法之一。

第三章　灸法的基本操作

一、艾及艾制品

1. 艾,是一种中药,又称医草、灸草,自然生长于山野之中,我国各地均有生长,为菊科多年生灌木状草本植物,叶似菊,表面深绿色,背面灰色有茸毛。以湖北蕲州产者佳,叶厚绒多,称为蕲艾。艾叶有芳香性气味。每年在农历的四五月间,当艾草叶盛花未开时,采收新鲜肥厚的艾叶,放置日光下曝晒干燥,然后放在石臼中或其他器械中,反复捣烂压碎,使之细碎如棉絮状,筛去灰尘、粗梗及杂质,留下的柔软纯艾纤维,即成柔软如棉的艾绒,其色淡灰黄,干燥易燃者为佳。艾叶经过加工,制成细软的艾绒,有其他材料不可比拟的优点:其一,便于搓捏成大小不同的艾炷,易于燃烧;其二,燃烧时热力温和,气味芳香,能窜透皮肤,直达深部。加之艾叶遍产各地,便于采集,价格低廉,所以几千年来,一直为针灸临床所应用。

艾叶的功用:性温热,味苦无毒,宣理气血,温中逐寒,除湿开郁,生肌安胎,利阴气,暖子宫,杀蛔虫,能通十二经

17

气血,能回垂绝之元阳。内服用治宫寒不孕、行经腹痛、崩漏带下;外用能灸治百病,强壮元阳,温通经脉,祛风散寒,舒筋活络,回阳救逆。现代研究认为艾灸对于调动一切内在积极因素,增进机体防卫抗病能力,具有十分重要的意义。它有温养细胞,旺盛循环,增加抗体,改变血液成分,调整组织器官功能的作用。

艾绒的质量,对施灸的效果有一定影响。艾绒质量好,无杂质,干燥,存放久的效力高,疗效好;反之则差。劣质艾绒,生硬而不易团聚,燃烧时火力暴躁,易使患者感觉灼痛,难以忍受,且因杂质较多,燃烧时常有爆裂的弊端,散落燃烧的艾绒易灼伤皮肤,须加注意。

从艾叶的性能功用上也可以理解为何临床以艾绒为主要灸用材料。《本草纲目》载艾叶能"灸百病",《本草从新》曰:"艾叶苦辛,生温,熟热,纯阳之性,能回垂绝之元阳,通十二经,走三阴,理气血,逐寒湿,暖子宫……以之灸火,能透诸经而除百病"。《神灸经纶》亦说:"夫灸取于火,以火性热而至速,体柔而用刚,能消阴翳,走而不守,善入脏腑。取艾之辛香作炷,能通十二经,入三阴,理气血,以治百病,效如反掌"。说明用艾叶作为施灸材料,有通经活络、祛除寒湿、回阳救逆等多方面的作用。

艾绒的新陈,对施灸的效果也有一定影响。新产艾绒内含挥发性油质较多,燃烧快,火力强,燃着后烟大,艾灰易脱落,易烧伤皮肤,故临床上应用陈艾而不宜用新艾,在《本草纲目》上有:"凡用艾叶须用陈久者,治令细软,谓之熟艾。若生艾灸火则易伤人肌脉"。艾绒以陈久者为上品,陈艾优点是含挥发油少,燃烧缓慢,火力温和,燃着后烟少,艾灰不易脱落,所以艾绒制成后需经过一段时期的干燥贮藏再使用为好。在《孟子·离娄上》中有:"七年之病,求三年之艾",说明古人对艾的选择已有相当丰富的经验。

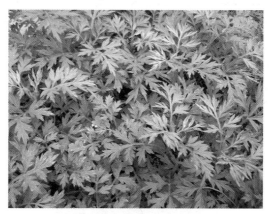

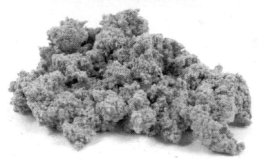

图1 艾草与艾绒

2. 艾制品

(1)艾炷:将艾绒做成一定大小的圆锥形的艾团,称为艾炷,艾炷以壮为计数,每燃烧一个艾炷称为一壮。

　　制作艾炷的方法:一般用手指搓捻,取适量的纯净陈久的艾绒,先置于手心中,用拇指搓紧,再放在平板上,以手拇、食、中三指边捏边旋转,把艾绒捏成上尖下平圆底的圆锥体形状。这种圆锥形体小,不但放置方便平稳,而且燃烧时火力由弱至强,患者易于接受。手工制作艾炷要求搓捻紧实,上下均匀,剔除粗梗及杂物,耐燃而不易爆裂。此外,有条件的可用艾炷器制作。艾炷器中有圆锥形空洞,洞下

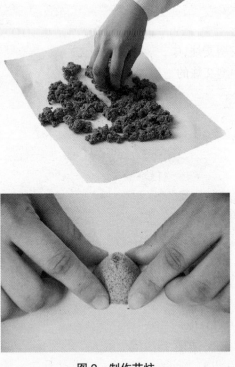

图2　制作艾炷

留一小孔,将艾绒放入艾炷器的空洞之中,另用圆棒直插孔内紧压,即成为圆锥形小体,然后用针从艾炷器背面之小孔中将制成的艾炷顶出备用。用艾炷器制作的艾炷,艾绒紧密、均匀、结实,大小一致,更便于应用。

　　根据临床需要,艾炷的大小常分为三种规格。据历代针灸医籍的记载和临床经验,大者如蚕豆大小,中者为黄豆大小,小者为麦粒大小,皆为上尖下大的圆锥体,便于平放和点燃。为了便于临床研究,准确掌握艾炷剂量的大小,故规定出标准艾炷,其艾炷底的直径为 0.8cm,艾炷高度为1cm,艾炷的重量约为 0.1g,可燃烧 3~5 分钟。此即为临床常用的大型艾炷,中型艾炷为大型艾炷的一半大小,小型艾炷又为中型艾炷的一半大小。

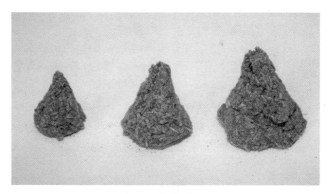

图3　各式艾炷

　　(2)艾条:又称艾卷,指用艾绒卷成的圆柱形长条。根据艾绒内是否添加其他药物,又可分为纯艾条(清艾条)和药艾条两类,一般药店有售,有时为了临床特殊需要,可以按照规格自行制造。取制好的陈久纯艾绒24g,平铺在26cm×20cm质地柔软疏松而又坚韧的桑皮纸上,将其卷成长20cm、直径1.5cm、重24g的圆柱状,松紧要适中,用胶水或糯糊封口而成。临床常用的药艾条是在每条艾绒中掺入肉桂、干姜、丁香、独活、细辛、白芷、雄黄、苍术、没药、乳香、川椒各等分的细末6g而制成。药艾条的种类很多,并有许多特定的名称,如太乙神针、雷火神针、百发神针、消癖神火针、阴证散毒针、念盈药条等,其药物成分不同,临床适应范围有异。另外,近年来还出现了无烟艾条,燃烧时不产生烟雾,适用于伴有呼吸道疾病的患者。

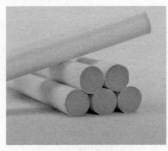

清艾条

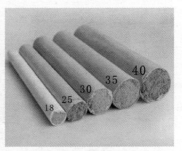

各种粗细清艾条

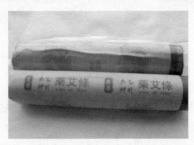

太乙神针

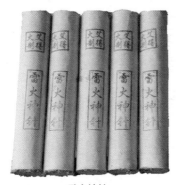
雷火神针

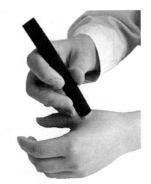
无烟艾条

图4　各种艾条

二、其他灸材

临床上除用艾作为施灸的材料外,还有其他一些物质可作为灸材,包括火燃类和天灸两种。

1. 火燃类

(1)灯心草:为灯心草科植物灯心草的茎髓,我国各地均有分布。味甘、淡,性微寒,入心、小肠经。功能清心、利尿。因其可用以点油灯而得名,为灯火灸之材料。

(2)黄蜡:即蜂蜡之黄色者。为蜜蜂科昆虫中华蜜蜂等分泌的蜡质,经精制而成。味甘、淡,性平。功能收涩、止痛、解毒。为黄蜡灸之材料。

(3)桑枝:为桑科植物桑的嫩枝。味苦,性平,入肝经。功能祛风湿,通经络,利小便,降血压。为桑枝灸之材料。

(4)硫黄:为天然硫黄矿或含硫矿物的提炼品。味酸,性温。为硫黄灸之材料。

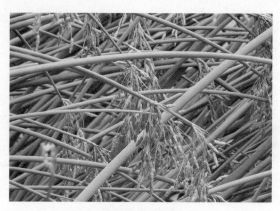

图 5　灯心草

（5）桃枝：为蔷薇科植物桃或山桃的嫩枝。味苦。为桃枝灸之材料。

（6）药锭：将多种药物研末，和硫黄熔化在一起，制成药锭（药片），以之施灸，见之于文献记载的有香硫饼、阳燧锭、救苦丹等。

（7）药捻：以多种药物研末，用紫绵纸裹药末，捻作线香粗细的条，作为施灸材料。

2. 天灸（药物贴敷法）

（1）毛茛：为毛茛科植物毛茛的全草，我国大部分地区均有分布，性味辛、温，有毒。能退黄、截疟、平喘。鲜品捣烂后，可敷于穴位，作毛茛灸。

（2）斑蝥：为芫青科昆虫南方大斑蝥或黄黑小斑蝥的干燥全体，产于河南、广西、安徽、四川、江苏等地。性味辛、寒，有大毒，入大肠、小肠、肝、肾经。本品含斑蝥素，对皮肤、黏膜有发赤、起疱作用，可作斑蝥灸以攻毒逐瘀。

（3）旱莲草：为菊科植物鳢肠的全草，产于江苏、浙江、江西、广东等地。味甘、酸，性凉，入肝、肾经。功能凉血止血，补益肝肾。鲜品捣烂或晒干研末，可作旱莲灸。

（4）白芥子：为十字花科植物白芥的种子，产于安徽、河南、山东、四川、河北、陕西、山西等地；性味辛、温，入肺、胃经。功能利气豁痰，温胃散寒，通经止痛，散结消肿。其所含的芥子苷在水解后，对皮肤有较强的刺激作用。研末可作白芥子灸。

（5）甘遂：为大戟科植物甘遂的根，产于陕西、甘肃、山东、河南等地。性味苦、寒，有毒，入脾、肺、肾经。功能泻水饮，破积聚，通二便。研末可作甘遂灸。

（6）蓖麻子：为大戟科植物蓖麻的种子，我国大部分地区有栽培。性味甘、辛、平，有毒，入大肠、肺经。功能消肿、排脓、拔毒，润肠通便。捣烂如泥膏状可作蓖麻子灸。

（7）其他如吴茱萸、葱白、马钱子、巴豆霜等很多药物也均可作灸法用。

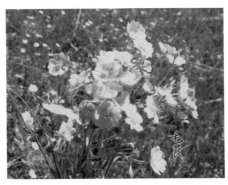

毛茛

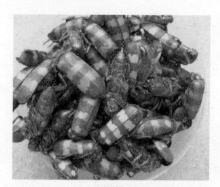

斑蝥

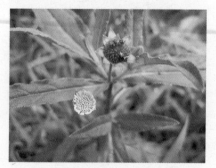

旱莲草

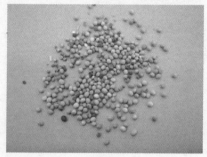

白芥子

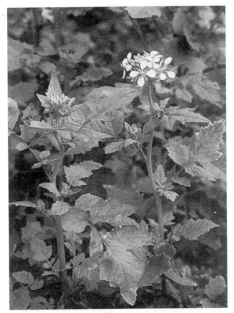

白芥子

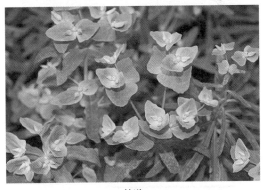

甘遂

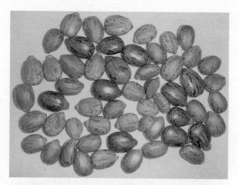

蓖麻子

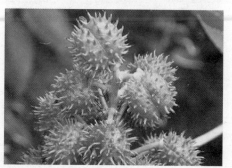

蓖麻子

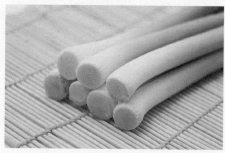

葱白

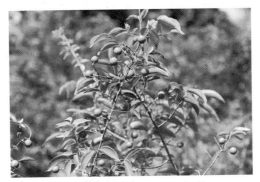

马钱子

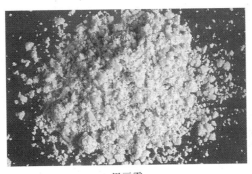

巴豆霜

图6 各种天灸材料

第二节 施灸的体位选择和顺序

因灸治要将艾炷安放在穴位表面,并且施治时间较长,故要特别注意体位的选取,要求体位平正、舒适。待体位摆妥后,再在上面正确点穴。《千金方》曰:"凡点灸法,皆须平直,四肢无使倾倒,灸时孔穴不正,无益于事,徒破皮肉耳。

若坐点则灸之,卧点而卧灸之……" 说明古人对于灸疗时的体位和点穴是十分重视的。

1. 体位选择　以体位自然,肌肉放松,施灸部位明显暴露,艾炷放置平稳,燃烧时火力集中,热力易于深透肌肉,便于医生正确取穴,方便操作,患者能坚持施灸治疗全过程为准。常用的体位姿势如下:

仰靠坐位——适用于头面、颈前和上胸部的穴位。

俯伏坐位——适用于头顶、后项和背部的穴位。

侧卧位——适用于侧身部,以少阳经为主的穴位。

仰卧位——适用于胸腹部,以任脉、足三阴经、阳明经为主的穴位。

俯卧位——适用于背腰部,以督脉、太阳经为主的穴位。

在坐位和卧位的基础上,根据取穴的要求,四肢可放置在适当的屈伸姿势,如:

仰掌式——应用于上肢屈(掌)侧(手三阴经)的穴位。

曲肘式——适用于上肢伸(背)侧(手三阳经)的穴位。

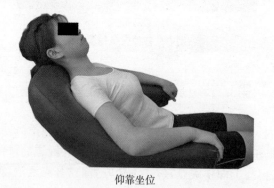

仰靠坐位

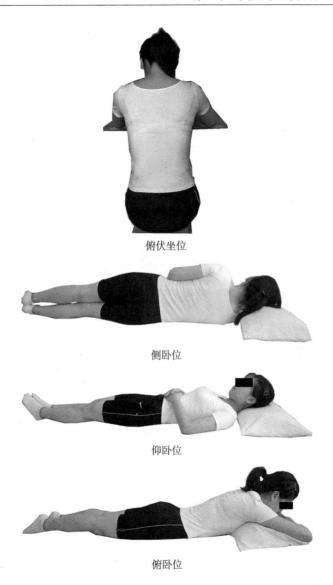

俯伏坐位

侧卧位

仰卧位

俯卧位

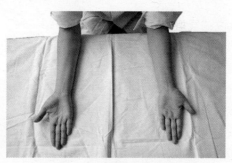

仰掌式

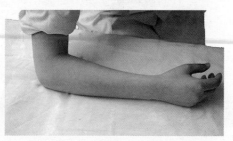

曲肘式

图7 各种艾灸体位

2. 施灸顺序　一般采取先上后下、先背后腹、先少后多、先头部后四肢、先阳经后阴经的顺序。但应用时应灵活掌握，不可拘泥。如对气虚下陷的病证，则宜从下而上地施灸，如脱肛证，先灸长强以收肛，后灸百会以举陷，这样更能提高临床的疗效。

第三节　灸法的补泻

早在《黄帝内经》中就已明确指出灸疗补泻。如《灵枢·背腧》说:"气盛则泻之,虚则补之。以火补者,毋吹其火,须自灭也;以火泻之,疾吹其火,传其艾,须其火灭也。"《针灸大成·艾灸补泻》曰:"以火补者,毋吹其火,须待自灭,即按其穴。以火泻者,速吹其火,开其穴也"。可见补法为艾炷点燃置穴位,不吹其火,待其徐徐燃尽自灭,火力缓慢温和,灸治的时间较长,壮数可多,灸毕一炷用手指按压片刻施灸穴位,以使其真气聚而不散。泻法为艾炷置穴位点燃,用口吹旺其火,促其快燃,火力较猛,快燃快灭,当患

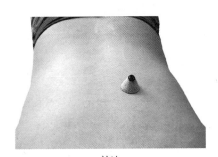

补法

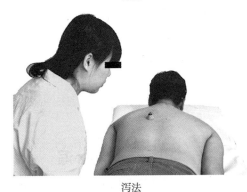

泻法

图8 补法与泻法

者觉局部灼痛时，即迅速更换艾炷再灸，灸治时间较短，壮数较少，灸毕不按其穴，即开其穴，以起驱散邪气的作用。《黄帝内经太素》谓"传"字作"傅"，杨上善注解说："吹令热入以攻其病，故曰泻也。傅音付，以手拥傅其艾吹之，使火气不散也"。元代朱丹溪在《丹溪心法·拾遗杂论》说"灸火有补火、泻火。若补火，艾火黄至肉；若泻火，不要至肉，便扫除之。"朱丹溪发挥了《黄帝内经》灸疗补泻的要领。明代李梴在《医学入门》说"虚者灸之，使火气以助元阳也；实者灸之，使实邪随火气而发散也；寒者灸之，使其气之复温也；热者灸之，引郁热之气外发，火就燥之义也"。李梴不仅对灸治的适用范围和灸治机制做了较详细的阐述，而且明确指出灸疗适用于寒热虚实之证。清代《神灸经纶》言："灸者温暖经络宣通气血，使逆者得顺，滞者得行……"对灸疗适用于寒热虚实证做了进一步补充。

　　古代医家不仅从理论上进行阐述，而且也积累了这方面丰富的经验。例如，补法：《类经图翼》介绍灸中脘、气海以治"脱血色白，脉濡细，手足厥冷……其效如神。"《古今医统大全》中言："中寒，阴寒厥冷脉绝欲死者，宜灸之，气海、神门、丹田、关元，宜灸百壮。"《针灸易学》："血崩漏下，中极、子宫灸"。泻法有：《备急千金要方》曰："凡卒患腰肿、跗骨肿、痈疽、疔肿、皮游毒热肿，此等诸疾，但初觉有异，即急灸之立愈。"《丹溪心法》灸治热病可令"火以畅达，拔引热毒"为"从治之意也"，根据火性就燥，同气相求之理，或灸以引火化气，发达透泄，引热外解，此为灸治实热闭郁之急重症的关键。《医学入门》曰："热者灸之，引郁热之气外发。"《寿世保元》治腹中有积，大便闭塞，心痛诸痛"以巴豆肉捣为饼,填脐中,灸三壮"等。

对于灸法的泻法的机制,历代医学家亦做了不少阐述,如金代刘河间阐发火热病机,创火热论,他对外科阳证认为"疮疡者,火之属",治之"当外灸之,引邪气出而方止"。吴亦鼎在《神灸经纶·外科证略》中说:"凡疮疡初起七日以前,即用灸疗,大能破结化坚,引毒外出,移深就浅,功效胜于药力"。这都说明外科阳证可用灸疗,灸后可引毒外出,移深就浅,破结化坚,疏通经络,调和营卫,故疮病可愈。在热证方面用灸疗,朱丹溪认为可使"火以畅达,拔引热毒,此从治之意"。他用灸治阴虚证,认为"用艾灸丹田者,所以补阳,阳生阴长故也"。他已把灸治热证上升到理性认识。明代李梴认为"实者灸之,使实邪随火气而发散也……热者灸之,引郁热之气外发,火就燥之义也"。以上这些理论对现代的临床仍然有一定指导意义。

现代许多学者对灸法的泻法机制也做了某些探讨,一般认为灸行泻法其机制有五:①以热引热:使邪外出达到以热引热,使邪热泄之散之。并认为此灸火力猛峻,不能深入,很难循经深透远达,故无入里助热之弊,此同气相求之理,以热引热之法也。②开辟门户,引邪外出:认为灸后的起疱发疮,皆为给邪以出路。③温通行散、消瘀散结:因气血得热则行,行则通,通则散,故郁滞可通,火源可清,瘀毒可散。④灸法扶阳、阳生阴长:灸后可扶阳养阴,益气生津。⑤热因热用:用于阴盛格阳之真寒假热证具有救急之意。有学者认为灸法可用于一切发热的急性传染病,不论是病毒或是细菌感染均宜,它属于《黄帝内经》中的"从治法"及"火郁发之"的治疗原则。总之,灸法产生补泻的机制可归纳为"双重调节"作用,即当机体虚弱时灸之可补,邪实时灸之可泻。

第四节　灸的壮数和大小

艾炷多以圆锥形为主,大小约 3 分(高约 1cm),但也不是一成不变的,可因人、因病、因穴不同而有所变动,常用豆、米、麦、枣等相比喻。晋代陈延之指出"灸不三分是谓徒冤,解曰此为作炷,欲令根下广三分为适之。减此为覆孔穴上,不中经脉,火气则不远达也。"《千金要方·针灸上》说:"黄帝曰:'灸不三分,是谓徒冤',炷务大也。小弱,炷乃小作之,以意商量"。虽然古人施灸,主张用大炷多壮法,但是孙思邈却郑重地提出小弱者必须权变。《医宗金鉴·刺灸心法要诀》说:"凡灸诸病,必火足气到,始能求愈,然头与四肢皮肉浅薄,若并灸之,恐肌骨气血难堪,必分日灸之,或隔日灸之,其炷宜小,壮数宜少,皮肉深厚,艾炷宜大,壮数宜多,使火气到,始能去痼冷之疾也"。《医学入门》上说:"针灸穴治大同,但头面诸阳之会、胸膈二火之地,不宜多灸,背腹阴虚有火者,亦不宜多灸,惟四肢穴位最妙,凡上体及当骨处,针入浅而灸宜少,下肢及肉厚处,针可入深,灸多无害。"根据这些原则,凡少壮男子,新病体实的,宜大炷多壮;妇孺老人,久病体弱的,宜小炷少壮;头面四肢胸背皮薄肌少,灸炷均不宜大而多。在临床上,凡肌肉偏薄之处,骨骼之上,以及大血管和活动关节、皮肤皱纹等部位,均避免直接灸法;凡肌肉肥厚之处,尤其是背部、腹部腧穴,不妨大炷多壮。若治风寒湿痹,上实下虚之疾,欲温通经络,祛散外邪,或引导气血下行时,不过三、五、七壮已足,炷亦不宜过大;但对沉寒结冷、元气将脱等证,需振扶阳气、温散寒结时,则须大炷多壮,尤其在救急时,甚至不计壮数,须至阳回脉起为止。

每燃烧一个艾炷谓之一壮。应因人、因病、因穴而施术,一般每灸一次少则3~5壮,多则可灸数十壮、数百壮,也有根据患者年龄而定的,即"随年壮"。对于规定的壮数,一次灸完的称"顿灸",分几次施灸的称"报灸"。报,即重复施灸的意思。《千金要方·卷七》曰:"凡此诸穴,灸不必一顿灸尽壮数,可日日报灸之,三日之中,灸令尽壮数为佳。"

至于施灸的时间长短原则是:灸从久,必须长期施行方能见功,这是指慢性病而言。一般前三天每天灸一次,以后间隔一日灸一次,或间隔两日灸一次,可连续灸治一个月、两个月、三个月,甚至半年或一年以上。如果用于健身灸,则可以每月灸三五次,终生使用,效果更好。如果是急性病、偶发病,有时只灸一两次,就结束了,以需要而定,不必限制时间和次数。如果是慢性病、顽固性疾病,间日或间隔三、五、七日灸一次均可。要根据具体情况全面考虑,这样和用药的分量一样,无太过不及之弊。

第五节　灸疮及灸后调养

《针灸资生经·治灸疮》说:"凡着艾得疮发,所患即瘥,若不发,其病不愈"。古人认为,灸疮必求起发,才能发挥治病愈疾的功效。灸法是一种借火力以治病的方法,轻者皮肤红赤,重则起疱溃烂。这种起疱溃烂现象,就叫"灸疮起发"。灸疮不红不起疱,说明火力未达治病的要求,当然也就不能愈疾了。但是过度的引发,毕竟有伤元气,同时也不为一般患者所耐受。

灸后若局部显现红赤灸痕,可以不必处理,经数小时可消退而成黄色瘢痕。如已起疱,轻者不必处理,数日可自行吸收,结痂而愈。倘灸火较重,水疱较大者,可用消毒粗针穿刺水疱,放出水液。经赤皮葱、薄荷煎汤,乘温淋洗后,外贴玉红膏。灸疮退痂后,取桃枝及嫩柳枝等分,煎汤温洗,以保护灸疮,不中风邪。若疮现黑色而溃烂者,可于桃柳枝汤内加入胡荽煎洗,有生肌长肉作用。痛不可忍者,加入黄连煎洗,自有著效。疮久不敛者,此乃气虚之故,当用内托黄芪丸治之。

玉红膏(《医宗金鉴·外科心法要诀》)

当归 90g,紫草 9g,白芷 225g,甘草 55g,麻油 740g,轻粉 180g,白蜡 900g,血竭 180g。将当归、甘草、紫草、白芷、浸麻油内一夜后,用文火煎熬,去渣,再熬至滴水成珠,加血竭、白蜡、轻粉,调和成膏,用时涂贴之。

内托黄芪丸(《世医得效方》)

黄芪 240g,当归 60g,肉桂、木香、乳香、沉香各 30g。上为末,以绿豆粉 120g,姜汁煮糊和丸,梧子大,热水下五、七、十丸。

如为防止灸疮化脓,在施灸时,当注意热度应恰当,灸炷宜紧而小,这样灸疮的面积不会过大,即使起疱也小,吸收也较快;若需连续施灸,可先以针刺破水疱,去其皮痂,以京墨汁涂之,这样不但不会化脓,而且结痂甚速。

如用瘢痕灸,灸后使其化脓,一般可分为换膏药、洗灸疮法、辅助灸疮化脓法三种。换膏药法:灸后嘱咐患者每日检查 1~2 次,注意膏药是否脱落,移动。在未化脓期间,不许每日换膏药,灸后 6~7 日可检查灸疮是否化脓,若化脓可根据脓汁的多少,每日换膏药 1~2 次。辅助灸疮化脓的方法:瘢痕灸在施灸后,若不化脓,可设法促使其化脓:①发物辅助化脓:在施灸后 10 天内吃鸡肉、羊肉、鱼或豆腐等发物。已经化脓的则禁食发物及姜等刺激性食物。②用艾条灸辅助化脓:灸后 10 天内若不化脓可在施灸的穴位上将膏药打开,每个施灸穴位灸 10 分钟,每日施灸 1~2 次,连灸 2~3 天可化脓。③贴淡水膏辅助化脓:保护灸疮,促进化脓。[淡水膏:广丹(广丹即铅丹。功效解毒生肌,坠痰镇惊。用于痈疽,溃疡,金疮出血,汤火灼伤,惊痫癫狂。外用适量;内服多入丸、散)120g,麻油 500g]。

古人对灸后的调养颇为注意。《针灸大成·灸后调摄法》记载:"灸后不可就饮茶,恐解火气;及食,恐滞经气,须少停一二时,即宜入室静卧,远人事,远色欲,平心定气,凡百惧要宽解。尤忌大怒、大劳、大饥、大饱、受热、冒寒。至于生冷瓜果亦宜忌之。唯食茹淡养胃之物,使气血流通,艾火逐出病气。若过厚毒味,酗醉,致生痰涎,阻滞病气矣"。由于古人施灸多用有瘢痕灸法,耗伤精血较多,所以需要比较周详的护理。今人施灸,一般多用小炷,不致灸疮溃烂,故都不注意摄养。虽然如此,但对过食、风寒等总以避之为是。

第六节 施灸的禁忌和注意事项

一、施灸的禁忌

1. **禁灸部位** 灸法在解剖部位上的禁忌,古代文献记载很不一致,互有出入。《针灸甲乙经》记载的禁灸穴位有:头维、承光、风府、脑户、哑门、下关、耳门、人迎、丝竹空、承泣、脊中、白环俞、乳中、石门(女子)、气冲、渊腋,经渠、鸠尾、阴市、阳关、天府、伏兔、地五会、瘛脉等计24个穴位;《医宗金鉴》记载的禁灸穴位有47个;《针灸大成》载禁灸穴位有45个;《针灸集成》载有禁灸穴位49个。这些穴位大都分布在头面部和重要脏器、大血管附近,以及皮薄肌少筋肉结聚的部位,因此我们对这些部位尽可能避免施灸,特别是瘢痕灸应更加注意。另外,孕妇腹部和腰部也不宜施灸。

2. **禁灸病症** 灸疗主要是借温热刺激来治疗疾病。因此对于外感温病、阴虚内热、实热病证一般不宜施灸。

3. 灸疗与针刺疗法一样,对于过劳、过饱、过饥、醉酒、大渴、大惊、大恐、大怒者不宜应用。

二、注意事项

1. 施术者,应严肃认真,专心致志,精心操作。施灸前应向患者说明施术要求,消除恐惧心理,取得患者的合作。若需选用瘢痕灸时,必须先征得患者同意。

2. 临床施灸,应选择正确的体位,要求患者的体位宜平正舒适,既有利于准确选定穴位,又有利于艾炷的安放和施灸的顺利完成。

3. 灸的顺序先阳后阴,先上后下,先少后多。应用时应灵活掌握,不可拘泥。如对气虚下陷的病证,则宜从下而上施灸,如脱肛证,先灸长强以收肛,后灸百会以举陷,这样更能提高临床的疗效。

4. 晕灸的防治　晕灸者虽不多见,但发生晕灸时也和晕针一样,会出现突然头昏、眼花、恶心、颜面苍白、脉细手冷、血压降低、心慌汗出,甚至晕倒等症状。多因初次施灸或空腹、疲劳、恐惧、体弱、姿势不当、灸炷过大、刺激过重等引起。一经发现,要立即停灸,让患者平卧,一般没有什么危险。但应注意施灸的禁忌,做好预防工作,在施灸中要不断留心观察,争取早发现,早处理,防止晕灸为好。经灸1~2次后,情况就少有发生。

5. 艾炷灸的施灸量,常以艾炷的大小和灸壮的多少为标准。

6. 灸法可益阳亦能伤阴,临床上凡属阴虚阳亢、邪实内闭及热毒炽盛等病症,应慎用灸法。

7. 施灸时,颜面五官、阴部、血管分布处等部位不宜选用直接灸法,对于妊娠期妇女的腹部及腰骶部不宜施灸。关于禁灸穴位,选用时应从实际出发,不必拘泥。

8. 在施灸或温针灸时,应注意防止艾火脱落,以免造成皮肤及衣物的烧损。灸疗过程中,要随时了解患者的反应,及时调整灸火与皮肤间的距离,掌握灸疗的量,以免造成施灸太过,引起灸伤。灸后若局部出现水疱,只要不擦破,可任其自然吸收。若水疱过大,可用消毒针从疱底刺破,放出水液后,再涂以甲紫药水。对于化脓灸者,在灸疮化脓期间,不宜从事体力劳动,要注意休息,严防感染。若有继发感染,应及时对症处理。此外,尤其对呼吸系统疾病患者进行灸治时,更应注意。

9. 施术的诊室,应注意通风,保持空气清新,避免烟尘过浓,污染空气,伤害人体。

第四章　灸法操作技术

　　艾炷灸是将纯净的艾绒放在大小适中的平板上,用手搓捏成大小不等的圆锥形艾炷,将艾炷直接或间接放置于穴位上施灸的方法,在临床上称为艾炷灸法。施灸时燃烧所用的艾绒制成的圆锥形小体,称为艾炷。古代的艾炷灸法最为盛行。关于艾炷的形状古代又分圆锥形艾炷、牛角形艾炷和纺锤形艾炷。现在临床上常用的为圆锥形艾炷。现代常用的艾炷或如麦粒,或如苍耳子,或如莲子,或如半截橄榄等。艾炷灸又分直接灸和间接灸两类。

一、施灸材料制作

　　古代最常用的艾炷,大小在3分左右,临床上可因人、因病、因穴的不同而灵活掌握,《千金方》载有:"黄帝曰:'灸不三分,是谓徒冤',炷务大也。小弱,炷乃小作之,以意商量。"《扁鹊心书》也说:"凡灸大人,艾炷须如莲子,底阔三分,若灸四肢及小儿,艾炷如苍耳子大,灸头面,艾炷如麦粒大,穴若倾侧,宜作炷坚实置穴上,用葱涎粘固。"就是这个意思。艾炷最小者可小如粟米,最大者可大如蒜头。现代临床上可分大、中、小三种,大艾炷高约 1cm,炷底直径约 1cm,可燃烧 3~5 分钟;中艾炷为大艾炷的一半;小艾炷如麦粒样。艾炷无论大小,其高度同它底面的直径大体相等。

现代常用的圆锥形艾炷的制作方法:一般是把适量的艾绒放在桌面上,用拇、食、中三指一边捏一边旋转,把艾绒捏紧即成规格大小不同的艾炷。如捻成麦粒大或半截橄榄大者为大炷,搓成黄豆大或半截枣核大者为中炷。有条件的可用艾炷器制成艾炷。艾炷器中,铸有圆锥形空洞,洞下留一小孔,将艾绒放入艾炷器的空洞之中,另用金属(或木制、塑料制)制成下端适于压入洞孔的圆棒,直插孔内紧压,即成圆锥形小体,然后用针从艾炷器背面之小孔中将制成的艾炷顶出备用。总之,艾炷越结实越好,如果松散,则燃烧不均匀。

二、操作技术

施行艾炷灸法,常用的有两种操作方法:一种是把艾炷直接放在皮肤上施灸,古代称这种灸法为"着肉灸"。另一种是在艾炷底下隔垫上某种物品,隔什么就叫"隔什么灸",概括起来可以称之为"隔物灸"。艾灸时,用火柴或燃着的线香点燃艾炷顶部即可。艾炷燃烧一个,称为一壮。施灸的壮数、艾炷的大小,以疾病的性质、病情的轻重、体质的强弱、年龄的大小、治疗的部位,以及是否化脓而定。《千金要方》对此论述的颇为详尽:"凡言壮数者,若丁壮遇病,病根深笃者,可倍于方数,其人老少羸弱者,可复减半。依扁鹊灸法,有至五百壮、千壮,皆临时消息之。"概括说来,大凡久病,体质虚弱者艾炷宜小,壮数宜少;初病,体质强壮的艾炷宜大,壮数宜多;肌肉浅薄的头、面、颈、项、四肢末端宜小壮少灸;肌肉深厚的腰、背、腹、股、肩宜大壮多灸。古代文献中有灸数十壮,以至数百壮者,是属于分次灸治的累积总数。

(一) 直接灸

直接灸是将大小适宜的艾炷,直接放在皮肤上施灸的方法。古代常以阳燧映日所点燃艾炷,称为明火,以此火点艾炷施灸称为明灸。因把艾炷直接放在腧穴所在皮肤表面点燃施灸,故又称为着肤灸,古代称为"着肉灸",如《千金要方》载"炷令平正着肉,火势乃至病所也。"又《外科精要》的灸高竹真背疽病案,先施隔蒜灸无效,"乃着肉灸良久"。施灸前在皮肤上涂一点蒜汁或粥汤或凡士林或清水或酒精,然后在其未干的期间将艾炷放在涂好之处,以防艾炷倾倒,然后再点燃施灸,灸满规定壮数为止。将艾炷直接放在穴位上燃烧,温度约达70℃。若施灸时需将皮肤烧伤化脓,愈后留有瘢痕者,称为瘢痕灸;若不使皮肤烧伤化脓,不留瘢痕者,称为无瘢痕灸。

1. 瘢痕灸　瘢痕灸法,又称化脓灸、着肤灸、打脓灸。系指以艾炷直接灸灼穴位皮肤,渐至化脓,最后形成瘢痕的一种灸法。有文字记载,最早见于《针灸甲乙经》,而且在唐宋时期非常盛行。

【施灸法】

①点穴:施灸之前先要点定穴位。首先做好患者的思想工作,患者体位应保持平直,处于一种既舒适而又能持久的位置,审定穴道,暴露灸穴,取准穴位,用75%乙醇棉球消毒,然后用紫药水或红药水点个小点,并做一记号。点定

穴位后,嘱患者不可随意变动体位。

②置炷:用少许蒜汁或油脂先涂抹于灸穴皮肤表面,然后,将艾炷粘置于选定的穴位上。一般用小炷,艾炷如麦粒或绿豆大。

③燃艾:先用火柴点燃线香,再用点燃的线香从艾炷顶尖轻轻接触点燃,使之均匀向下燃烧。第一壮燃至一半,知热即用镊子快速捏起艾炷更换;第二壮仍在原处,燃至大半,知大热时即用镊子快速捏起艾炷更换;第三壮燃至将尽,知大痛时即速按灭,同时医生可用左手拇、食、中三指按摩或轻叩穴道周围,可以减轻痛苦。经灸数次,然后再灸疼痛。耐心灸至十余次后感觉一热即过,却无甚痛苦。用火燃着艾炷后,医者应守护在旁边。待燃至患者感觉疼痛,医者也可用手轻轻拍打穴位四周,分散患者的注意力,以减轻施灸时的疼痛。对惧痛患者,可先在穴位注入2%普鲁卡因注射液1ml做局部麻醉后再施灸,或涂以中药局麻液。中药局麻液配制法为:川乌、细辛、花椒各30g,蟾酥1.8g,用75%乙醇300ml浸泡24小时。使用时,取棕红色上清液,以消毒棉球蘸后涂于施灸穴位,1~5分钟之后可达到局部麻醉。连续施灸,灸治完毕,局部往往被烧破,甚至呈焦黑色,可用一般药膏贴于创面,1周左右即可化脓。如不化脓,可吃些羊肉、鱼、虾等发物促使化脓,不出数日即能达到化脓之目的。化脓时每天换药膏一次,4~5周疮口结痂、脱落而形成瘢痕。

④封护:于完成所灸壮数后,以上法拭去艾灰,灸区多形成一焦痂。在灸穴上用淡膏药、灸疮膏药或根据灸口大小剪一块胶布,敷贴封口,淡膏药也称灸疮膏药。护封的目

的是防止衣服摩擦灸疮,并促使其溃烂化脓。化脓后,每日换 1 次膏药或胶布。脓水多时可每日 2 次。经 1~2 周,脓水渐少,最后结痂,脱落后留有瘢痕。

本法一般每次灸 3~5 壮,对小儿及体弱者灸 1~3 壮。

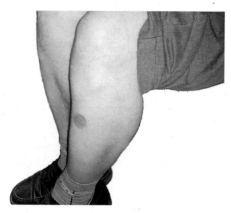

图 9　瘢痕灸

【适应证】临床上灸关元穴治缩阳症、遗精、早泄,一次可灸两三百壮。用小艾炷灸至三百壮时,约有 5cm×5cm 皮肤起红晕,3cm×3cm 组织变硬,2cm×2cm 中心部被烧黑。初灸时尚觉灼痛,以后一热即过,没有痛苦,反觉舒服。灸风门、肺俞、膏肓、膻中治疗哮喘;灸水分、关元、气海、足三里治疗胃和十二指肠溃疡、水肿等症效果良好。体质虚弱、发育不良、高血压、动脉硬化、癫痫、慢性支气管炎、肺结核、妇产科疾病、溃疡病、脉管炎、瘰疬、痞块等顽固(或慢性)病均可使用,也可以试灸于癌症,对预防中风及防病健身也有较好的效果。

【注意事项】

①对身体衰弱、糖尿病、皮肤病及面部、关节部穴位不宜用瘢痕灸法。

②施灸部位化脓形成灸疮,5~6周灸疮自然痊愈,结痂脱落后而留下瘢痕。因此,施灸前必须征求患者同意合作后方可实施本法。

③敷贴灸疮:不可采用护疮膏类及药纱布。也不可以一见到脓液用清疮消毒之法后再敷贴胶布,只需采用棉球擦干脓液后敷贴胶布即可。

④护理灸疮:化脓灸要求灸后局部溃烂化脓,这是无菌性化脓反应,脓色较淡,多为白色。灸疮如护理不当,造成继发感染,脓色可由白色转为黄绿色,并可出现疼痛及渗血等,则须用消炎药膏或玉红膏涂敷。若疮久不收口,多因免疫功能较差所致,应即予治疗。

⑤注意调养:为了促使灸疮的无菌性化脓反应,要注意调养。对此,《针灸大成》曾有论述,可作参考:灸后不可立即饮茶,以防损失灸疗的效果;也不可立即吃食物,以防阻滞经气。在灸后一两个小时内,可在安静的环境内静卧休息,不去考虑什么大事,不进行房事,平心定气,什么事都要放宽心。尤其禁忌大怒、大劳、大饥、大饱、受热、冒寒。至于生冷瓜果也要禁忌。可以食用清淡养胃的食物,促使气血流通,从而可以使艾火将病气逐出人体。如果过食肥甘厚味,酗酒,就会产生痰液,阻止病气出离人体。鲜鱼鸡羊,虽能产生火气,可在灸后十数天之内食用,不能在半个月后食用。

⑥施灸时谨防晕灸,若有发生,则应积极对症治疗。

2. 无瘢痕灸 无瘢痕灸,又称非化脓灸。系指以艾炷直接灸灼穴位皮肤,灸至局部皮肤出现红晕而不起疱为度的一种灸法。

【施灸法】

①点穴:施灸之前先要点定穴位。医者嘱患者体位应保持平直,处于一种舒适而又能持久的位置。让患者暴露灸穴,取准穴位,并做一记号。点定穴位后,嘱患者不可随意变动体位。

②置炷:用少许蒜汁或油脂先涂抹于待灸穴皮肤表面,然后,将艾炷粘置于选定的穴位上。多用中、小艾炷。近年来也有用新型产品如贴敷艾炷,可直接贴敷于穴位施灸。

③燃艾:用火点燃艾炷尖端。如为中等艾炷,待烧至患者稍觉烫时,即用镊子夹去,另换一壮;如用小艾炷灸,至患者有温热感时,不等艾火烧至皮肤即持移去,再在其上放一艾炷,继续按上法施灸。

④疗程:每日或隔日 1 次,7~10 次为一个疗程。

【适应证】临床上多用无瘢痕灸治疗哮喘、眩晕、急性和慢性腹泻、肱骨外上髁炎、急性乳腺炎、皮肤疣、虚寒性疾患等病证。

【注意事项】

①无瘢痕灸艾炷的大小最好介于隔物灸与瘢痕灸之间,一般以绿豆大至花生米大为宜。具体治疗时须因人因病而异。

②一般情况下,无瘢痕灸后,灸处仅出现红晕,如出现小水疱,不须挑破,禁止抓搔,应令其自然吸收;如水疱较大,可用消毒注射针具吸去疱液,用甲紫药水涂沫,均不遗

留瘢痕。

③灸后宜暂避风吹,或以干毛巾轻揉敷之,使其汗孔闭合,以利恢复。

3. 压灸 压灸,是指艾炷或艾制物在直接灸的过程中采用反复压灭的方法来达到治病目的一种灸法。

【施灸法】

①艾炷压灸法

百会穴灸法:用甲紫标出百会穴,将百会穴上头发剪去一块,约 1cm×1cm,暴露穴位,涂少许凡士林。嘱患者坐矮凳,医者坐在其正后方较高的椅子上。取艾绒制作成锥形如黄豆大小。首次 2 壮直接放在百会穴上,用线香从炷顶点燃,不等艾火烧到皮肤,患者感到皮肤稍微烧灼痛时(约燃至 1/2),或者患者感到灼痛,向医者诉痛时,立即用压舌板或镊子由轻到重将艾火熄灭,将艾灰取掉,仅仅留有一层薄的未燃的艾绒,在其上继续放置艾炷点燃。灸到 25~50壮时,患者觉热力从头皮渗入脑内。每次根据病证情况,灸30~50 壮,多可至 100 壮(约 2 小时)。病情轻,病程短者灸1 次;反之,可连灸 2~3 日。

痛点灸法:指某一局部深处疼痛,范围小如针尖,大如指腹,呈酸、钝、胀痛,不伴全身症状。视痛点的大小取麦粒至半粒蚕豆大小艾炷点燃,待艾炷燃至 2/3 或患者感烫时用压舌板压灭,每次 3~5 壮,隔日 1 次,10 次为一个疗程。

②艾丸压灸法

制作:将陈艾叶与樟叶 3:7 配比,混匀,约 500g,再加入麝香少许。研末,以黄酒或乙醇调匀为丸如梧子大,然后以朱砂、雄黄少许为衣,同时将灸丸以丝绸包裹,如布纽状。

操作:近穴位时点燃,距穴位半分许吹熄,速按穴位上为"使法";点燃后不吹熄即按穴位上为"报法"。艾丸灸疗法的报、使与针刺的迎随补泻意义相同。施灸时按穴位要快,取起时要慢。

【适应证】艾炷压灸法主要适用于内耳眩晕病、颈性眩晕及某些痛症等。

艾丸压灸法主要应用于儿科的病证如昏厥、破伤风、疝气、小儿脑积水等疾病的治疗。

【注意事项】

①艾炷压灸法:要注意操作上的熟练,避免造成Ⅱ、Ⅲ度烧伤。灸后穴位局部可起小水疱,无须挑破,宜涂以甲紫,令其自然吸收。如灸百会穴,半月内禁止洗头,以防感染。少数患者可形成灸疮,此时要注意疮面清洁,不需特殊处理,一般1个月左右灸痂自行脱落,不留瘢痕,新发自生。

②艾丸压灸法:主要用于儿童,要做好患儿的工作,让其合作,更要避免烫伤。

(二)间接灸

间接灸是指用药物或其他材料将艾炷与施灸腧穴部位的皮肤隔开进行施灸的方法,故又称隔物灸。通常以生姜、大蒜等一类辛温芳香的药物作衬隔,具有加强温通经络的作用,又不使艾火直接灼伤皮肤。间接灸的种类很多,其名称通常随所垫隔的物品而定。如以生姜间隔者,称隔姜灸;用食盐间隔者,称隔盐灸;以附子饼间隔者,称隔附子饼灸。间接灸具有艾灸与药物的双重作用,加之本法火力温和,患者易于接受,而广泛应用于内、外、妇、儿、五官科疾病。现分述如下:

1. 隔姜灸　隔姜灸是在皮肤和艾炷之间隔以姜片而施灸的一种方法。在明代杨继洲的《针灸大成》即有记载："灸法用生姜切片如钱厚，搭于舌上穴中，然后灸之"。现代由于取材方便，操作简单，已成为最常用的隔物灸法之一。灸治方法与古代大体相同，亦有略加改进的，如在艾炷中增加某些药物或在灸片下面先填上一层药末，以加强治疗效果。

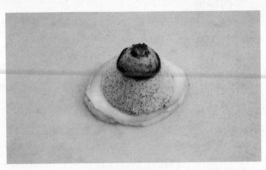

图 10　隔姜灸

【施灸法】选取新鲜老姜一块，沿生姜纤维纵向切取，切成厚 0.2~0.5cm 的姜片，大小可据穴位部位和选用的艾炷的大小而定，中间用三棱针穿刺数孔。施灸时，把鲜姜片放在所选穴位的皮肤上，置大或中等艾炷放在其上，用线香火点燃艾炷进行施灸。待患者感到局部有灼痛感时，略略提起姜片，或者更换艾炷再灸。一般每次灸 5~10 壮，灸处出现汗湿红晕现象而不起疱为度，患者又有舒适感，每日 1次，7~10 次为一个疗程。

【适应证】隔姜灸法具有温胃止呕、散寒止痛的作用，所以一般对外感表证和虚寒性疾病，如感冒、风寒湿痹、肠胃症候和虚弱病症均可采用。如呕吐、泄泻、脘腹隐痛、痛经、遗精、阳痿、早泄、周围性面神经麻痹、关节酸痛等都有很好的疗效。

【注意事项】

①隔姜灸用的姜应选用新鲜的老姜，宜现切现用，不可用干姜或嫩姜。

②姜片的厚薄，宜根据部位和病证而定。一般而言，面部等较为敏感的部位，姜片可厚些；而急性或疼痛性病证，姜片可切得薄一些。

③在施灸过程中若不慎灼伤皮肤，致皮肤起透明发亮的水疱，须注意防止感染，处理方法可参照无瘢痕灸法。

④灸后宜暂避风吹，或以干毛巾轻揉敷之，使其汗孔闭合，以利恢复。

2. 隔蒜灸　隔蒜灸，又称蒜钱灸，是用蒜作间隔物而施灸的一种灸法。

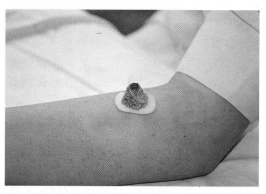

图 11　隔蒜灸

【施灸法】隔蒜片灸:取新鲜独头大蒜,切成厚0.1~0.3cm的蒜片,用细针于中间穿刺数孔,放于穴位或患处,上置艾炷点燃施灸,每灸3~4壮后可换去蒜片,继续灸治。将预定壮数灸完为止。一般施灸处出现湿润红热现象,患者有舒适感觉为宜。为了防止灼痛起疱,必要时在姜片或蒜片下面再垫上一片也可。若不知痛灸至知痛为止,知痛者灸至不知痛为度。换艾炷不换蒜片,每日灸1~2次。初发者可消,化脓者亦能使其速溃,促使其早日愈合。一般病症可在穴位上施灸,每穴灸5~7壮,每日或隔日1次,7~10次为一个疗程。

【适应证】隔蒜灸具有消肿解毒、定痛、散结的功能,多用于治疗阴疽流注,疮色发白,不红不痛,不化脓者,不拘日期,宜多灸之。对疮疗疖毒、乳痈、一切急性炎症,未溃者均可灸之。亦治虫、蛇咬伤和蜂、蝎蜇伤,在局部灸之,可以解毒止痛。治瘰疬、疮毒、痈疽、无名肿毒等外科病症有奇效。临床上也有治肺痨者。蒜有刺激性,灸后应用敷料遮盖,防止发疱、摩擦溃烂。

【注意事项】

①大蒜对皮肤有刺激作用,因而皮肤过敏者慎用。

②隔蒜灸要求治疗过程有皮肤起疱现象,因而要做到局部清洁,以防止感染。

③本疗法一般不用于头面等部位,因治疗后可能遗留灸痕,影响容貌。

3. 隔盐灸　隔盐灸,是一种传统的针灸疗法,已有一千多年的使用历史。把纯净干燥的食盐敷于脐部(神阙穴),使其与脐平,上置艾炷,施灸3次。隔盐灸,也是临床上常用的隔物灸之一。

【施灸法】患者仰卧屈膝,暴露脐部。取纯净干燥之细青盐适量,可炒至温热,纳入脐中(神阙穴),使与脐平。如患者脐部凹陷不明显者,可预先在脐周围放置一湿面圈,再填入食盐。然后上置艾炷施灸,至患者稍感烫热,即更换艾炷。一般灸 3~5 壮,患者感到温热舒适为度,本法只用于灸神阙穴,每日 1 次,5~7 次为一个疗程。但对急性病证则可多灸,不拘壮数。临床一般施灸 5~9 壮。

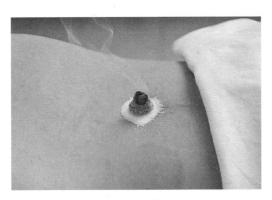

图 12　隔盐灸

【适应证】隔盐灸法具有回阳、救逆、固脱、温中散寒之功,多用于急性腹痛、吐泻、痢疾、痛经、淋病、中风脱症、四肢厥冷等症。凡大汗亡阳、肢冷脉伏之脱证,可用大艾炷连续施灸,不计壮数,直至汗止脉起,体温回升,症状改善为度。

【注意事项】

①施灸时要求患者保持原有体位,呼吸匀称。尤其感

觉到灼热时,应告知医生处理,不可乱动,以免烫伤。对小儿患者,更应该格外注意。

②在施灸时要严禁灼伤,同时盐受火烫易爆起,注意防止烫伤皮肤和衣物。

③万一脐部灼伤,要涂以甲紫,并用消毒敷料覆盖固定,以免感染。

4. 隔附子灸 隔附子灸是在皮肤和艾炷之间隔以附子而施灸的一种灸法。临床上常用的有隔附子片灸和隔附子饼灸两种。

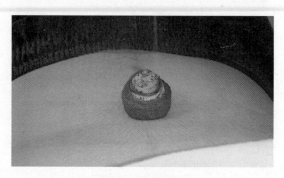

图 13 隔附子灸

【施灸法】

①隔附子片灸:取熟附子用水浸透后,切片厚 0.3~0.5cm,中间用针刺数孔,放于穴位,上置艾炷灸之。把准备好的附子片放在穴位上,将大艾炷放在附子片上,用线香点燃艾炷施灸,换炷不换附子片,灸治 5~7 壮,使患者感到有温热舒适为度,每日 1 次,7~10 次为一个疗程。

②隔附子饼灸:将附子切细研末,以黄酒调和作饼,厚

约 0.4cm,直径约 2cm,中间用针刺孔,放于穴位上置艾炷灸之;亦可用生附子 3 份、肉桂 2 份、丁香 1 份,共研细末,以炼蜜调和制成 0.5cm 厚的药饼,用针穿刺数孔,上置艾炷灸之;或用附子研成细粉,加白芨粉或面粉少许(用其黏性),再以水调和捏成薄饼,一二分厚度,待稍干,用针刺数孔,放在局部灸之。一饼灸干,再换一饼,以内部温热,局部皮肤红晕为度。可以每日或隔日灸之。

若附子片或附子饼被艾炷烧焦,可以更换新的附子片或附子饼后再灸,直至穴位皮肤出现红晕停灸。

【适应证】隔附子灸法用于治疗各种阳虚病证,对阴疽、疮毒、窦道盲管久不收口、痈疽初起、阳痿、指端麻木、痛经、桥本氏甲状腺炎、慢性溃疡性结肠炎、早泄、遗精及疮疡久溃不敛等症效果佳。亦可治外科术后,疮疡溃后久不收口,肉芽增生流水无脓及臁疮等,频频施灸能祛腐生肌,促使愈合。

【注意事项】

①施灸时要注意室内通风,保持空气清新,避免烟尘过浓,污染空气,伤害人体。

②附子片或附子饼的厚薄,宜根据部位和病证而定。附子饼灸须在医务人员指导监视下进行。

③应选择较平坦不易滑落的部位或穴位处施灸,灸饼灼烫时可用薄纸衬垫灸饼下,以防灼伤皮肤。

④对阴盛火旺及过敏体质者、孕妇均禁用附子饼灸。

5. 黄土灸　黄土灸是在皮肤和艾炷之间隔以黄土饼而施灸的一种灸法。

【施灸法】取黄色泥土,选净杂质,和水为泥饼,厚约

0.6cm,宽约 5cm,用粗针在泥饼中间扎数孔。施灸时。将泥饼放置于患处。上置大艾炷,用线香火点燃施灸,一炷一换饼,施灸壮数不限,视病情而定,以患者感到舒适为度,每日 1 次,5~7 次为一个疗程。

【适应证】因黄土灸法具有胜水燥湿之功。所以黄土灸法主要用于发背痈疮初起、局限性湿疹、白癣、骨质增生、痈疽、中耳炎及其他湿毒引起的皮肤病等。本灸法主要用于发背痈疮初起、局限性湿疹、白癣及其他湿毒引起的皮肤病正是取其胜水燥湿之功。

【注意事项】

①所用的黄土必须洁净、无杂质,有条件者最好能做到消毒,以防用于某些炎症病灶时发生感染。

②黄土饼的厚薄,宜根据部位和病证而定。

③大炷艾施灸时,要求医者有一定临床经验,施灸过程中应严密观察,防止大面积灼伤。

6. 隔豆豉灸

【施灸法】将淡豆豉饼放在疮面上,上置艾炷,用线香火点燃施灸,如果豉饼烧焦,可易湿饼再灸。每次施灸壮数,根据病证而定,痈疽初起者,灸至病灶区处皮肤湿润即可,勿使皮破,每日灸 1 次,以愈为度;如脓肿溃后久不收口,疮色黑暗者,可灸 7~15 壮。每日 1 次,5~7 次为一疗程。

【适应证】隔豆豉灸法具有散泄毒邪、敛疮生肌作用。所以本法临床上适用于外科痈疽发背、顽疮、恶疮、肿硬不溃、溃后久不收口、疮面黑暗等。

【注意事项】

①豆豉饼的厚薄,应该根据施灸的部位和病证而定。

58

②若豆豉饼被艾炷烧焦,可以更换新的豆豉饼后再灸。

③灸后宜暂避风吹,或以干毛巾覆之轻揉,使其汗孔闭合,以利恢复。

7. 隔苍术灸

【施灸法】嘱患者侧卧位,将苍术尖插进外耳道,于底面置艾炷,用线香火点燃施灸,灸 14~15 壮。一般以灸处出现汗湿红晕现象而不起疱,患者又有舒适感为度。

【适应证】隔苍术灸法适用于治疗耳暴聋、耳鸣等。

【注意事项】

①孕妇不宜使用。

②隔苍术灸用的苍术应选用新鲜的苍术,宜现切现用,不可用干苍术。

③施灸后局部皮肤仅有微红灼热现象的,很快就可消失,无须处理;如因施灸过重,皮肤出现小水疱,只需注意不要擦破,可任其自然痊愈;如水疱较大,可用经过消毒的针刺破放出水液;如有化脓现象,要保持清洁,局部涂上甲紫,待其吸收愈合。

8. 隔陈皮灸　隔陈皮灸是在皮肤和艾炷之间隔以陈皮膏施灸的一种灸法,一般多选用腹部的中脘、神阙等穴施灸。

【施灸法】取陈皮适量,研为细末,用生姜汁调如糊膏状,用陈皮膏敷于中脘、神阙穴上,上置艾炷,用线香火点燃艾炷进行施灸,当患者感到灼热时,则换艾炷再灸,不换陈皮膏,将预定的壮数(3~7 壮)灸完为止。一般以灸处出现汗湿红晕现象而不起疱,而患者又有舒适感为度。

【适应证】因本法具有温胃止呕、散寒止痛的作用,所以一般对风寒湿痹、肠胃症候和虚弱病症均可采用,如胃腹胀满、饮食不振、呕吐、呃逆等症。

【注意事项】

①施灸时要注意室内通风。

②陈皮膏的厚薄,宜根据部位和病证而定。一般而言,急性或疼痛性病证,陈皮膏可做得薄一些;反之,可做得厚些。

③在施灸时,要注意防止艾火脱落,以免造成皮肤及衣物的烧损。灸疗过程中,要随时了解患者的反应,及时调整灸火与皮肤间的距离,掌握灸疗的量,施灸太过,亦可引起灸伤。灸后若局部出现水疱,只要不擦破,可任其自然吸收。若水疱过大,可用消毒针从疱底刺破,放出水液后,再涂以甲紫药水。

④灸后宜暂避风吹,或以干毛巾覆之轻揉,使其汗孔闭合,以利恢复。

9. 隔醋灸 隔醋灸是一种先在穴位涂以醋再置艾炷的隔物灸法。

【施灸法】选好穴位后(一般多为阿是穴),用脱脂棉蘸适量白醋或米醋,在穴位反复涂抹数遍,然后以小或中壮艾炷置于穴位,用线香火点燃艾炷进行施灸,当患者感到灼热时,则换艾炷再灸,每次灸 4~7 壮。本法用于症状较轻者。若症状较重者当灸至患者觉烫,可用镊子向前后左右移动艾炷,如感到灼痛,再换另一艾炷。每次灸 4~7 壮,以局部皮肤湿润为度。每日或隔日 1 次,10 次为一个疗程。疗程间隔 3~5 日。

【适应证】隔醋灸法多用于治疗白癜风、骨质增生等病证。

【注意事项】

①隔醋灸治骨质增生时,宜采取灸1壮涂1次醋,反复进行。

②如初学针灸操作不熟练者,可改为用艾条隔醋作温和灸。要求同艾条灸。

③对于症状较重者易致皮肤起透明发亮的水疱,须注意防止感染,处理方法可参照无瘢痕灸法。

第二节 艾 条 灸

艾条灸又称艾卷灸。艾条是用纸包裹艾绒卷成圆筒形的艾卷,一端燃烧,在穴位或患处施灸的一种治疗方法。艾条分清艾条与药艾条两种(药店有售)。

艾条灸有两种方法,一种是以拇、食、中三指如持钢笔一样的持艾条,并用小指固定在被灸部位的附近,这样不仅能避免术者手腕动荡不稳,又能避免在长时间施灸的疲劳。另一种是以拇、食二指持艾条,用中指固定在被灸穴位的附近。

艾卷灸法的种类:分为悬起灸、实按灸两种。

一、悬起灸

悬起灸是将点燃的艾条悬于施灸部位之上的一种灸法。其中有悬于施灸部位之上,固定不移,直至皮肤稍有红晕的温和灸;有艾火距施灸部约3cm,回旋或左右往返移动,使皮肤有温热感而不致于灼痛的回旋灸;以及点燃的艾条在施灸处上下移动,呈麻雀啄米似的雀啄灸。此法能温通经脉、散寒祛邪,适用于病位较浅、病灶局限的风寒湿痹及神经性麻痹、小儿疾患等。

1. 温和灸　温和灸,又称温灸法,是指将艾条燃着端与施灸部位的皮肤保持一定距离,在灸治过程中使患者只觉有温热而无灼痛的一种艾条悬起灸法。

【施灸法】一般多用清艾条,亦有医者根据病证的要求加入某些药物,制成药艾条,但灸治的方法相同。

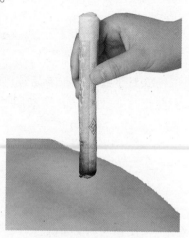

图 14　温和灸

操作技巧:将 1~2 支艾卷点着,术者左手中、食二指放于被灸的穴道两旁,其任务是通过术者的感觉探察热度高低,可以测知患者受热程度;万一落火,便于随时扑灭;患者发痒、发热,觉痛时予以揉、搓、按摩。右手持艾卷垂直悬起于穴道之上,离皮肤 3~4cm,直接照射,以患者觉得温热舒服,以至微有热不痛感觉为度。如果觉得大热时,即可缓慢做上、下、左、右或回旋之移动,使温热连续刺激。每次可灸三、五穴,每穴约 10 分钟,以 30~60 分钟为度,过多则易疲劳,少则达不到温热程度。

【适应证】该灸法可用治疗慢性气管炎、冠心病、疝气、胎位不正等及其他多种慢性病证。还常用于保健灸。

【注意事项】

①灸治时,应注意艾条与皮肤之间既要保持一定距离,又要达到足够的热力。特别要注意不同病证与患者之间的差异。

②温和灸不宜用于急重病证或慢性病证的急性发作期。

③施灸中要注意,艾卷积灰过多时,则离开人体吹去后再灸。患者体位要舒适,方能够耐久。并防止冷风直接吹拂。

④发生口渴可多饮水,灸后要慎起居,节房事。

⑤尤其灸后要注意把火闷灭,以防复燃,最好把艾卷着火之一端,插入口径合适之小铁筒或小瓶内,自然就会熄灭,留下焦头,便于下次点燃。

2. 雀啄灸　雀啄灸法也是近代针灸学家总结出来的一种艾条悬灸法。是指将艾条燃着端对准穴位一起一落的进行灸治。

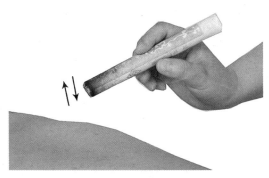

图15　雀啄灸

【施灸法】取清艾条或药艾条一支,将艾条燃着端对准所选穴位,采用类似麻雀啄食般的一起一落忽近忽远的手法施灸,给以较强烈的温热刺激。一般每次灸治 5~10 分钟。亦有以艾条靠近穴位灸至患者感到灼烫提起为一壮,如此反复操作,每次灸 3~7 壮。不论何种操作,都以局部出现深红湿润或患者恢复知觉为度。对小儿患者及皮肤知觉迟钝者,医者宜以左手食指和中指分置穴位两旁,以感觉灸热程度,避免烫伤。雀啄法治疗一般每日 1~2 次,10 次为一疗程,或不计疗程。

【适应证】该灸法主要用于感冒、急性疼痛、高血压病、慢性泄泻、网球肘、灰指甲、疖肿、脱肛、前列腺炎、晕厥急救以及某些小儿急慢性病证等的治疗。

【注意事项】

①不可太接近皮肤,尤其是失去知觉或皮肤感觉迟钝的患者以及小儿患者以防烫伤。如灸后局部出现水疱,可参照前述的有关方法处理。

②临床上雀啄灸多可配合三棱针点刺或皮肤针叩刺。应注意穴位局部消毒。

③施灸中要注意,艾条积灰过多时,则离开人体吹去后再灸。患者体位要舒适,方能够耐久。并防止冷风直接吹拂。

④灸后要慎起居,节房事。

3. 回旋灸 回旋灸法又称熨热灸法。是指将燃着的艾条在穴位上方做往复回旋移动的一种艾条悬起灸法。本灸法能给患者以较大范围的温热刺激。

【施灸法】回旋灸的灸条分为清艾条(包括无烟艾条)

和药艾条。回旋灸的操作法有两种:一种为平面回旋灸。将艾条点燃端先在选定的穴位或患部熏灸测试,至局部有灼热感时,即在此距离做平行往复回旋施灸,即将艾卷点燃的一端在施灸的皮肤上进行前、后、左、右的周旋移动,而不是将艾卷固定于穴位上。每次灸20~30分钟。视病灶范围,尚可延长灸治时间。以

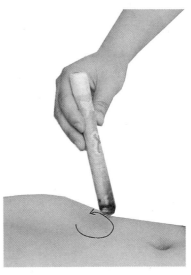

图16 回旋灸

局部潮红为度,此法适用于灸疗面积较大之病灶。另一种为螺旋式回旋灸,即将灸条燃着端反复从离穴位或病灶最近处,由近及远呈螺旋式施灸,本法适用于病灶较小的痛点以及治疗急性病证,其热力较强,以局部出现深色红晕为宜。

【适应证】本灸法适于病损表浅而面积大者,如神经性皮炎、牛皮癣、股外侧皮神经炎、皮肤浅表溃疡、带状疱疹、褥疮等,对风湿痹证及周围性面神经麻痹也有效果。另可用于近视眼、白内障、慢性鼻炎、排卵障碍等。

【注意事项】

①施灸时远离皮肤,因此即使在颜面、五官、大血管处,也可酌情使用本疗法,故临床上使用范围较广。

②回旋灸不宜用于急重病证或慢性病证的急性发作期。

③施灸时要注意避免燃烧后的残灰掉落在皮肤上而导致烫伤。

④对一些皮肤感觉迟钝的患者以及小儿患者,治疗过程中要不时用手指置于施灸部位,以测患者局部的受热程度,便于随时调节施灸的距离,避免烫伤。

⑤发生口渴可多饮水,节房事。

4. 齐灸　齐灸法是采用 2 根或 2 根以上的艾条同时熏烤一个穴位或用一根艾条在穴的上、下及穴位处熏烤的方法,均称为齐灸法。

【施灸法】本法在具体操作方法上类似用艾条温和灸。

多艾条齐灸法:取艾条 2~3 根,同时点燃一端。如为 3 根,右手拇、食指及中、无名指各挟持一支,左手拇、食指挟持一支。同时在所选的穴位及上下 1~2cm 处进行熏烤。如为 2 根,左右手各持 1 支,同时灸 2 个穴位,使患者局部有温热感而无灼痛。施灸的时间约为 15 分钟。使局部皮肤潮红为度。

单艾条施灸法:将单根艾条的一端点燃,对准选定的穴位施灸,再在穴位循经线上,每个穴位上下各 1cm 处再进行熏灸。一般每穴约灸 5 分钟,在每穴上下 1cm 处再各灸 5 分钟。实际是每穴熏灸 15 分钟左右,使艾灸处的皮肤呈红晕为宜。

上述两法,均为每日或隔日 1 次,7~10 次为一个疗程。

【适应证】该灸法主要用于治疗风寒湿痹证、痿证等。

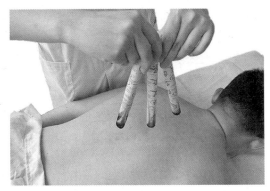

齐灸

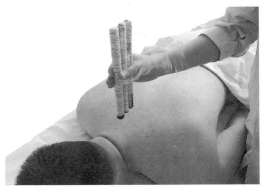

图 17 齐灸

【注意事项】

①灸治时,应注意艾条与皮肤之间既要保持一定距离,又要达到足够的热力。特别要注意不同病证与患者之间的差异。

②齐灸不宜用于急重病证或慢性病证的急性发作期。

③施灸中要注意,艾条积灰过多时,则离开人体吹去

后再灸。患者体位要舒适,方能够耐久。并防止冷风直接吹拂。

④发生口渴时要多饮水,灸后要慎起居,节房事。

5. 排灸 排灸法,又称排艾灸法,它主要特点在于:一般艾条悬灸法多仅以1支艾条施灸(上述齐灸法亦仅3支),而本法少则4支,多则12支,同时点燃,分成两排排列好,由施灸者左右两手分别用五只手指夹拿,作扇形排列,故称之为"排灸法"。

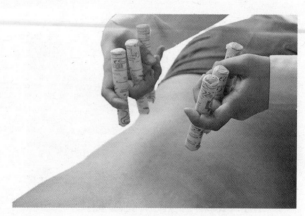

图18 排灸

【施灸法】点燃艾条,手边准备好一个足够大的盛艾灰的盘子。初试用此法时,手法未纯熟时可从左右两手各拿2支艾条开始,到以后慢慢熟练适应时,逐渐每手加至3支、4支、5支、6支。此时,两手所拿艾条左右作扇形排开,艾火熊熊,烟焰弥漫,十分壮观。

根据不同部位具体施灸方法有所区别,详述如下:

颈背部位：患者端坐，术者在其背后，左右两手各拿好一排已点燃的艾条，从颈部两侧风池穴开始，沿颈而下，至大椎，再从大椎穴处向两侧肩部慢慢散开，直到两侧肩峰为止。接着艾条又重新合拢到大椎穴上，顺着脊背，沿着华佗夹脊从上到下，一直到达骶椎，在整个颈背部施灸时间一般在 5 分钟左右，根据病情需要和患者的忍受耐力情况而定。施灸时，患者会明显地感受到多条艾条同时点燃时产生的强大热量对皮肤的强烈刺激，患者的反应是脊背温热，全身出汗，非常舒服。

胸腹部位：患者平卧于床，露出胸腹部。术者双手持两排灸条，从胸前区膻中穴开始施灸，向上至天突穴，向下至关元穴，然后再从天突穴处慢慢向两侧肩峰处移动，这个过程为 1~2 分钟。

四肢部位：患者双手自然放在身体两侧，双脚自然伸直，微微分开与肩等宽。施灸者双手各拿一排艾条，先从两肩开始，经肘关节曲池、外关，转入内关到合谷；然后转到下肢，从太溪开始沿大腿内侧向上，经三阴交、阴陵泉，绕过膝关节，从足三里向下到悬钟、昆仑。这一过程需 1~2 分钟。

头面部位：患者面对施灸者端坐好。施灸从额中央印堂开始，慢慢分到两侧眼眶、太阳，在双耳周围最后结束。这一过程约需 1 分钟。

以上 4 个步骤全部做完需 10 分钟左右。做完后患者已全身微微出汗，温暖异常，有通体舒坦的感觉。一般隔日施灸一次，病变部位及相应经穴可稍做重点施灸，艾灸时间可适当延长。10 次为一疗程。

【适应证】本灸法适用于多种慢性难治病证,尤以虚寒者为佳。

【注意事项】

①施灸时要注意保持室内温度适中,避免有凉风直接吹到患者身上,还要令室内通风排气良好。施灸时要密切留意艾条点燃后的艾绒、灰烬要及时抖落在盘中,不要散落在患者皮肤上,以免造成烫伤或意外。

②发热、出血、肿瘤扩散期、身体极度虚弱或小儿患者难以合作者为本法的禁忌证。

③灸治时,应注意艾条与皮肤之间既要保持一定距离,又要达到足够的热力。特别要注意不同病证与患者之间的差异。

④排灸不宜用于急重病证或慢性病证的急性发作期。

⑤尤其灸后要注意把火闷灭,以防复燃,最好把艾卷着火之一端,插入口径合适之小铁筒或小瓶内,自然就会熄灭,留下焦头,便于下次点燃。

二、实按灸

实按灸是用药艾条点燃后,垫上纸或布,乘热按到穴位或患处,使热气透达深部的一种施灸方法。即在施灸部铺上 10 层绵纸或 5~7 层棉布,再将点燃的药艾条隔着纸或布,紧按其上,稍留 1~2 秒即可。若艾火熄灭,应重新点燃后再灸,如此反复施灸 10 次左右,穴位上即出现大面积的温热和红晕现象,热力深透久久不消。也可将点燃的一端,用 7 层棉布包裹,紧按在穴位或患处,余同前法操作。本法适用于病位较深之风寒湿痹、痿证及虚寒证。

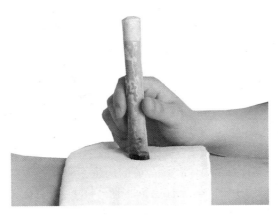

图 19 实按灸

1. 太乙针灸 太乙针灸,又称太乙神针,是一种药艾条实按灸疗法。清代的韩贻丰《太乙神针心法》、范毓𬱟的《太乙神针附方》、陈修园医学丛书《太乙神针》及孔广培的《太乙神针集解》等都对该法做过论述。

【施灸法】

①实按法

灸具制备:目前大多数医家采取韩贻丰的《太乙神针心法》制法:艾绒 100g,硫黄 6g,麝香、乳香、没药、松香、桂枝、杜仲、枳壳、皂角、细辛、川芎、独活、穿山甲、雄黄、白芷、全蝎各 3g。除艾绒外,将上述其他药物研成细末,和匀。以桑皮纸一张,大小约 30cm×30cm,摊平。先取艾绒 24g,均匀铺在纸上,次取药末 6g,均匀掺在艾绒里,然后卷紧如爆竹状,外用鸡蛋清涂抹,再糊上桑皮纸 1 层,两头留空纸 3cm 许,捻紧即成。每次应准备 2 支以上。

具体操作:将 2 支太乙针同时点燃,一支备用,一支用

10层绵纸包裹,紧按选定施灸穴位。如患者感觉太烫,可将艾条略提起,等热减再灸,如此反复施行。如火熄、冷却,可改用备用的药艾条同法施灸。另一支重新点燃灸之。如此反复施灸,每穴按灸10次左右。

现代有人用以下方法施灸:采用特制的黄铜或紫铜作为套筒,套筒长约30cm,内径1.8cm,套筒之上端,装以铜塞,用螺纹旋紧固定,配合紧密。下端为开口套管,长约6cm,与套筒压紧配合,套管端面用棉布罩盖,外用绳子缚扎固定。使用时,将罩有棉布的套筒拔下,再将药艾条(太乙针)装入套筒内,然后点燃药艾条,装上开口套管,直接安放在选定的穴位上施灸。若患者觉烫,可采取快按轻提,或调节药艾条与棉布之间的距离,直至患者感到温暖舒适为止。每次施灸20~30分钟。

上述方法均每日或隔日1次,10次为一个疗程。

②点按法:

灸具制备:取雄黄20g,冰片2g,麝香1g,火硝10g,川乌30g,草乌30g,白芷20g,精制艾绒60g备用。先将前7味药分别置于乳钵内,研为极细末,以无声为度。然后将艾绒用少量曲酒喷湿,再将药末均匀撒在艾绒内,以手充分揉匀,阴干。取上述药艾2g,均匀地平铺在20cm×7cm、质地柔软而又坚韧的桑皮纸上,以上法将其卷成1.5~2mm的药艾条。

具体操作:医生将艾条一端点燃,对准施术部位快速点按,如雀啄食,一触即起,此为1壮,每次3~6壮,以不灼伤皮肤为度。注意在点灸头部时,应尽量拨开头发,使穴位充分暴露,以便操作。

【适应证】该灸法主要治疗感冒、咳嗽、头痛、风寒湿痹证、痿证、腹痛、腹泻、月经不调等症。

【注意事项】

①太乙针法是实按灸,要注意避免灼伤。初学者更要引起重视。

②在施灸过程中若不慎灼伤皮肤,致皮肤起透明发亮的水疱,须注意防止感染,处理方法可参照无瘢痕灸法。

③太乙针法适用面较广,在配穴组方时,应强调辨证施治。

④将太乙针点燃时,一定要燃透。否则,面纸或棉布一包,或一按压,容易熄灭。

⑤施灸时将面纸或棉布捻紧,以免面纸或棉布烧破,损伤皮肤。

⑥施灸时按在穴位上的力度、热度、时间的长短以患者感觉最强为度。每壮间隔时间不宜太长,一般不超过3分钟,两针交替使用更佳。

2. 雷火针灸 雷火针法,古代又称为雷火神针法。首见于明代李时珍的《本草纲目》,在其他明清医籍如《针灸大成》《外科正宗》《种福堂公选良方》等都有记载。

【施灸法】

①传统法

灸具制作:艾绒100g,沉香、木香、乳香、茵陈、羌活、干姜、穿山甲各15g,除艾绒外,其他药均研为极细末,加入麝香少许,研末和匀。以桑皮纸一张,大小约33cm×33cm,摊平。先称艾绒40g,均匀铺在纸上;再称药末10g,均匀掺入艾绒中。然后,卷紧如爆竹状,再用木板搓捻卷紧,外用鸡蛋清涂抹,再糊上桑皮纸一层,两头留空纸约 3cm,捻紧即成。阴干保存,勿使泄气。一般须制备 2 支以上,以便交替使用。

具体操作:在施灸部位铺上面纸 10 余层或棉布 5~7 层。取雷火针 2 支,均点燃一端,将其中一支作为备用,另一支以握笔状执住艾条,正对穴位,紧按在面纸或棉布上,稍留 1~2 秒,使药气温热透入深部,至病者觉烫不可忍,略提起药艾条,待热减后再行按压。若艾火熄灭,可取备用的药艾条接替施灸。如此反复进行,每次约按压 7~10 次,务必使热力持续深透。每日或隔日 1 次,10 次为一个疗程。

②现代改良法:现代改良的雷火针法是以市售普通药艾条外用牛皮纸再加固而成的灸条,另用药膏做成药包垫,采用实按灸操作手法,将艾条点燃按在药包垫上使药气随艾火热气通过穴位透入经络达到病所的一种灸疗方法。在临床上对不同的病种可选用适应的灸疗药垫施灸,灵活实用,经济方便,同时又能收到较为满意的疗效。

灸具制作:

灸条简便加固法:取市售紧实粗大的普通药艾条 1 支(如无,可用清艾条代替),用 20cm×23cm 牛皮纸 1 张,涂上面糊将艾条卷紧(大约 3 卷),两头不留空,卷纸对折封固晒干。

灸疗垫制作:计有药包垫、药布垫、药敷垫 3 种。

药包垫取红布或其他干棉布 1 段,长 80cm,宽 5cm,将布的一端铺上常用灸疗膏药 5mm 厚(也可以根据患者病证铺上其对症的灸疗膏药),然后把布折叠成 7~10 层,用线缝合,放瓷瓶收藏,保持药性使用。

药布垫取市售伤湿止痛膏、追风膏等粘贴在长 100cm，宽 8cm 的干棉布头端上下两面各 1 张，再每折叠一层平贴 1 张，每贴 1 张内里都铺上薄薄一层七厘散或丁香、肉桂药末；折至 5 层，共贴有 7 张后，将余下布段全部包叠完，用线缝合使用。

药敷垫用灸疗膏或市售外用敷料膏剂（如止痛消炎膏等），涂在纱布上按常规敷药方法固定敷于患处，外隔 7 层厚绵纸（任何厚纸都可）实按灸疗使用。

常用灸疗膏剂：以温经散寒，活络止痛药物为主，将荆芥、防风、川芎、细辛、当归、独活、香附、肉桂、马钱子各等份研磨成细粉，用砂锅先将饴糖、米醋熬成稀汁再兑入少量蜂蜡、香油继续煎熬，然后把上述药物拌入，用文火熬片刻，乳香、没药各等份研细粉收膏装瓶密封备用。

备用调膏剂：用饴糖、米醋、蜂蜡、香油在砂锅内熬成膏。临床中与桂麝散调拌称通经消肿灸疗膏；与牵正散调拌称周围性面神经麻痹灸疗膏；与清消散调拌称骨疽灸疗膏；以吴茱萸、川芎、白芷等药末相调为降压灸疗膏；以白芥子、细辛、半夏、南星、麻黄、干姜等药末相调为喘咳灸疗膏；以川乌、草乌、川芎、苍术、元胡、牛膝等药末相调为骨刺灸疗膏等。

具体操作：患者取坐位或卧位，将药包垫放在选好的局部病灶和穴位上，点燃乙醇灯具，把灸条烧红直接实按在药包垫上，灸条多烧几次反复温灸，使药气随艾火热气透入穴位。在施灸过程中，医者要多询问患者，如表皮感到烫，灸条立即拿起移开药包垫，此为 1 壮，一穴 3~5 壮即可。轻症 1~5 次，重症连续 5 次后再隔日 1 次，10 次为一个疗程。

近年来,临床上报道一种赵氏雷火灸法,实际上是以特殊配方制成的药艾条以悬灸法施灸,对多种病证有较好的效果。

【适应证】该灸法可以用于治疗哮喘、慢性支气管炎、胃脘痛、腹泻、颈椎病、扭挫伤、月经不调、近视眼、关节炎等病证。

【注意事项】

①雷火针法亦属于实按灸,要注意避免灼伤。对于初学者来说更要引起重视。

②灸后若局部出现水疱,只要不擦破,可任其自然吸收。若水疱过大,可用消毒针从疱底刺破,放出水液后,再涂以甲紫药水。

③雷火针法适用面较广,在配穴组方时,应强调辨证施治。

④将雷火针点燃时,一定要燃透。否则,面纸或棉布一包,或一按压,容易熄灭。

⑤施灸时将面纸或棉布捻紧,以免面纸或棉布烧破,损伤皮肤。

⑥施灸时按在穴位上的力度、热度、时间长短以患者感觉最强为度。灸后应让患者休息片刻,以使药气周流畅达全身经络,直达病所,驱逐病邪。

3. 百发神针灸 百发神针灸是一种药艾条实按灸疗法。首见清代叶桂著《种福堂公选良方》,《串雅外编》亦有记载。

【施灸法】

①实按法

灸具制备:目前大多数医家采取清代的叶桂《种福堂公选良方》。以乳香、没药、生川附子、血竭、川乌、草乌、檀香末、降香末、大贝母、麝香各5g,母丁香49粒,净蕲艾绒15g或30g,卷制如雷火针。除艾绒外,将上述其他药物研成细末,混和均匀。以桑皮纸一张,大小约30cm×30cm,摊平。先取艾绒24g,均匀铺在纸上,然后取药末6g,均匀掺在艾绒里,然后卷紧如爆竹状,外用鸡蛋清涂抹,再糊上桑皮纸1层,两头留空纸3cm左右,捻紧即成。每次应准备2支以上。

具体操作:将2支百发神针同时点燃,一支备用,一支用10层面纸包裹,紧按在选定施灸穴位处。如患者感觉太烫,可将艾条略提起,等热减再灸,如此反复施行。如火熄、冷却,可改用备用的药艾条同法施灸。另一支重新点燃灸之,如此反复施灸,每穴按灸10次左右。

现代有人用以下方法施灸:采用特制的黄铜或紫铜作为套筒,套筒长约80cm,内径1.8cm,套筒之上端,装以铜塞,用螺纹旋紧固定,配合紧密。下端为开口套管,长约6cm,与套筒压紧配合,套管端面用棉布罩盖,外用绳子缚扎固定。使用时,将罩有棉布的套筒拔下,再将药艾条(百发神针)装入套筒内,然后点燃药艾条,装上开口套管,直接安放在选定的穴位上施灸。若患者觉烫,可调节药艾条与棉布之间的距离,直至患者感到温暖舒适为止。每次施灸20~30分钟。

上述方法均每日或隔日1次,10次为一个疗程。

②点按法

灸具制备:取乳香、没药、生川附子、血竭、川乌、草乌、檀香末、降香末、大贝母、麝香各 15g,母丁香 49 粒,净蕲艾绒 50~100g,卷制如雷火针,备用。先将上述除艾绒外的其他药物置于乳钵内,研为极细末,以无声为度。然后将艾绒用少量曲酒喷湿,再将药末均匀撒在艾绒内,以手充分揉匀,阴干。取上述药艾均匀地平铺在 20cm×7cm、质地柔软而又坚韧的桑皮纸上,以上法将其卷成 1.5~2cm 的药艾条。

具体操作:医生将艾条一端点燃,对准施术部位快速点按,如雀啄食,一触即起,此为 1 壮,每次 3~6 壮,以不灼伤皮肤为度。注意在点灸头部时,应尽量拨开头发,使穴位充分暴露,以便操作。

【适应证】该灸法主要治疗漏肩风、鹤膝风、风寒湿痹、半身不遂、小肠疝气、痈疽发背对口、痰核初起不溃烂、痞块、偏正头风、腰痛疝气等病证。

【注意事项】

①百发神针灸法是实按灸,要注意避免灼伤。初学者更要引起重视。

②百发神针灸法适用面较广,在配穴组方时,应强调辨证施治。

③将百发神针点燃时,一定要燃透。否则,面纸或棉布一包,或一按压,容易熄灭。

④施灸时将面纸或棉布捻紧,以免面纸或棉布烧破,损伤皮肤。

⑤施灸时按在穴位上的力度、热度、时间长短以患者感觉最强为度。

4. 消癖神火针灸　消癖神火针灸是一种药艾条实按灸疗法。首见清代叶桂的《种福堂公选良方》。

【施灸法】

灸具制作：艾绒 150g，木鳖、五灵脂、雄黄、乳香、没药、阿魏、三棱、莪术、甘草、皮硝各 5g，闹羊花、硫黄、山甲、牙皂各 10g，麝香 15g，除艾绒外，其他药均研为极细末，加入麝香少许，研末和匀。以桑皮纸一张，大小约 33cm×33cm，摊平。先称艾绒 40g，均匀铺在纸上；再称药末 10g，均匀掺入艾绒中。然后，卷紧如爆竹状，再用木板搓捻卷紧，外用鸡蛋清涂抹，再糊上桑皮纸一层，两头留空纸约 3.3cm，捻紧即成。阴干保存，勿使泄气。一般须制备 2 支以上，以便交替使用。

具体操作：在施灸部位铺上面纸 10 余层或棉布 5~7 层。取消癖神火针 2 支，均点燃一端，将其中一支作为备用，另一支以握笔状执住艾条，正对穴位，紧按在面纸或棉布上，稍留 1~2 秒，使药气温热透入深部，至病者觉烫不可忍，略提起药艾条，待热减后再行按压。若艾火熄灭，可取备用的药艾条接替施灸。如此反复进行，每次约按压 7~10 次，务必使热力持续深透。每日或隔日 1 次，10 次为一个疗程。

【适应证】消癖神火针灸法主要治疗各种痞块。

【注意事项】

①消癖神火针灸法是实按灸，要注意避免灼伤。初学者更要引起重视。

②若是灸后局部起水疱，小者可待其自然吸收，大者可用消毒针刺破引流，外涂甲紫，以防感染。

③将消癖神火针点燃时，一定要燃透。否则，面纸或棉

布一包,或一按压,容易熄灭。

④施灸时将面纸或棉布捻紧,以免面纸或棉布烧破,损伤皮肤。

⑤施灸时按在穴位上的力度、热度、时间长短以患者感觉最强为度。

第三节　铺　　灸

铺灸法,是指将艾绒铺摊在穴位,通过燃烧、温熨、热敷、日光照射等各种不同的方法,达到灸疗目的的一类灸法。既有对民间方法的挖掘,也有对传统方法的革新。这类方法与常规灸法有所不同,首先是加热的方式多样化,不仅仅是单一的点燃艾绒的形式;其次是其中有一些灸法,由于施灸的区域较大、施灸的时间较长、施灸的对象有一定限制,容易出现意外,故对灸疗操作技术要求较高;最后,铺灸法治疗的病证的范围一般较专一,但其效果却往往较为独特。其不少灸法尚有待在临床实践中进一步改进和完善。

一、大灸

大灸法,又称大灸疗法,是一种以萝卜片与蒜泥为隔物行大面积灸的铺灸法。大灸法,为我国清末民初河北省唐山市丰润县高怀医师的家传秘法,在《岳美中医案集》中曾做记载,主要用于虚弱证的治疗。

【施灸法】

灸具制备:取腌好的咸萝卜(冬腌 3 日,夏腌 1 日,以软为度)一根,切成 0.6cm 厚、3cm × 3cm 的方块萝卜片若干

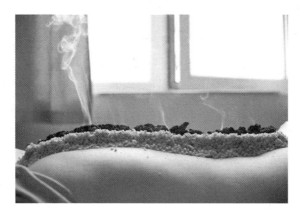

图20　大灸

片,将鲜紫皮蒜泥平摊于萝卜片上,中间按一凹(深见萝卜面),让蒜泥形成一圆圈。把艾绒做成艾球如花生米大;硬纸板一条,长70cm,宽3.3cm,备用。

施灸步骤:

①灸背腰部:主要取两侧膀胱经穴。患者俯卧,将备用的硬纸板沿脊柱铺好固定,再把制作好的萝卜蒜泥片由大杼穴至白环俞穴一个接一个排成左右两行,再由附分穴至秩边穴一个接一个排成左右两行,排列时,起点应低于前行半片,止点高半片,壮数多少要看患者皮肤的耐受性来决定,共四行。脊柱正中线放一条卫生纸以吸水。将艾绒捏成食指头大小的艾绒球放置于萝卜片凹中,要逐个放好放齐,可用线香点燃。宜从上往下燃起,使其自行燃尽,勿使灸火熄灭,随时接上艾球,防止火力中断。艾球可做得略小,防止烧伤及大灸疮发生,患者若感觉灼痛时将艾火减弱一些。灸部皮肤稍现深红色即停止灸治,一般每穴灸3~5

壮。灸完背部,休息 10 分钟左右,再灸胸腹部。

②灸胸腹部:取穴以任脉为主。让患者仰卧位,以膻中穴为中心放置 9 块萝卜片,使成正方形;先在膻中穴上放一块,以此为中心,上下左右放八块;再在鸠尾穴与神阙穴上各放一块不着蒜的萝卜片,此两点不灸,两穴间放六片;神阙穴下至曲骨穴放五片,若是妇女则石门穴放一片不着蒜的萝卜片,不灸;上腹部中间行的两侧各排一行,起点低半片,止点高半片;再在两侧各排一行,起点再低半片,止点再高半片,将艾绒捏成食指头大小的艾绒球放置于萝卜片凹中,要逐个放好放齐,可用线香点燃。宜从上往下燃起,使其自行燃尽,勿使灸火熄灭,随时接上艾球,防止火力中断。艾球可做得略小,防止烧伤及大灸疮发生,患者若感觉灼痛时将艾火减弱一些。灸部皮肤稍现深红色即停止灸治,一般每穴灸 3~5 壮。

注意:鸠尾穴、神阙穴不灸,妇女石门穴不灸。腰腹部可适当多灸。

本法每隔 7~10 日灸 1 次,一般以灸 2~4 次为一个疗程。若出现水疱,可用消毒敷料敷盖(水疱过大者,用消毒针具吸净疱内水液),令其自行吸收,要待皮肤完好后再灸。

【适应证】本法具有较强的温阳补虚功效,为一般灸法所不及。适应于久病体弱、虚寒痼疾、慢性胃肠虚弱、中阳不振、肾气不充及一切虚寒衰弱久病卧床不起者。

【注意事项】

①本灸法急症、新证、热证、实证禁用。

②本灸法不宜用于小儿、孕妇、初次针灸者、神经过度敏感者以及不愿配合治疗者。

③施灸过程中，各灸点要求接近一致，既要防止火力中断，又要防止发生灸疮。若灼痛难忍时可将萝卜片夹离皮肤片刻，以皮肤出现深度红晕为度。

④施灸完毕后，必须用三棱针于十宣穴点刺出血，并用毫针针刺双侧三阴交穴，深1寸，用泻法，不留针，以泻火气。否则会影响疗效，并产生副作用。

⑤灸后1~2日内勿搓洗灸点，以免引起感染或引发灸疮。应注意保暖，忌食生冷之品。

二、敷灸

敷灸法是指将艾绒加适量的水或药液再加热后敷于穴位，通过湿热刺激而起到治疗作用的一种艾灸法，属于铺灸法的范畴。

【施灸法】

取精制的艾绒3~5g，放在金属小盆内，用酒精灯加热，再加适量生理盐水或药液（如十滴水、红花油、正骨水等，依病证而选用），搅拌均匀，继续加热。大约经过1~2分钟用手取出艾绒，挤压到不滴水、不烫手程度，放在患者选定的穴位，用胶布加压固定，12~24小时后取下。每次可取一穴至数穴，每日或隔日1次，5~10次为一个疗程，

【适应证】本法临床上适用于治疗流行性腹泻、急慢性扭挫伤、胃痛等。

【注意事项】

①加热艾绒时，火不宜过大，以免烧焦。

②敷贴穴位时，艾绒内所含水分不宜过多，否则胶布不易粘住。

③对艾叶过敏者不宜使用本法。

三、长蛇灸

长蛇灸又称铺灸、蒜泥铺灸,是我国浙江地区的针灸工作者从传统的和民间的方法中挖掘和总结出来的一种灸疗方法。取穴多用大椎至腰俞间督脉段,可灸全段或分段。是目前灸疗中施灸范围最大、一次灸疗时间最长的灸法。

【施灸法】

取穴:脊柱(大椎~腰俞)。

治疗时间:以暑夏三伏天为宜。

器药准备:斑麝粉:按麝香粉 50,斑蝥粉 20,丁香粉、肉桂粉各 15 的比例,混匀装瓶,密封备用。新鲜大蒜 500g,去皮捣烂成泥,备用。优质纯艾绒。消毒医用纱布、甲紫药水。

具体操作:人俯卧,胸腹部垫高,脊柱穴位常规消毒后,涂上蒜汁,在脊柱正中线撒上斑麝粉 1~1.8g,粉上再铺以 5cm 宽、2.5cm 高的蒜泥 1 条,蒜泥条上铺 3cm 宽、2.5cm 高的艾绒(约 200g),下宽上尖,形成截面为等腰三角形的长蛇形艾炷。然后,点燃艾炷头、身、尾 3 点,让其自然烧灼。待艾炷燃尽后,再铺上艾绒复灸,每次灸 2~3 壮。灸毕,移去蒜泥,用湿热纱布轻轻揩干穴位皮肤。灸后皮肤出现深色潮红,让其自然出水疱,嘱患者不可自行弄破,须严防感染。至第 3 日,用消毒针具引出水疱液,覆盖 1 层消毒纱布。隔日 1 次涂以甲紫药水,直至灸疮结痂脱落,皮肤愈合,一般不留瘢痕。灸后调养 1 个月。

【适应证】现代本法临床上适用于治疗类风湿关节炎、

强直性脊柱炎、肺痨、顽痹、慢性肝炎及顽固性哮喘等。

【注意事项】

①灸后 1 个月内忌生冷辛辣、肥甘厚味、鸡、鹅、鱼腥，禁冷水洗浴、避冷风、忌房事。

②体质过于虚弱者、老人、小儿及孕妇等慎用此法。

第四节　温　针　灸

温针灸法，又称温针、针柄灸及烧针柄等，是一种艾灸与针刺相结合的方法，包括传统的温针灸、隔姜温针灸等。而且其适应证已不局限于骨关节病、肌肤冷痛及腹胀、便溏等风湿疾患，偏于寒性的一类疾病，而扩大到多种病证的治疗。

一、温针灸

温针灸法，又称温针、传热灸、烧针尾、针柄灸及烧针柄等，是一种艾灸与针刺相结合的方法。本法多用于风湿疾患，偏于寒性疾病的治疗。

【施灸法】温针灸的主要刺激区为体穴、阿是穴。要温针时，应选略粗之长柄针，一般在 28 号以下最好，长短适度，刺在肌肉深厚处。进针得气后，留针不动，针根与表皮相距二三分为宜。刺入穴位得气后，将硬纸片剪成方寸块，中钻一孔，从针柄上套入，以保护穴道周围之皮肤，防止落下火团烧伤，在留针过程中，于针柄上裹以纯艾绒的艾团，或取约 2cm 长之艾条一段，套在针柄之上，无论艾团、艾条段，均应距皮肤 2~3cm，再从其下端用线香点燃施灸。施灸

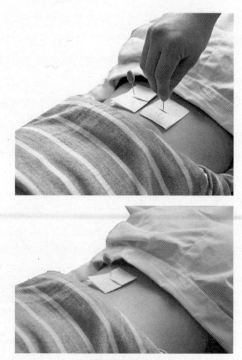

图21 温针灸

中如果不热,可将艾炷放的靠下一些,过热觉痛时可将艾炷
向上提一些,以觉温热而不灼痛为度。每次如用艾团可灸
3~4壮,艾条段则只需1~2壮。近年,还采用帽状艾炷行温
针灸。帽状艾炷的主要成分为艾叶炭,类似无烟灸条,但其
长度为2cm,直径1cm,一端有小孔,点燃后可插于针柄上,
燃烧时间为30分钟。因其外形像小帽,可戴于毫针上,故
又称帽炷灸。帽炷温针灸,既无烟,不会污染空气;同时,它
的作用时间又长,是一种较为理想的温针灸法。

【适应证】本灸法可用于治疗风寒湿痹证、骨质增生、腰腿痛、关节酸痛、麻木不仁、冠心病、高脂血症、痛风、胃脘痛、便溏腹胀、腹痛、腹泻等。

【注意事项】

①医生要在平时反复练习缠绕艾炷的手法，熟练者一触即妥，几秒就能牢固的放在针柄上。

②温针灸的艾炷要光圆紧实，切忌松散，以防脱落。

③温针灸要严防艾火脱落灼伤皮肤。可预先用硬纸剪成圆形纸片，并剪一至中心的小缺口，置于针下穴位上。

④温针灸时，要嘱咐患者不要任意移动肢体，以防灼伤。

⑤在施灸过程中若万一不慎灼伤皮肤，致皮肤起透明发亮的水疱，须注意防止感染，处理方法可参照无瘢痕灸法。

⑥此法方便易行，但必须小心防止折针，因烧过多次之针，最易从针根部折断。

二、隔姜温针灸

隔姜温针灸法是温针法的一种发展，它综合了温针灸、隔姜灸及直接灸三者的特点，从已有的报道看，对某些病证，特别是痛证有较好的效果。

【施灸法】根据病证情况，选取 1~4 穴。局部以 75% 乙醇消毒，消毒面积 3cm²，穴位上贴 0.5cm 厚、5 分硬币大的鲜老生姜薄片（事先在姜片上用三棱针刺十数个至数十个小孔），以 1.5~2 寸毫针隔姜直刺进针，以患者有酸、麻、胀、重等针感为好，然后将捏为圆锥形的小艾炷套于针柄上，紧贴生姜片，点燃头部让其燃烧施灸，待艾炷燃尽后，换炷再灸，燃灸 7~14 壮。灸毕移去艾灰，起针去姜片，用湿纱布轻轻擦干。灸后皮肤潮红发疱（在此期间严防感染）。至第 3 日用消毒针引流水疱液，擦干后，涂以甲紫药水（隔日 1 次），覆盖一层消毒纱布，以防感染，直至灸疱结痂脱落，皮肤愈合，一次未发疱者可连灸 2~3 次至发疱。

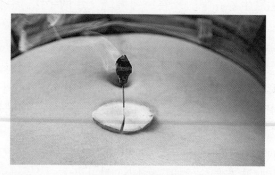

图 22 隔姜温针灸

【适应证】隔姜温针灸法临床上常用于治疗风寒湿性关节病、肱骨外上髁炎、慢性扭挫伤等病症。

【注意事项】

①本法不宜用于面部等处的穴位，孕妇不宜用本法。

②本法灸后不引起瘢痕，灸治时及灸治后要严格按规定操作，杜绝感染的发生。

③在施灸过程中可致皮肤起透明发亮的水疱，须注意防止感染，处理方法可参照无瘢痕灸法。

第五节 天 灸

天灸又称"自灸"、药物敷贴疗法、药物发疱疗法。是用对皮肤有刺激性的药物敷贴于穴位或患部,使局部充血、起疱犹如灸疮,因而名天灸。运用本法时,应根据病情选用适当药物及敷贴时间,发疱后须注意防止感染。常见的有毛茛灸、斑蝥灸、白芥子灸、旱莲灸、蒜泥灸等,从中列举几种详述如下。

一、白芥子灸

白芥子灸是用白芥子研末调敷穴位使之发疱从而治疗有关疾病的方法。该灸法在《肘后备急方》《本草纲目》中均有记载。

【施灸法】白芥子适量放入研钵中研为细末,然后用醋调为糊膏状,每次用 5~10g 贴敷在穴位上,再用油纸覆盖,最后用橡皮膏固定,以局部充血潮红,或皮肤起疱为度;或将白芥子细末 1g,放在直径 3cm 的圆形胶布中央,直接贴敷在穴位上,敷灸时间约为 2~4 小时,以局部充血潮红,或皮肤起疱为度。

【适应证】白芥子灸法主要用于治疗支气管哮喘、慢性支气管炎、小儿呼吸道感染、风寒性关节炎、周围性面瘫、胃脘疼痛、梅核气等病症。

【注意事项】

①可根据贴后的反应而缩短或延长贴药时间,若贴后热辣、烧灼感明显,可提前去药,以防烧伤皮肤;反之贴后微痒舒适可适当延长贴药时间。

②在临床上,结合个人体质异同,若贴处皮肤痒,充血过敏者,应慎用或药量相应减少、时间缩短。

③贴敷时勿洗冷水澡,勿过劳。除个别疼痛较重者可

对症处理外,其余不配用任何疗法。

二、斑蝥灸

斑蝥灸是用斑蝥研末调敷穴位使之发疱从而治疗有关疾病的方法。《医宗金鉴》就有用斑麝丸(斑蝥、麝香研末白酒调丸)贴灸治疗咽喉肿痛的记载。《卫生鸿宝》也有用斑蝥散贴灸治疗风寒湿痹的记述,稍后的《外治寿世方》也有提到斑蝥灸治疗疟疾的记载。

【施灸法】将斑蝥若干研成细末备用。取大小约10mm×10mm 的胶布,中央剪一直径 6mm 左右的圆孔,敷贴在所选的穴位上,取斑蝥粉 0.05~0.08g 或少许,放在孔中,外用胶布固定,患者不可随便取下。也可用适量斑蝥末,以甘油调和外敷;或将斑蝥浸于醋中或95% 乙醇中,10 天后擦抹患处。一般贴膏药后 4~6 小时,局部即成灼热,待 10~15 分钟后从药膏上方轻轻揭开,皮上有芝麻大无色透明的小水疱3~5 个,即可将药膏撕去,在揭胶布时不可将水疱弄破,让水疱自然吸收结痂。3~5 日后,痂皮自行脱落而无任何瘢痕。如水疱过大,用消毒三棱针在水疱上针孔放水 1~2 次后,即逐渐结痂愈合。同一穴位 6~7 日后可进行第 2 次治疗。一般 7~10 次为一个疗程。

【适应证】斑蝥灸对治疗内、外、儿、皮肤、五官等科多种疾病均有一定疗效。对银屑病、头痛、周围性面瘫、神经性皮炎、关节疼痛、黄疸、胃痛、小儿咳喘、痛经等疗效更为确切。

【注意事项】

①斑蝥含有斑蝥素,有剧毒,禁止口服,敷药时防止误

入口、眼内。另外皮肤过敏及皮肤溃疡患者、肝肾功能不全者、孕妇及年老体弱者禁用。

②贴药后不能在强烈日光下曝晒，睡觉时必须俯卧、侧卧，防止损伤灸处而感染。倘若无意将水疱擦破，切不能包扎，可涂点紫药水或用消炎粉外扑，暴露局部，1~2日自愈。

③适当休息，忌服生、冷、辛辣、海味等刺激物。

④贴药后不宜参加重体力劳动或体育活动，防止出汗后，药物脱落，影响疗效。

⑤在临床上，结合个人体质异同，若贴处皮肤痒，充血过敏者，应慎用或药量相应减少、时间缩短。

⑥贴敷时勿洗冷水澡，勿过劳。除个别疼痛较重者可对症处理外，其余不配用任何疗法。

三、毛茛灸

毛茛灸是用毛茛叶捣烂调敷穴位使之发疱从而治疗有关疾病的方法。早在明代李时珍的《本草纲目》就有关于用毛茛灸治疗疟疾的记载。

【施灸法】取毛茛叶适量，捣烂敷于患处，或辨证循经取穴敷贴，亦可煎汤洗之。敷贴时要注意保护正常皮肤。发疱后，小者不必刺破，大者可刺破放水。刺破时应当注意无菌操作，或涂以甲紫等。或取毛茛叶适量捣烂，贴于寸口部，隔夜就发生水疱，可治疟疾。

【适应证】毛茛灸可用于治疗鹤膝风、牙痛、偏头痛、风湿性关节痛、关节扭伤、胃痛、哮喘、疥癣、疟疾等。

【注意事项】

①敷药后,要固定好,防止脱落,避免敷药时间不够,影响疗效。敷药时间:一般大人4~6小时,儿童(14岁以下)2~4小时,并根据贴后的反应而缩短或延长贴药时间,若贴后热辣、烧灼感明显,可提前去药,以防烧伤皮肤;反之贴后微痒舒适可适当延长贴药时间。

②敷贴时要注意保护正常皮肤。发疱后,小者不必刺破,大者可刺破放水。刺破时应当注意无菌操作,或涂以甲紫等。

③在临床上,结合个人体质异同,若贴处皮肤痒,充血过敏者,应慎用或药量相应减少、时间缩短。

④小儿皮肤娇嫩,故3岁以下婴幼儿不宜贴药;孕妇(尤其是早孕者)不宜使用,防止堕胎或早产。

四、吴茱萸灸

吴茱萸灸是用吴茱萸研末调敷穴位,使之发疱从而治疗有关疾病的方法。明代李时珍的《濒湖集简方》中提到用吴茱萸灸治疗口疮口痔及咽喉作痛。清代叶桂的《种福堂公选良方》中提到用吴茱萸灸治疗鼻衄。

【施灸法】

①吴茱萸粉灸

灸药制备:取吴茱萸适量,烘干,研细末,装瓶备用。

具体操作:每次3~5g吴茱萸粉,以食醋5~7ml调成糊状。或直接置于穴位,上盖消毒敷料,以胶布固定;或加温至40℃左右,摊于2层方纱布上(约0.5cm厚),将四周折起,贴敷于穴位,以胶布固定。12~24小时后取下。每日或隔日 1 次。7~10 次为一个疗程。也可与黄连合用,共研细末,加醋调如糊膏状,敷于涌泉穴治疗急性扁桃体炎。

②吴茱萸药锭灸

灸药制备:吴茱萸 30g、胡椒 30 粒、凡士林适量。将吴茱萸、胡椒碾成细粉,每次以凡士林作为基质,制成每粒含药粉 1g 的锭。备用。

具体操作:将所选穴位消毒后,放一枚药锭于其上,上盖胶布加以固定。敷灸 12~24 小时换药 1 次,7~10 次为 1 个疗程。

【适应证】高血压病、消化不良、脘腹冷痛、胃寒呕吐、虚寒久泻、小儿水肿、慢性非特异性溃疡性结肠炎、口腔溃疡、急性扁桃体炎等。

【注意事项】

①由于贴药时间过久,药膏可能引发皮肤破损,考虑到个人体质差异,特别是有些人对刺激比较敏感,可根据贴药后患处局部出现灼热发红、或轻微刺痛,即可将所贴药物自行除去。

②施灸治疗后皮肤会有发热感,成人一般贴药时间以 30~60 分钟为宜,小孩时间酌减,以皮肤感觉和耐受程度为观察指标,避免灼伤皮肤。贴药后皮肤出现红晕属正常现象,可外涂皮肤软膏以减缓刺激,如贴药时间过长引起水疱,应保护创面,避免抓破感染,搽烫伤软膏,戒食易化脓食物,如牛肉、烧鹅、鸭、花生、芋头、豆腐等。

③偶出现皮肤过敏者,可搽抗过敏药膏,并戒食鱼虾、生鸡蛋等易致敏食物,必要时去医院就诊。

④贴敷时勿洗冷水澡,勿过劳。除个别疼痛较重者可

对症处理外,其余不配用任何疗法。

五、甘遂灸

甘遂灸是用甘遂研末调敷穴位使之发疱从而治疗有关疾病的方法。宋代的《圣惠方》、明代的《普济方》均有关于本灸法的记载。

【施灸法】取甘遂适量,研为细末,敷于穴位上,胶布固定;也可用甘遂末加入面粉适量,用温开水调成糊膏状,贴于穴位上,外以油纸覆盖,每日敷 1 次,1 小时后去掉,胶布固定。

【适应证】敷大椎穴可治疗疟疾;敷肺俞穴可治疗哮喘;敷中极穴可治疗尿潴留;用甘遂粉 1.5~3g 敷脐,外用胶布密封,每日敷 1 次,1 小时后去掉,对顽固性腹水有消退作用。

【注意事项】

①儿童贴药时间不宜超过 30 分钟,年龄越小,贴药时间宜相应缩短,但不能少于 15 分钟。时间难以掌握者,可揭开胶布查看贴药处皮肤有无潮红或患儿主诉背部瘙痒、灼热、刺痛,随时移去天灸膏药。老年人贴药时间可适当延长。

②贴药当日戒烟戒酒,禁食生冷、辛辣、油炸、烧烤及海鲜、蘑菇、牛肉、鹅肉、韭菜等食物。

③贴药时背部皮肤应保持干燥,贴药后不宜剧烈运动,以免药膏脱落,禁止冷水浴。

六、葱白灸

【施灸法】取葱白适量,洗净后捣如泥膏状,每次用

5~10g 贴敷在穴位上,再用油纸覆盖,最后橡皮膏固定,以局部充血潮红,或皮肤起疱为度;或与生姜、鲜莶积草合用,共捣如膏状,于晚上临睡前敷于涌泉穴,翌日晨取去,治疗小儿营养不良。或取适量葱白捣烂,炒熨,蜂蜜或醋调敷。

【适应证】葱白灸可治疗急性乳腺炎、小儿营养不良、小便不通、腹水、喉痛、呕吐、疥疮、牛皮癣、疮痈疔毒、术后尿潴留等。

【注意事项】

①该疗法的施灸时间成人一般是 3~4 小时,小孩则贴 1~2 小时。

②一般遇到起水疱,可以回医院处理。如果自行处理,则必须注意要用消毒过的针将水疱挑破。排出液体后,要涂上甲紫,再覆盖消毒纱块,或者搽烫伤软膏,防止局部感染。

③贴敷时勿洗冷水澡,勿过劳。

七、半夏灸

【施灸法】取生半夏、葱白各等分,放入研钵中共捣烂如膏状,贴于穴位或患处,每次用 5~10g,再用油纸覆盖,最后用橡皮膏固定,敷灸时间约为 2~4 小时,以局部充血潮红,或皮肤起疱为度。适于治疗急性乳腺炎。

或将药膏揉成栓状,塞于一侧鼻孔,每次 30 分钟,每日 2 次,治疗鼻塞等症。

【适应证】因本法具有清热解毒、辛芳通窍等作用,所以该法主治急性乳腺炎、鼻塞等症。

【注意事项】

①该疗法会使患者出现疼痛、起疱、瘢痕等现象,因此在施治前,必须对患者解释清楚,并严格把握操作过程,避免感染。

②孕妇、严重心脏疾患、瘢痕体质者等不宜采用该疗法。

③在临床上,结合个人体质异同,若贴处皮肤痒、充血过敏者,应慎用或药量相应减少、时间缩短。

⑤施灸后致灸疮未愈之前,戒生冷、烟酒、辛辣、海鲜及易致化脓食物,贴药当天避免冷水浴。

八、马钱子灸

【施灸法】取马钱子适量,研为细末,敷在穴位上,胶布固定。

【适应证】主治神经麻痹等。

【注意事项】

①可根据贴后的反应而缩短或延长贴药时间,若贴后热辣、烧灼感明显,可提前去药,以防烧伤皮肤;反之贴后微痒舒适可适当延长贴药时间。

②凡接受该疗法的患者,贴药处要避免挤压。施灸的当天,10小时内不要让贴药处碰冷水,并且不要吃辛辣和生冷的食物。

③个别人出现皮肤过敏,则可搽抗过敏药膏,并要注意戒食鱼虾、鸡等容易导致过敏的食物。

九、天南星灸

【施灸法】取天南星适量,研为细末,用生姜汁调和成糊状,敷于穴位上,外覆油纸,橡皮膏固定。

【适应证】敷于颊车、颧髎穴治疗面神经麻痹等。

【注意事项】

①施灸治疗后皮肤会有发热感,成人一般贴药时间以30~60分钟为宜,小孩时间酌减,以皮肤感觉和耐受程度为观察指标,避免灼伤皮肤。

②贴药后皮肤出现红晕属正常现象,可外涂皮肤软膏以减缓刺激,如贴药时间过长引起水疱,应保护创面,避免抓破感染,搽烫伤软膏,戒食易化脓食物,如牛肉、烧鹅、鸭、花生、芋头、豆腐等。

③施灸后偶出现皮肤过敏者,可搽抗过敏药膏,并戒食鱼虾、生鸡蛋等易致敏食物,必要时去医院就诊。

第六节 非 艾 灸

非艾灸法是用艾绒以外的物品作为施灸材料(如灯芯草、香烟、线香、火柴、电吹风、电熨斗、电热毯、黄蜡等)来灸治的方法。因其采用非艾的施灸材料,故称非艾灸法。

一、灯火灸

灯火灸是用灯芯草蘸油点燃后迅速放在穴位上进行焠烫的疗法,又称油捻灸、十三元宵火、打灯火、发爆疗法等。

【施灸法】

①一般操作法

选择烧灼穴位,并可用有色笔在皮肤上做出标记。

取灯芯草3~4cm长,将一端蘸油(香油、苏子油、桐油均可),施灸者用右手拇指、食指捏住灯草上 1/3 处,即可点火,但要注意火焰不可过大。然后将灯火向穴位缓缓移动,并在穴旁稍停瞬间(此时浸油端宜略高于另一端,或呈水平状,以防火焰过大),待火焰由小刚一变大时,立即将燃端垂直接触穴位标志点(注意:勿触之太重或离穴太远,要似触非触,若接若离),此时从穴位处引出一股气流,从灯芯草头部爆出,并发出清脆的"啪、啪"爆焠声,火亦随之熄灭。有的不灭,则可继续点灸其他穴位。灸火顺序为先上后下、先背后腹、先头身后四肢。点灸次数宜灵活掌握,一般 3~5 日 1 次,急性病可每日 1 次(但须避开原灸点),5~7 次为一个疗程。

②特定穴操作法

取穴:特定穴 A:在大椎穴区域。为全身疾病的反应区域。在此区域寻找阳性病理反应点,表现为局部压痛、皮下条索状结节等。下同。特定穴 B:第 7 胸椎下至阳穴区域,是背部疾病的反应集中区。特定穴 C:三阴交区域,是腹部疾病的反应集中点。

方法:取准病理反应点,将灯芯草一端浸入植物油内,施灸者用拇、食指捏住灯芯草上 1cm 处,将火点燃,待火焰略变大,立即垂直触点穴位,此时发出一声"啪"的爆焠声,一般每穴每次焠一焠即可,个别可视病情焠 2~5 焠,即焠成"∴"形或":"形。视病情况而采用每日 1 次,2 日 1 次或 1 周 1 次。多数疾病灯火焠特定穴,随阳性反应点不断缩小及消失,疾病就显效至痊愈,反之则预后不良。

【适应证】

膈肌痉挛:取天突穴。轻者灸 1 次,重者隔 1 周后再在原部位灼灸 1 次,经 2~3 次即愈。

小儿腹泻:主穴:天枢、关元、神阙、中脘、足三里;配穴:止泻穴、水分、气海、上巨虚、三阴交、脾俞、肾俞、涌泉。每次选用 2~4 个穴位,根据病情每穴焠灸 1~3 下,3 天灸治 1 次。

腮腺炎:点灸耳尖穴。一般点灸 1~2 次即可。

急性扁桃体炎:取角孙穴。施灸时注意把穴处头发自然分开直径约 0.5cm,使火灸直接接触皮肤。一般 1 次即可,亦可次日再做一次。

睑腺炎(麦粒肿):取胸椎两旁及肩胛附近反应点(色红,或黑或棕褐色,形如粟米大),一般灸灼 1 次。

牙痛:主穴:合谷、内庭、太溪、颊车、下关;配穴:耳门、听宫、二间、鱼际、列缺、阳溪、外关、行间。每次 3~4 穴,每穴灸 1 次。多于牙痛发作时灸灼。

鼻衄:取少商穴,一般爆灸 1 次。

颈淋巴结结核:取穴方法有二:一为循经取穴,如核在扶突——天鼎处,肩髃、臂臑、曲池等;核在天牖,取肩髃、臑会、天井、肘尖;核在风池直下处,取肩井;核在颈后部,取百劳、肝俞、腰阳关。二为阿是取穴,即在核上灸。一般灸 1 次,不愈灸 2 次。

多发性疖肿:主穴:古骑竹马灸穴(约相当第 10 胸椎之两侧各开 5 分处);配穴:头面部疖肿配角孙、瘈脉,腰以上疖肿配三肩(肩井、肩中俞、肩外俞,左右各取 3 穴)。灸后,局部应保持清洁,一般在 5 天左右灸处结痂脱落,每次灸治间隔 4~5 天。

总之,本法适于各科病证治疗,如头痛、胃脘痛、胸痛、腰痛、痹证、疝气、外感、鼻衄、瘰疬、肉瘤、湿疹、月经不调、带下、痛经、乳疾等病证。对流行性腮腺炎、小儿消化不良、惊厥、呃逆、腹痛以及功能性子宫出血、网球肘等更为常用。

【注意事项】

①操作时动作要轻、快、准。灯芯草蘸油要适量,以不滴油为度,否则容易滴落烫伤皮肤。每一穴在点打时,术者要稍加压其灯火片刻,待其热透。

②动脉浅表部、大静脉浅表部、孕妇腹部均不宜点焠。局部皮肤炎症、溃疡及伤口处不宜施术。

③点打后局部起水疱为正常,不需处理。若形成较大疱或感染者,欲行再打,则应另选一穴位。严重感染者可对症治疗。施术一般隔日 1 次,若点打穴位严重感染,可适当延长间隔时间。

④本法灸火处多有小块灼伤,要保持清洁,以防感染,灸后 3 日内不宜沾生水。如遇毛发处最好剪去,焠灸后要保持穴位皮肤清洁,以防感染。

⑤对儿童体质敏感者,体弱及颜面,眼眶周围等部位,灼炷要小,灼爆要轻,壮数要适当,不可太多。

二、硫黄灸

硫黄灸法首载于元代。现代基本上沿袭传统之法,在方法上分为两类:一为用硫黄结晶置于穴处灸治,一为以单纯或复方硫黄块行隔物灸。

【施灸法】

灸药制备:取石硫黄若干,置容器中用文火加热熔至液状,倒入洗净加框的水泥地上,约 2~3mm,晾干备用。

直接灸法:灸治腰背部病证,患者取俯卧位,腹下垫一枕头,抬高腰脊持平,将一大小 5mm×5mm 之干净小纸覆盖于痛点上,再取大小 2mm×2mm 之硫黄块,置于小纸中心,复压硫黄药块,点燃硫黄块,待其烧尽时,速用火柴盒或药棉将火焰快燃尽的硫黄块向患处压熨,患者可产生瞬间剧痛,皮肤呈Ⅱ度烧伤。可涂紫药水待其自然干瘪,结痂后可复灸。3 次为 1 疗程。灸治四肢关节部病证,患者坐位,充分暴露病变部位,寻找最痛点,按部位大小选择硫黄结晶颗粒放在最痛处,用火柴点燃迅速用橡皮撤灭,要求不起疱,感到刺痛为度。一般治疗 1 次,如不愈,3 日后再灸 1 次。当天勿下水。

间接灸法:取新鲜生姜切片 3mm 厚,面积如 5 分硬币大,上面用三棱针刺数孔,置于痛处即阿是穴,再将复方硫黄灸块如黄豆大小,置于姜片中部点燃,待其欲燃尽时,用火柴盒压灭,促使热力向疼痛局部肌肤穴位下面渗透,使其直达痛所,此称为 1 壮,一般施 3~5 壮,疼痛局部出现红晕或热痛为度,如疼痛范围较大时,可适当地上下左右移动姜片,使热力向四周扩散。每日 1 次,5 次为 1 个疗程。1 个疗程结束后,可休息 2 日再开始第 2 个疗程。也可先针后灸,即采用围刺法,在疼痛周围针刺数针后再灸。

【适应证】硫黄灸法主要适用于疮疡、网球肘、软组织损伤、各类痛证等。

【注意事项】

①硫黄灸法施灸时必须找到痛点,火候适度,灸之不及疗效不佳,太过则灼伤皮肤。一般以患者感灼热痛时,硫黄

将燃尽为度。施灸时间亦可视患者形体而论,消瘦者宜短,肥胖者宜长,相应地选药锭亦宜小或稍大。

②硫黄灸法禁用于局部皮肤破损、溃疡者,妇女月经期、妊娠期须慎用。部分病例须摄 X 线片,排除骨肿瘤、骨结核、骨髓炎等骨病及骨突位撕裂性骨折,若有此类病变者亦属禁用之例。

③硫黄灸法药块的制作过程中应掌握火候和硫黄熔化时间,一般 3 分钟左右,时间短则嫩,时间长则老。灸块嫩点燃后易向周边流淌,火力不集中,灸块老则点燃后表面起皮,燃烧不充分,火力弱,均可影响治疗效果。

④本灸法后除跟骨骨刺处之皮肤厚实外,其他部位灸后(尤其是直接法)可出现水疱,须及时进行消毒处理,防止感染。灸药有大毒,严禁内服。

三、黄蜡灸

黄蜡灸是将黄蜡或白蜡烤热熔化,用以施灸的一种方法。

【施灸法】可分为单纯蜡灸法和药蜡灸法。

单纯蜡灸法 1:先以湿面团沿着疮疡之肿根围成一圈,高出皮肤 3cm 左右,圈外围布数层,以防火烘肤,圈内放入上等蜡片约 1cm 厚,随后用铜勺盛炭火在蜡上烘烤,使黄蜡熔化,皮肤有热痛感时即移去铜勺。若疮疡肿毒较深,可随灸随添黄蜡,以添到围圈满为度。灸完洒冷水少许于蜡上,冷却后揭去围布、面团及黄蜡。

单纯蜡灸法 2:灸材:黄蜡、香油、葱白。制法:黄蜡、香油比例为等量,先将黄蜡放入香油内熔化,待凉后凝固备用。选穴：以病灶局部为主穴，配穴可循经选距离病灶较近的1~2个腧穴即可。方法：将准备好凝固之蜡油化开。以患者能耐受为度，趁热用葱白蘸蜡油往病灶及腧穴部位上刷抹，使之热熨，如此反复行之，5~10分钟。最后将凝固在瘘疽孔上的蜡油用敷料敷盖固定。下次施灸时可将蜡油刮去再行施灸，每日1次。

药蜡灸法1：灸材：医用石蜡、蜂蜡、中药、食醋。方法：取医用石蜡与蜂蜡（比例为5∶1）及适量中药细末放入内层锅里，外层锅加水适量上火加热至70~80℃，使蜡熔化成液体状，然后倒入医用弯盘，约2.5cm厚，冷却至半固体状，此时药蜡表面温度为50℃左右，选择治疗部位或穴位，先以食醋涂于皮肤表面，然后取盘蜡贴敷，外加棉垫包裹保温。每次治疗30分钟，每日或隔日1次，5~10次为一个疗程。

药蜡灸法2：将复方中药按比例配制，诸药烘干磨粉备用。用时将药末用白酒或50%乙醇喷润，以能粘成饼状为度，敷于患处，约0.3~0.5cm厚。再用一塑料封薄膜封盖于上，将盛放于搪瓷杯中熔化之白蜡，用排笔均匀涂于薄膜上，稍凝即涂，厚度以1~2cm为宜。约20分钟，待蜡温接近皮温时，将药饼及蜡取下。药饼3次一换。每日一次，10次为一疗程。亦可采用下法：使用时取适量用温开水调浆糊状的药糊，在所选穴位涂抹上约5分硬币大小、0.3cm厚的药糊。然后将熔化备用的白蜡或黄蜡液用排笔刷在已涂好的药糊上，待所有药糊被蜡敷盖后，再较大面积将敷盖药糊的面积连成一片，来回反复刷抹。蜡的厚薄视病情轻重而异，一般在1cm左右。最后将准备好的塑料薄膜包在蜡的外面,再用毛巾裹好,以防热量散失。药蜡留置的时间视疾病的深浅和病程的久暂而定,一般留 20~30 分钟后取掉药蜡,用毛巾擦干净即可。隔日一次,疼痛较重的可每日一次。10 次为一个疗程。

【适应证】黄蜡灸主要适用于治疗风寒湿痹、无名肿毒、痈疖及臁疮、胃脘痛、痛经等病证。

【注意事项】

黄蜡灸法虽然用途广泛,其临床应用时必须注意以下几点:

①活动性肺结核、出血倾向、急性化脓性炎症、感染性或过敏性皮肤病、皮肤癌等均禁用本法。

②灸蜡配制过程中,加热时防止蜡液中渗有水滴,以免烫伤皮肤。

③灸蜡用过后要注意清洁,其方法是在灸蜡中加等量的水煮沸 30 分钟以上,使蜡中的药末溶于水中或沉淀于蜡的底层,待冷却后将溶于水中的药末去除,沉于蜡底层的药末刮掉,清洁过的蜡可继续使用。

四、桃枝灸

桃枝灸,又称神针火。是一种以燃着的桃树枝施灸的方法。

【施灸法】

灸具制备:取桃树枝一根,直径 3~5cm,长 20cm 左右,一头削尖,如铅笔状,晾干,备用。

具体操作:选好穴位后,局部以面巾纸 6~7 层铺垫,将桃枝尖端蘸取植物油少量,以不滴油为度。燃着,约 15~20

秒后将明火吹灭,立即以火头隔纸按灸患处,如症情急重者可轻吹针尖部加温,一般可令其自然熄灭,此为一壮,每穴1~2壮。每日或隔日1次,7~10次为一疗程。

【适应证】桃枝灸主要适用于治疗胃脘冷痛、风寒湿痹、骨结核、四肢关节疼痛、骨质增生等。

【注意事项】

①操作时动作要轻、快、准。

②桃枝蘸油要适量,以不滴油为度,否则容易滴落烫伤皮肤。

③动脉浅表部、大静脉浅表部、孕妇腹部均不宜点焠。局部皮肤炎症、溃疡及伤口处不宜施术。

④点打后局部起水疱为正常,不需处理。若形成较大疱或感染者,欲行再打,则应另选一穴位。严重感染者可对症治疗。

⑤本法灸火处多有小块灼伤,要保持清洁,以防感染,灸后3日内不宜沾生水。如遇毛发处最好剪去,焠灸后要保持穴位皮肤清洁,以防感染。

五、桑枝灸

桑枝灸,又称桑柴火、桑木灸、桑枝针等。是以桑枝作为灸具施灸的一种灸法。

【施灸法】

灸具制备:

桑枝灸条:取新鲜桑枝,劈成直径1cm左右、长约20cm的桑枝条若干,加工成铅笔状,晾干备用。

桑木炭:取桑木烧成炭,加工成小块备用。

具体操作：

桑枝灸法：分为两法，一为将桑枝条燃着后，在所选穴位进行灸照，燃完1根为1壮。每次3~5壮，每日或隔日1次。二为将桑枝条点燃后，过15~20秒后吹灭火焰，以火头灸穴位，至火头熄灭为1壮。每日2~3次，不计疗程，以愈为度。

桑木炭灸法：取特制灸器一具，形似漏勺，内置烧红的桑木炭，在穴位或病灶区悬灸，一般用回旋灸法，由外向里反复施灸，以局部皮肤红润为度。每次15~20分钟，每日或隔日1次，5~7次为一个疗程。

【适应证】桑枝灸在临床上主要适用于治疗痈疽、瘰疬、流注、臁疮等多种外科病证。

【注意事项】

①操作时动作要轻、快、准。

②动脉浅表部、大静脉浅表部、孕妇腹部均不宜点焠。

③局部皮肤炎症、溃疡及伤口处不宜施术。

④点打后局部起水疱为正常，不需处理。若形成较大疱或感染者，欲行再打，则应另选一穴位。严重感染者可对症治疗。

⑤如遇毛发处最好剪去，焠灸后要保持穴位皮肤清洁，以防感染。

第七节 艾灸器灸

一、温灸器灸

温灸器灸是将艾绒放入特制的器具中，点燃，放在穴位上以施灸治疗的方法。温灸器是一种特制的金属圆筒,外形分筒体和持柄两部分,筒体上下各有多数小孔,小孔可以通风出烟,下孔用以传导温热,内另有小筒一个,设有金属网,可置艾或药物燃烧。

【施灸法】温灸器的样式有多种,多为金属圆筒状结构,其筒内下端装有细金属网,侧旁有多个小孔,上口加盖,并钻有小孔。在筒内的金属网上放置艾绒及药物,点燃后筒的下端对准施灸部位,固定一处或来回熨灸,直到局部红润为度,并根据温热程度调解灸筒下口与施灸部位的距离,或移动速度,以保持合适的温度。此外,还可把温灸器放在落地支架上,按施灸部位能自动升降,并装有鼓风的小马达。当艾绒点燃后,借助控制器调节鼓风马达的风力,以达到合适的温度。一般 5~8 分钟治疗完毕,打开温灸器,将燃烧剩余的艾条熄灭(最好用剪刀剪断)。

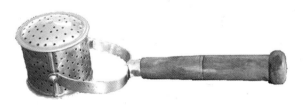

图 23　温灸器灸

【适应证】温灸器灸法具有调和气血、温中散寒的作用。适用于小儿、妇女、年老体弱及畏惧艾火者使用。该灸法可用治疗慢性气管炎、冠心病、疝气、胎位不正等及其他多种慢性病证,还常用于保健灸。

【注意事项】

①勿将艾条与连接筒或温控悬钮直接接触,以免烫坏器件。

②为防止烧坏悬钮器件,艾条燃烧到最后 1cm 时取出。

③温灸器灸不宜用于急重病证或慢性病证的急性发作期。

④发生口渴可多饮水,灸后要慎起居,节房事。

二、温盒灸

温盒灸是用一种特制的盒形木制灸具,内装艾条并将温灸盒固定在患者身体上而施灸的方法。按其规格分大、中、小三种。

【施灸法】

灸具制备:温盒为一种特制木制盒形灸具。分大、中、小三种规格(大号 20cm×14cm×8cm;中号:15cm×10cm×8cm;小号:11cm×9cm×8cm)。其制作方法为:取规格不同的木板(厚约 0.5cm)制成长方形木盒,下面不安底,上面制作一个可随时取下的盖,并在盒内中下部安置铁窗纱一块,距底边约 3~4cm。

具体操作:在所选区域放置温盒。点燃 3~5cm 长的艾条段 2~3 段或艾团(须预先捏紧)3~5 团,对准穴位放在铁窗纱上,盖好封盖,要留有缝隙,以使空气流通,艾段燃烧充分。封盖用于调节火力、温度大小。一般而言,移开封盖,可使火力增大、温度升高;闭紧封盖,使火力变小,温度降低。以保持温热而无灼痛为宜。如盒盖闭紧,患者仍感觉灼痛时,可将盒盖适当移开,以调节热度。待艾条燃尽后将盒子取走即可。灸材除用艾条外,尚可在艾绒中掺入药物进行灸治,亦可先在穴位贴敷膏药或涂敷药糊等,行隔物灸法。温盒灸,每次约治疗 20~30 分钟。每日 1~2 次,一般7~10 日为一个疗程。

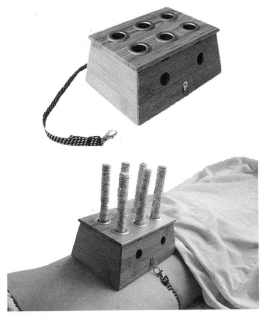

图 24　温灸盒灸

【适应证】温盒灸法适用于灸治各种慢性病证。

【注意事项】

①施灸时要不断调节盒盖的开合程度,以保持适当的灸疗温度。不可盖得太紧,防止艾火熄灭。

②用艾绒施灸时,要挑选金属网眼较小者,以防火星跌

落,造成烫伤。

三、温筒灸

温筒灸亦称温灸器灸,这是因为早期我国的温灸器多制作成圆筒状。

【施灸法】施灸前,先将艾绒及药末放入温灸器的小筒内燃烧,然后,用手持柄将温灸器悬置于拟灸的穴位上方,或患病部位上方来回温熨,直到局部皮肤发热出现红晕、患者感到舒适为度。一般灸 20~30 分钟。本法多适用于妇人、小儿及惧怕灸治者,患者较易接受,因此目前应用较广。

【适应证】因本法具有消瘀血、散痈肿、除痛痹、祛风湿等作用,所以该法主治风寒湿痹痛、肺结核、哮喘、口眼歪斜、支气管哮喘、慢性支气管炎、小儿呼吸道感染、胃脘疼痛、梅核气、冠心病、疝气、胎位不正及其他多种慢性病证。

【注意事项】应用温筒灸时,由于灸具形式多样,应根据病证情况加以选择。如大面积病灶(如带状疱疹、挫伤等)可用平面形手提式温筒灸具;局限性病灶或以刺激穴位治疗全身性病证的,可用圆锥形手提式温筒灸具。

第五章 特效灸法治疗

一、感冒

"感冒",又称伤风、冒风,是风邪侵袭人体所致的常见外感疾病。由于感邪之不同、体质强弱不一,证候可表现为风寒、风热两大类,并有夹湿、夹暑的兼证,以及体虚感冒的差别。如果病情较重,在一个时期内广泛流行,称为"时行感冒"。包括西医的上呼吸道感染和流行性感冒等病。

全年均可发病,尤以春季多见。临床表现以鼻塞、咳嗽、头痛、恶寒发热、全身不适为其特征。普通感冒起病较急,早期症状有咽部干痒或灼热感、喷嚏、鼻塞、流涕,开始为清水样鼻涕,2~3天后变稠,可伴有咽痛,一般无发热及全身症状,或仅有低热、头痛。一般经5~7天痊愈。时行感冒多表现为同一地区有多数人同时发病,甚至出现大流行,表现为起病急、寒战、高热、眼结膜充血等。

【特效灸疗方法】

天灸:生白芥子、细辛各1份,甘遂、延胡索各半份,烘干磨粉,用生姜汁调成稠糊状,做成直径为2.0cm、厚约

0.5cm 大小的饼状,正中放少许麝香,备用。将鲜生姜切成厚度约 0.3cm、2cm×2cm 大小的姜片备用,将艾炷置其上并捏实,每次敷贴药饼置于大椎、风门行隔姜灸,每穴灸 3 壮,灸至皮肤潮红为度,然后将做好的药饼置于穴位上,用 4cm×4cm 的风湿膏固定。

【临床应用】

①隔姜灸治疗感冒。取穴:风门、肺俞,均为双侧。每日 1 次,7 天为 1 个疗程。治疗方法:取厚度约 0.3cm 鲜生姜片,用针在其中央部扎 20~30 个孔,以利于药力透达穴位。将艾炷置其上并捏实,点燃后于背感觉到姜片下面温热时,下垫 2 层小纱布放置于患者穴位上。患者感觉发烫时,将姜片轻轻抬起,调节到感觉热气向里透达而且能耐受为度。每穴灸 2 壮,换穴同时更换新姜片。隔姜灸风门、肺俞两穴可鼓舞太阳之气,祛除留恋之寒邪,从而达到治疗目的。[郭之平.隔姜灸治疗感冒愈后背部"透冷气"感.山东中医杂志,2002,21(12):751-752.]

②艾条灸法预防感冒。取穴:风门、肺俞、足三里,每穴用艾条灸 10~15 分钟,每日 1 次,连续 7 日;或 3 日一灸,连灸 7 次。灸法能提高白细胞数,促进单核巨噬细胞的吞噬能力,促进抗体形成,可增强人体的防御功能。[梅晓明,孙利.灸法预防感冒 30 例.中国民间疗法,2002,10(5):22-24.]

③敷贴感冒灸治疗感冒。治疗方法:感冒灸的主要成分为蕲艾、防风、白芷、川芎及荆芥等。用感冒灸外敷,贴敷于大椎、风门等穴位,每日 1 贴,连续贴药 24 小时,总共使用 3 天。然后,再换药继续贴。感冒灸在临床使用时应

注意,在将离型纸揭开之后,应即刻将灸膏对准相应穴位,并将两翼紧贴皮肤。若治疗过程中感觉温度过高,可将温控纸贴于外侧面中心,从而起到降温的效果。若治疗期间出现起疱现象(类似瘢痕灸),则可用消毒针挑破并放出积水然后涂抹抗菌类药膏,待愈后继续贴灸。[吴耀持,汪崇焱.敷贴感冒灸治疗感冒 53 例分析.中医药学刊,2003,21(4):632-632.]

二、支气管炎

支气管炎是指气管、支气管黏膜及其周围组织的慢性非特异性炎症。一般分为急性支气管炎和慢性支气管炎两种。主要原因为病毒和细菌的重复感染形成了支气管的慢性非特异性炎症。气温骤降、呼吸道小血管痉挛缺血、防御功能下降等利于致病;烟雾粉尘、污染大气等慢性刺激亦可发病;吸烟使支气管痉挛、黏膜变异、纤毛运动降低、黏液分泌增多有利感染;过敏因素也有一定关系。

临床上急性支气管炎一般起病较快,开始为干咳,以后咳黏痰或脓性痰。常伴有胸骨后闷胀或疼痛、发热等全身症状,多在 3~5 天内好转,但咳嗽黏痰症状持续 2~3 周才恢复。慢性支气管炎以长期咳嗽、咳痰或伴有喘息及反复发作为特征,慢性咳嗽、咳痰或伴有喘息,每年发作持续 3 个月,连续 2 年或以上,并能排除心、肺其他疾患而反复发作,部分患者可发展成阻塞性肺气肿、慢性肺源性心脏病。

【特效灸疗方法】

以天灸为主,而且以具有明显季节性的"三伏灸"为主。每年夏天三伏的第 1 天开始,初、中、末伏各贴药 1

次,3 年为一个疗程。采用白芥子、生甘遂、延胡各一份,细辛半份,烘干磨粉,用生姜汁调成稠糊状,做成直径约为10mm、厚约为 3mm 大小之饼状,备用。贴药时间一般为成人 3~6 小时,儿童约 1~2 小时。初伏、中伏、末伏 3 次治疗为 1 个疗程。选穴:初伏取双侧天突穴、大椎穴、肺俞穴、膏肓俞穴;中伏取双侧定喘穴、风门穴、脾俞穴;末伏取双侧膻中穴、百劳穴、命门穴、肾俞穴。

【临床应用】

①"三伏灸"防治慢性支气管炎。治疗方法:每年夏天三伏的第 1 天开始,初、中、末伏各贴药 1 次,3 年为 1 个疗程。冬病夏治药粉主要成分:白芥子、延胡、细辛、甘遂、麝香等共研细末。取双侧肺俞、心俞、膈俞共 6 个穴位。将"冬病夏治药粉"用姜汁调制成稠糊状做成直径为 2cm、厚为 1cm 大小的药饼,然后用 7cm×7cm 胶布固定于背部穴位,每次贴药时间为 4~6 小时,使局部皮肤发红甚则发疱,在贴药期间如感觉皮肤痒或较疼痛者应提前取下,按时取下,如局部水疱较大者,应用消毒针筒穿破水疱,排干,局部搽甲紫即可,治疗期间忌食冷冻品及腥物。[林菲,顾月琴,顾艳明,等."三伏灸"防治慢性支气管炎 100 例临床观察.针灸临床杂志,2000,16(3):49-50.]

②雷火灸法治疗慢性支气管炎。方法:时间在三伏天的第一天为 1 次,每天灸 1 次,每次灸 20~30 分钟,7 次为一个疗程,一个疗程后休息 3 天,灸 3 个疗程。穴位:肺俞、天枢、膻中、大椎、定喘。久病肾虚加肾俞,纳差痰多者加脾俞。药物:在艾条里取面加上沉香、干姜、茵陈、木香、羌活、乳香等制成药艾炷。吴氏将 100 例慢性支气管炎患者随机

分对照组 50 例和治疗组 50 例。对照组采用抗感染、止咳、化痰、平喘等药物对症治疗。治疗组在基础治疗上,配合雷火灸治疗,采用雷火灸法治疗慢性支气管炎临床治愈率高,复发率低。［吴慧君,张少华.雷火灸法治疗慢性支气管炎临床观察.光明中医,2013,(9):1872-1873.］

三、支气管哮喘

支气管哮喘是一种以气道高反应性和可逆性气道狭窄为特征的疾病。支气管哮喘可分为感染性(内源性)、吸入性(外源性)、混合性三种类型。可因特异性和非特异性刺激激发,前者多为吸入性抗原,如花粉、螨尘及霉菌等;后者多为如组织胺、乙酰胆碱、冷空气及运动等。

本病多于秋、冬两季发病,临床特点为发作性呼气性呼吸困难、咳嗽和哮喘。本病常常突然发作,可先有鼻痒、流涕,胸闷或连续喷嚏等,如不及时治疗,可迅速出现喘息。支气管哮喘急性发作时气急、哮鸣、咳嗽、呼吸困难、多痰,患者常被迫采取坐位,两手前撑,两肩耸起,额部出现冷汗,痛苦异常。严重者唇指发绀,每次发作历时数小时,甚至持续发作数日才能逐渐缓解。

【特效灸疗方法】

①艾炷灸:取穴:肺俞、风门、大杼,定喘。用艾炷直接灸,每穴 3~9 壮。每日 1 次,7 次为一疗程。

②三伏灸:将麻黄、细辛、甘遂、延胡索、白芥子(生)按相同比例混合研末,用时以姜汁调膏,备用。于初、中、末伏分别贴于患者肺俞、定喘、风门、百劳、肾俞等穴。贴药时间一般为成人 3~6 小时,儿童 1~2 小时。初伏、中伏、末伏 3

次治疗为 1 个疗程。

【临床应用】

①三伏灸治疗哮喘、鼻炎。药物组成:生半夏、细辛、白芥子、薄荷、川椒、附子、甘遂、延胡、麻黄、麝香等研末,姜汁调和成膏状,做成 1cm 直径大小的药丸,将药丸用 4cm×4cm 的胶布固定在穴位上。取穴:根据阴病阳治和循经取穴的原则,选取膀胱经背俞和督脉上的穴位,如:大椎、百劳、大杼、风门、肺俞、定喘、膏肓俞、肾俞、脾俞等,每次选取 5~6 个穴位,每次治疗交替取穴。操作:先用捣碎的姜末擦穴,至穴位发红,以患者自觉穴位灼热、辣为度,再用灸架将艾条固定在穴位上方,温和灸至穴位潮红为度,最后将准备好的药丸用胶布敷贴在穴位上,成人保留 6~12 天,儿童保留 2~4 天,以皮肤起小水疱为佳。如有的患者未贴至 12 天,已觉痒痛难忍或有小水疱,可提前取下所敷药丸,反应不明显者可稍延长敷贴时间。每位患者均分别于夏季三伏天初、中、末伏各治疗 1 次,连续 3 次为 1 个疗程。[范达,温俊,庞贞兰.三伏灸治疗哮喘、鼻炎 213 例.中医外治杂志,2007,16(1):36-37.]

②药物灸治疗小儿支气管哮喘。治疗方法:研究组发作期取双侧涌泉及足背对应的阿是穴,局部常规消毒后,用中药桃仁、杏仁、栀子和糯米共研成细末,调成糊状后敷于穴位上(桃仁灸),12 小时取下,每日 1 次,连续贴 5 次。缓解期取大椎、肺俞、膏肓俞、膻中、脾俞和肾俞,局部消毒,用中药白芥子(生、炒量比例,随年龄配制)、延胡索、甘遂、丁香和肉桂共研成细末,加入少许冰片,用姜汁调成稠糊状,取适量敷于以上穴位上,用保鲜膜敷盖,胶布固定,1~4 小

时取下,待所灸穴位局部充血潮红,起米状小水疱为最佳,10 天治疗 1 次,1 个月为 1 疗程。普通艾灸组用艾条温和灸大椎、肺俞、膏肓俞、膻中、脾俞和肾俞,灸至每穴位红润不起疱为度,每日 1 次,10 次为 1 个疗程。研究组临床症状显效率为 98%,明显优于普通艾条和普米克气雾剂组(*P*<001)〔黄传萍.药物灸治疗小儿支气管哮喘 50 例.吉林中医药,2007,27(3):37-38.〕

四、高血压病

高血压是以体循环动脉压升高为主要表现,可影响心、脑、肾和视网膜等重要器官,甚至造成其功能衰竭的常见病。高血压分原发性和继发性两大类:原发性高血压又称高血压病,病因尚未完全明确,约占高血压患者总数的 95%以上;继发性高血压是某些疾病的一种表现,占高血压患者的 5%。

高血压病起病隐匿,进展缓慢(故称缓进型高血压病)。早期多无症状,或有头晕、头痛、心悸、注意力不集中、烦躁、易怒、失眠、乏力等。症状轻重与血压升高的程度未必一致。血压最初于劳累和紧张后升高,有波动、可恢复。以后逐步升高,并持续不降,不少患者偶于体检时被发现血压升高。体检时可听到主动脉瓣区第二心音亢进,可有第四心音、主动脉收缩早期喷射音等。另外,高血压病还可以引起心、脑血管、肾脏以及眼等组织器官的并发症。

【特效灸疗方法】

①艾炷灸:瘢痕灸足三里穴,艾炷直接置于穴位上,点燃后待其自烬。艾灸以穴位处皮肤有灼伤为度,每灸 2~4

壮;擦净艾炷灰烬,胶布密封,2 天后清除灸疮处的皮肤,再次敷以胶布促其化脓,3~4 天后即可清疮除脓。局部经消毒处理后,形成一直径为 0.8~1cm、深为 0.2~0.3cm 的灸疮,待其自行干燥结痂,约 2 个月结痂脱落,形成瘢痕。

②艾条灸:取穴:百会、神阙、足三里。灸条悬灸各穴,以局部皮肤红润为度。每日 1 次,7 次为一个疗程。

【临床应用】

①天参定眩汤加灸法治疗眩晕。口服天参定眩汤,药物组成:天麻 10g,西洋参 10g,黄芪 30g,熟地 20g,当归 12g,白芍 20g,杜仲 18g,黄精 30g,酸枣仁 30g,茯神 20g,以上 10 味中药,冷水浸泡 1 小时后煎煮,沸腾后小火维持 8 小时,取药液;第 2 次煎煮 0.5 小时,第 3 次煎煮 1 小时取药液去药渣,3 次液混合后,分 6 次,饭后服用。灸条悬灸百会、膻中、中脘、关元穴,以局部皮肤红润为度,每天 1 次,每次 15 分钟,以 5 次为 1 个疗程。[龚可,张世俊,陈蓉,等 . 天参定眩汤加灸法治疗眩晕的疗效观察 . 现代临床医学,2007,33(1):37-38.]

②灸法治疗原发性高血压。治疗方法:将 60 例高血压病患者随机分为艾灸组和西药组,艾灸组用艾灸仪灸百会、内关、关元、双侧足三里、双侧涌泉穴;西药组服用依那普利片,每组各 30 例,治疗 10 天,结果:艾灸组降压疗效总有效率(83.3%)略高于西药组(80.0%),但差异无显著性意义(P>0.05);艾灸组症状疗效显效率较西医组高(50.0% 与 36.6%),无效率较西药组低(20.0% 与 33.3%),总有效率优于西药(80.0% 与 66.7%),差异均有显著性意义(P<0.05)。证明用艾灸仪治疗高血压病有效,尤其对改善头痛、眩晕、

失眠等症状效果良好。[金日霞,刘莹,赵树群.灸法治疗原发性高血压临床观察.辽宁中医杂志,2008,(7):1085-1086.]

五、低血压病

低血压病,指病理性低血压,一般认为收缩压低于12.0kPa(90mmHg),舒张压低于8.0kPa(60mmHg),患者除低血压外,多伴有症状及某些疾病。低血压病可分继发性和原发性两种。继发性低血压病根据发生的急缓又分为两种,一种是急性低血压病,如大出血、严重的感染,药物过敏等引起,又称休克;一种是缓慢起病,如恶性肿瘤、营养不良、恶病质等引起的低血压。

临床表现主要为疲乏、无力、精神萎靡不振、四肢酸软无力,这种疲乏与疲劳过度无关。患者多伴有头痛、头昏、头晕,头痛多为颞顶区或枕下区隐痛,头晕轻重不一,重者可出现眩晕,甚至晕厥。头晕头痛多在突然改变体位,如坐位突然起立时发生。患者还可出现心前区隐痛或不适,可在体力劳动、脑力劳动或安静时发作;也可出现记忆力减退、睡眠障碍和失眠,亦可有多汗、面色苍白、全身忽热忽冷等自主神经功能障碍症状,还可表现为食欲缺乏、消化不良、腹部不适。

【特效灸疗方法】

艾条灸:采用悬灸疗法,每穴施灸15分钟。取穴:百会、足三里、关元、气海。每日1次,10次为1个疗程。

【临床应用】

①针刺加悬灸百会治疗痰浊上蒙型眩晕。取穴:太阳、

风池、百劳、新设、丰隆、颈部夹脊穴,每日1次。针刺出针后悬灸百会,定位好百会穴,将患者头发分开压平,使百会穴更好暴露,将点燃的艾条火头对准百会穴,相距约3cm。当患者觉烫热难忍时移开艾条,待数秒,患者不觉百会处烫热,再将点燃的艾条火头对准百会穴悬灸,如此反复治疗20分钟,每日1次。[覃彪民,老锦雄,杨炎珠.针刺加悬灸百会治疗痰浊上蒙型眩晕的疗效观察.河北中医,2006,28(6):460-461.]

②艾灸百会治疗原发性低血压。治疗方法:取卧位或坐位,右手持点燃艾条在距百会3cm处以温和灸法施灸;左手食、中指置于百会穴两侧,按压头发并可自感温度,以便于随时调节施灸距离。每日施灸15分钟,每日1次,10天为一个疗程。[袁军,肖霞.艾灸百会治疗原发性低血压22例.中国针灸,1996,(11):614-615.]

③艾灸治疗原发性直立性低血压。治疗方法:取穴百会、关元、气海、足三里。在百会穴以艾卷施温和灸,每次20分钟;在关元、气海、足三里穴以艾炷施直接灸,每穴灸5~7壮,灸至穴位局部皮肤出现轻度红晕。灸时施用补法,即不吹火,待其燃尽后去之,然后手按其孔穴。以上灸治每日1次,10次为1个疗程。疗程结束后休息2~3天再行下一疗程,治疗3个疗程后观察疗效。[王秀君.艾灸治疗原发性直立性低血压.内蒙古中医药,2001,(3):27-29.]

六、高脂血症

高脂血症是由于脂肪代谢或运转异常使血浆一种或多种脂质高于正常。一般包括高胆固醇血症、高三酰甘油血症或两者兼有(混合型高脂血症),因脂质多与血浆中蛋白结合,故又称高脂蛋白血症。根据病因可分为原发性和继发性两类。原发性由于脂质和脂蛋白代谢先天性缺陷引起,继发性主要继发于某种疾病,如糖尿病、肝脏疾病、肾脏疾病、甲状腺疾病等,以及饮酒、肥胖、饮食与生活方式等环境因素的影响。长期高脂血症易导致动脉硬化加速,尤其易引发和加剧冠心病及脑血管疾病等。高脂血症属中医的"痰证""虚损""胸痹""眩晕"等范畴。

本病或有肥胖、黄色瘤等临床特征,或无特异性临床症状。

【特效灸疗方法】

艾炷灸:多采用隔药饼灸,将山楂、大黄、郁金、泽泻捻为粉末,以醋调匀,做成药饼,备用。药饼贴于穴位,艾柱置于药饼之上点燃。每次3~5壮。每日1次,10次为一个疗程。取穴:足三里、悬钟、丰隆、天枢,配合肝俞、脾俞等。

【临床应用】

子午流注灸法治疗高脂血症。按子午流注纳子法按时开穴,全部病例均于每日辰时(上午7~9时)开取足阳明胃经本穴足三里,艾条温和灸(或温灸仪施灸),每次治疗30分钟,10次为一个疗程,疗程间休息1周,一般患者灸治2个疗程。治疗期间,停用一切降脂药物。疗程结束,做血清胆固醇、甘油三酯、β-脂蛋白测定。经灸治一个疗程以上,平均治疗19次。结果:显效21例,好转18例,无效11例。选穴足三里灸治后表明,足三里确有降血脂的疗效,且多数患者有不同程度的食欲增进,或睡眠及体力的改善。[管遵惠,金建华,申晓月,等.子午流注灸法治疗高脂血症50例

临床观察．中医杂志,1994,（2）:108-109.］

七、动脉粥样硬化

动脉粥样硬化是指中等的和较大的动脉管壁因出现粥样硬化斑块而增厚、硬化和管腔变窄。其特点是受累动脉病变从内膜开始,一般先有脂质和复合糖类积聚,出血及血栓形成,纤维组织增生及钙质沉着,并有动脉中层的逐渐蜕变和钙化。病变常累及弹性及大中等肌性动脉,一旦发展到足以阻塞动脉腔,则该动脉所供应的组织或器官将缺血或坏死。由于在动脉内膜积聚的脂质外观呈黄色粥样,因此称为动脉粥样硬化。

临床一般表现为脑力与体力衰退,触诊体表动脉如颞动脉、桡动脉、肱动脉等可发现变宽、变长、迂曲和变硬。随着硬化动脉的不同会伴发相应的临床症状。

【特效灸疗方法】

①艾炷灸:采用无瘢痕直接灸,以局部皮肤充血红晕为度,每穴15分钟,每日1次,7次为一个疗程。取穴:曲池、外关、足三里。

②艾条灸:采用温和灸,每穴灸15分钟,每日1次,7次为一个疗程。取穴:百会、内关、足三里、三阴交。

【临床应用】

①针灸治疗脑动脉硬化症。取穴:百会、风池、内关、足三里、三阴交。操作方法:百会穴采用温和灸30分钟,其余穴位均用毫针针刺,平补平泻手法,留针20分钟,其间行针2~3次。每日1次,10次一个疗程。［农泽宁.针灸治疗脑动脉硬化症30例.中国针灸,1998,（6）:372-373.］

②温针灸治疗缺血期下肢动脉硬化闭塞症。取穴：环跳、委中、血海、梁丘、足三里、阴陵泉、三阴交、太溪、解溪、八风。操作：首先嘱患者侧卧位，取患肢环跳穴直刺 2~3 寸，施提插泻法，使针感向足部放射 1~2 次为度，快针不留针；再嘱患者仰卧，直腿抬高患肢，取委中穴直刺 0.5~1 寸，提插泻法，使针感向足部放射 1~2 次为度，快针不留针；血海、梁丘、足三里、三阴交、阴陵泉、太溪均直刺 1~1.5 寸，施提插补法；解溪、八风直刺 0.5~1 寸，施平补平泻。针刺后，在针尾处插 2cm 长的艾条，由底部点燃施灸（艾灸与皮肤间垫锡纸片以免烫伤皮肤）。待艾条燃尽，针体温热感消失后起针即可。每日治疗 1 次，15 次为 1 个疗程。〔康红千.温针灸治疗缺血期下肢动脉硬化闭塞症 98 例.中医杂志，2006,47（11）:846-847.〕

八、神经性头痛

神经性头痛主要是指紧张性头痛、功能性头痛及血管神经性头痛，为临床常见病、多发病，多由精神紧张、生气、内分泌功能失调所致。

临床表现特点是遇劳累或情绪刺激而诱发或加重，伴有恶心、呕吐、失眠、烦躁、心慌、气短、恐惧、耳鸣、失眠多梦、腰酸背痛、颈部僵硬等症状，大部分患者为两侧头痛，多为两颞侧、后枕部及头顶部或全头部，部分患者在颈枕两侧或两颞侧有明显的压痛点。头痛表现为钝痛、胀痛、压迫感、麻木感和束带样紧箍感，以搏动性剧痛如刀割、跳痛似锥钻、突然眼花、视野缺损为主要特征。其头痛具有间歇性反复发作史。

【特效灸疗方法】

①艾炷灸:隔蒜灸法,选取新鲜独头蒜,将其切成厚约0.3~0.4cm 的蒜片,用细针于中间穿刺数孔,放置于患侧穴位,在其上置艾炷捏实,点燃后施灸,每穴灸 2 壮。取穴:阳白、风池、合谷、太冲。以患者能忍受为度,保持局部不起疱,以免烫伤,每日 1 次,10 次为一个疗程。

②艾条灸:悬灸各穴,每穴灸 15 分钟,以皮肤红润为度。取穴:率谷、阳白、风池。每日 1 次,7 次为一个疗程。

③温针灸:患者取俯伏位,针刺各穴位后,取艾条约1.5cm,置针柄上施以温针灸。每日 1 次,7 次为一个疗程。取穴:风池、外关、足三里。

【临床应用】

①隔蒜灸配合针刺治疗丛集性头痛。治疗方法:隔蒜灸法,选取新鲜独头蒜,将其切成厚约 0.3~0.4cm 的蒜片,用细针于中间穿刺数孔,放置于阳白、太阳穴(患侧)在其上置约杏仁大小的艾炷,点燃后施灸,每穴灸 2 壮。如感觉局部发烫可来回挪动蒜片,以患者能忍受为度,保持局部不起疱,以免烫伤。待患者感到温热感消失时更换艾炷,不必更换蒜片。针刺方法:主穴近取阳白、太阳、风池;远取合谷、太冲;合谷、太冲取双侧、阳白、太阳取患侧。常规皮肤消毒,用平补平泻法。针刺得气后,留针 30 分钟,艾灸与针刺可同时进行,每日 1 次,10 次为 1 个疗程。[石剑峰,阎莉,等.隔蒜灸配合针刺治疗丛集性头痛.北京中医药大学学报,2005,12(3):24-25.]

②灸率谷穴治疗偏头痛。患者侧卧位,灸患侧率谷穴,距皮肤 2~3cm,以患者感到稍有温烫感为度,每次 20 分钟。

每天1次,10次为一个疗程,治疗2个疗程。[李刚,廖明霞,陈楷,等.灸率谷穴治疗偏头痛43例.中国针灸,2005,25(2):106-107.]

③温针灸治疗血管神经性头痛。温针组:取穴风池、外关。操作方法:患者取俯伏位,常规消毒所选穴位,用28号2寸毫针,双侧风池穴针尖向对侧眼球方向得气后针感上传于头,双侧外关穴直刺得气后针感沿三焦经循行方向上传,取温灸艾条1.5cm置针柄上施以温针灸,一天一次,5天休息1天,10天为一个疗程。[王晓燕.温针灸治疗血管神经性头痛的临床研究.贵阳中医学院学报,2004;26(4):33-35.]

九、胃炎

胃炎是指由各种不同原因引起的急慢性胃黏膜炎性改变,临床常分为急性和慢性两种,急性胃炎可分为单纯性、感染性、腐蚀性和化脓性四种,急性单纯性胃炎和感染性胃炎适合针灸治疗,腐蚀性、化脓性胃炎不适合针灸治疗。慢性胃炎分为浅表性、萎缩性和肥厚性三种,皆适合针灸治疗。

急性胃炎起病急,病程短,以上腹部不适,疼痛,食欲减退,恶心呕吐为主要症状。慢性胃炎的临床表现,一般都不典型,病程缓慢,反复发作,除胃部饱胀、嗳气或疼痛外,呕吐较少见。

【特效灸疗方法】

①艾炷灸:隔药饼灸以柴胡、黄芪、半夏、党参、生姜、甘草、大枣研成细末,以蜂蜜或饴糖调和制成直径约3cm、厚

约 0.8cm 的药饼,中间穿刺数孔,上置艾柱捏实,放在穴位处,点燃施灸,灸 3~5 壮。取穴:以足阳明胃经穴位为主,足三里、天枢、中脘等穴。

②艾条灸:悬灸各穴,每穴灸 15 分钟,以皮肤红润为度。取穴:足三里、中脘、天枢。每日 1 次,7 次为一个疗程。

③温针灸:患者取仰卧位,针刺各穴位后,取艾条约 1.5cm 置针柄上施以温针灸。每日 1 次,7 次为一个疗程。取穴:足三里、中脘。

④天灸:将白芥子、细辛、甘遂、延胡索按 4∶4∶1∶1 的比例取药,研细末混合均匀,用姜汁将其调成糊状,制成大小 1cm×1cm 的小方块,用四方形医用胶布(大小 4cm×4cm)固定贴在所选穴位上。取穴:初伏取关元、中脘、天枢、足三里;中伏取下脘、上脘、胃俞、上巨虚;末伏取内关、公孙、脾俞。每次治疗 1~3 小时。

【临床应用】

①隔药饼灸治疗反流性胃炎。治疗方法:将小柴胡汤中的各药物即柴胡、黄芩、半夏、党参、生姜、甘草、大枣研成细末,以蜂蜜或饴糖调和制成直径约 3cm、厚约 0.8cm 的药饼,中间以针穿刺数孔,上置艾绒,放在天枢穴处,点燃施灸,一般灸 3 壮。多灸以患者耐受度为限,若感觉烫,沿经脉足阳明胃经第一侧线上下移动。一周 2 次,10 次为 1 个疗程,一般治疗 2~3 个疗程。[张毅明,韩华钦,颜玢.隔药饼灸治疗反流性胃炎 32 例临床观察.中国针灸学会第七届全国中青年针灸推拿学术研讨会论文汇编,2006.]

②灸药结合治疗慢性萎缩性胃炎。治疗方法:以养阴行气、活血温中为治则,选取党参、黄芪、石斛、肉桂等中药,

共研细末,每日每穴取 5g,用姜汁或蒜泥调成糊状,制成直径 10mm、厚 2mm 的药饼,用艾条悬灸,应用时每日取足三里、天枢、中脘穴,左右交替使用。每日 1 次,每次 20 分钟,2 个月为 1 个疗程。[艾炳蔚,高希言.灸药结合治疗慢性萎缩性胃炎 30 例.山东中医学院学报,1996,20(5):336.]

③隔姜温针灸治疗脾胃虚寒型胃痛。治疗方法:取中脘、下脘、内关(双)、足三里(双)。先将艾条切成 2cm 长的艾段,然后再把老姜切成 0.1cm 厚的姜片,在姜片的中央穿一小孔,以便针柄穿过。治疗时,患者平卧,将穴位常规消毒,针刺后采用补法使之得气,然后把穿有小孔的姜片,从针柄的末端穿过,使姜片贴于皮肤上,再将艾段插在针柄顶端,艾段约同针柄顶端齐平,最后在艾段靠近皮肤一端将其点燃。艾段徐徐燃烧,使针和姜片变热,此时患者即能感觉肠蠕动,艾段燃完后,除去灰烬。每穴连续灸 3 壮,每日治疗 1 次,15 天为一个疗程,疗程间休息 5 天。[张静.隔姜温针灸治疗脾胃虚寒型胃痛 75 例.上海针灸杂志,2000,19(3):17.]

④针灸治疗慢性萎缩性胃炎。治疗方法:取穴胃俞、中脘、内关、曲泽、足三里。方法:选取 30 号 1~1.5 寸毫针。针刺胃俞穴时,针尖向着脊柱方向,斜刺 0.5 寸,得气后行补法;中脘直刺 0.8 寸,得气后行平补平泻手法;内关直刺 1寸,得气后行平补平泻手法;曲泽直刺 0.8 寸,得气后行泻法。足三里直刺 1.5 寸,得气后行平补平泻手法,留针期间配合温针灸。每日 1 次,每次留针 40 分钟,连续 5 次,休息 2 天,2 个月为 1 个疗程。[孙玉霞,李苏民.针灸治疗慢性萎缩性胃炎 30 例.陕西中医,2005,26(9):955.]

⑤乌鸡白凤丸加灸足三里治萎缩性胃炎。治疗方法:内服乌鸡白凤丸(江西国药厂产),1次1丸(每丸9g),1日3次;每日用艾条灸足三里2次,每次约20分钟。停用其他药物,忌生冷辛辣及煎炸爆炒食物,3个月为1个疗程。[丁文龙,余向东.乌鸡白凤丸加灸足三里治萎缩性胃炎12例.新疆中医药,1997,15(3):59.]

⑥天灸治疗虚寒性胃痛。治疗方法:天灸药物制备:按白芥子40%、细辛40%、甘遂10%、延胡索10%比例取药,以上各药分别研细末混合均匀,临用时以老姜汁将上述药粉末调成糊状,切成大小1cm×1cm的小方块,用四方形医用胶布(大小4cm×4cm)固定贴在所选穴位上。穴位选择:初伏取关元、中脘、天枢(双侧)、足三里(双侧);中伏取下脘、上脘、胃俞(双侧)、上巨虚(双侧);末伏取内关(双侧)、公孙(双侧)、脾俞(双侧),末伏后的两个庚日分别选用初伏和中伏的穴位。贴药时间:每年夏季的初伏、中伏、末伏各贴药1次,末伏后的两个庚日再贴药2次,每次贴药1~3小时,贴药后局部皮肤灼热、潮红乃正常现象,如患者感觉局部灼热难忍可提前将药物除去,总共贴药5次后评定疗效。[袁坚荣,刘炳权.天灸治疗虚寒性胃痛365例临床观察.针灸临床,2001,17(8):52.]

十、胃下垂

胃下垂指站立位时,胃的下缘垂至盆腔,胃小弯弧线最低点降到髂嵴连线以下。本症多见体形消瘦、身材比较修长的人。由于胃壁张力减低和周围韧带松弛腹壁脂肪缺乏而引起。常同时并发其他内脏的下垂。横膈位置下降或腹内压不足,便可引起胃的下垂。常发生于过分的瘦长体型、多产妇、多次腹部手术切口疝者及其进行性消瘦以及卧床少动者。

胃下垂的主要症状为上腹部胀满和下附样牵拉痛,饱食和行走时症状加重,平卧时症状减轻。一般伴有消化不良、胃痛、呃逆、嗳气、食后腹胀加重、腹部下坠感、腰痛等症状。

【特效灸疗方法】

①艾条灸:取艾条在穴位上施行温和灸或雀啄灸,每穴灸15分钟,以皮肤红润为度。取穴:百会、气海、足三里、中脘、脾俞、胃俞。每日1次,7次为一个疗程。

②温针灸:患者取仰卧位,针刺各穴位后,取约1.5cm艾条置针柄上施以温针灸。取穴:足三里、上脘、中脘、气海、建里。每日1次,7次为一个疗程。

【临床应用】

①温和灸治疗胃下垂。选取百会、合谷、中脘、气海、足三里等穴,用清艾条在上述穴位施行温和灸或雀啄灸,使患者局部有温热感而无灼痛,一般每穴灸5~10分钟,至皮肤稍红晕为度。每天施灸1次,10次为1疗程,疗程间休息5天,一般治疗2~3个疗程。治疗期间,嘱患者少食多餐,切忌暴饮暴食。[孙永胜.温和灸治疗胃下垂48例.针灸临床杂志,2006,(22):44.]

②针灸配合中药内服治疗胃下垂。取穴:百会、上脘、中脘、气海、足三里(双)、脾俞(双)、胃俞(双)。方法:取0.5cm×0.5cm小艾炷压灸百会;取1.5寸毫针,温针灸上脘、中脘、气海、足三里(双)、脾俞(双)、胃俞(双),均为3壮。

每日 1 次,9 天为 1 个疗程,两个疗程间隔 1 天。中药内服:以调中益气汤为主,基本方:黄芪 45g,人参、升麻各 9g,苍术、木香各 30g,橘皮 12g,甘草 6g;脾肾阳虚者加附子;胃阴虚者加石斛。水煎服,每天 1 剂,9 天为 1 个疗程,两个疗程间隔 1 天。[陈庆. 温针灸配合中药内服治疗胃下垂 49 例. 刺灸聚英,2006,22(7):42.]

温针配合穴位注射治疗胃下垂。方法:针刺中脘、足三里(双)、百会、脾俞(双)、胃俞(双)。用 1.5 寸 32 号毫针针刺行补法,留针 30 分钟。其间在中脘、足三里、百会、脾俞、胃俞温针灸五壮,每灸完　次行　次针。取针后在双侧足三里、胃俞、脾俞穴注封黄芪注射液各 1ml,治疗每日 1 次,20 次为一个疗程。[张益辉. 温针配合穴位注射治疗胃下垂 30 例. 现代中西医结合杂志,2007,(18):115-116.]

十一、急性胃肠炎

急性胃肠炎多由于细菌及病毒等感染所致。一般是由于所吃的食物中含有病原菌及其毒素,或饮食不当,如过量食用有刺激性的不易消化的食物而引起胃肠道黏膜的急性炎症性改变。在我国以夏、秋两季发病率较高,无性别差异,一般潜伏期为 12~36 小时。沙门氏菌属是引起急性胃肠炎的主要病原菌,其中以鼠伤寒沙门氏菌、肠炎沙门氏菌、猪霍乱沙门氏菌、鸡沙门氏菌、鸭沙门氏菌较为常见。

主要表现为上消化道症状及程度不等的腹泻和腹部不适、恶心、呕吐、腹痛、腹泻、发热等;严重者可致脱水、电解质紊乱、休克等。患者多表现为恶心、呕吐在先;继而腹泻,每日 3~5 次甚至数十次不等,大便多呈水样,深黄色或带绿色,恶臭,可伴有腹部绞痛、发热、全身酸痛等症状。

【特效灸疗方法】

艾炷灸:多以隔物灸为主,隔盐灸:将食盐铺满患者脐孔,上置0.3~0.4cm厚的鲜姜片,将艾炷捏实置于其上点燃,灸3~5壮,每日1次,7次为一个疗程;隔药饼灸:选用小柴胡汤为主方,将药物研末成粉,制成药饼,置于穴位上,其上置艾炷捏实点燃,每周2次,10次为一个疗程。取穴:神阙、足三里、天枢以及其他腹部局部的穴位。

【临床应用】

①隔盐姜灸治疗急性胃肠炎。先用75%乙醇棉球将患者脐孔消毒,然后将食盐放入脐孔,以填平为度,上置厚0.3~0.4cm鲜姜片一枚(姜片以三棱针扎数个小孔),将约枣粒大小艾炷置于姜片上点燃灸之,候艾炷徐徐燃至将尽时,另换一壮再灸。如感到灼痛时可移至天枢穴灸之,一般3~8壮(视病情而定)。〔成华,张天成,刘炬.隔盐姜灸治疗急性胃肠炎126例.中国针灸,2002,22(11):744.〕

②毛茛灸治疗胃脘痛。方法:取新鲜毛茛10g,清水洗净阴干,除去叶、柄,取根茎连须,切段,盛于钵内,加入蜂蜜2g,捣烂如泥状备用。灸时取胶布2块,中间剪一直径约6mm小孔,分别贴于中脘、胃俞穴,以暴露穴位和保护皮肤,将上药团成泥丸状直径约6mm,置于小孔中间,上面再贴胶布固定即可,敷灸1~2小时,待起疱,或局部灼痛呈蚁行感时去掉药物与胶布。一般弃药后即见水疱,如起疱,不必刺破,任其自行吸收,如水疱较大,可用消毒毫针刺破水疱,放出水液,或用注射器抽出水液,涂以1%的甲紫,防止感染,局部敷以消毒敷料以保护创面。一般使用1次获效。

[章进,章震.毛茛灸.治疗胃脘痛56例.中国针灸,2006,26(10):744.]

十二、腹泻

腹泻是指排便次数明显超过平日习惯的频率,粪质稀薄,水分增加,每日排便量超过200g,或含未消化食物或脓血、黏液。腹泻分急性和慢性两类。急性腹泻发病急剧,病程在2~3周之内。慢性腹泻指病程在两个月以上或间歇期在2~4周内的复发性腹泻。

腹泻常伴有排便急迫感、肛门不适、失禁等症状。还可伴发营养不良,维生素缺乏,贫血,身体抵抗力下降。腹泻时,机体不但丢失大量水分和营养物质,还会丧失大量的电解质,如钠、钾、钙及镁等。如果丢失超过一定限度,就会出现电解质紊乱,还可能出现酸碱中毒;慢性腹泻时常可伴有反复腹痛、消瘦与腹部硬块等症状。

【特效灸疗方法】

①艾炷灸:以直接灸、非化脓灸为主,将艾炷做成黄豆粒大小放在穴位上,点燃艾炷顶端,患者感到热痛时拿开,更换艾炷再灸。灸5~7壮,以局部皮肤充血起红晕为度。每日1次,10次为一个疗程。取穴:足三里、天枢、脾俞、胃俞。

②艾条灸:患者取平卧位,取艾条在穴位上施行温和灸或雀啄灸,每穴15分钟。每日1次,10次为一个疗程。取穴:足三里、阴陵泉、天枢。

③天灸:多选用辛温走窜药物,可达温煦阳气、驱散寒邪之效。取白附子、白芥子、细辛、延胡索、甘遂各等份,研极细末加生姜汁调成膏状铺平,厚约0.2cm,将其切成

1cm×1cm方块,备用。于初伏、中伏、末伏取药饼贴敷于选定的穴位上,用3cm×3cm胶布固定,贴2~3小时。取穴:中脘、天枢、关元。

【临床应用】

①艾灸治疗脾虚型慢性腹泻患者。治疗方法:全部病例均严格控制可变因素,以随机、单盲的方法将患者按就诊顺序分为治疗组及对照组。治疗组取穴:脾俞、胃俞、阴陵泉、足三里。方法:艾灸,每穴3壮,隔日1次,1个月为一个疗程。对照组内服中药参苓白术散,按《太平惠民和剂局方》中该方配伍方法制成。1日3次,每次6g,连用1个月。治疗前,两组患者酸刺激后唾液淀粉酶活性与酸刺激前相比显著下降($P<0.05$),两组间差异无显著性意义($P>0.05$)。酸刺激前后唾液淀粉酶活性差值与正常值比有显著性意义($P<0.01$)。治疗后,两组患者酸刺激后唾液淀粉酶活性比酸刺激前升高,酸刺激前后差值与治疗前比差异有显著性意义($P<0.01$,$P<0.001$)。治疗组酸刺激前后唾液淀粉酶活性差值与对照组相比,差异亦有显著性意义($P<0.01$)。经艾灸治疗后,血清SIgA降低,与治疗前比较差异有显著意义($P<0.05$),提示艾灸能降低血清SIgA。[张安仁,朱玉珍,王文春,等.艾灸对脾虚型慢性腹泻患者唾液淀粉酶及血清SIgA含量的影响.西南军医,2006,8(3):1-3.]

②艾灸治疗泄泻。取穴:脾胃虚弱取足三里、隐白、天枢;肾阳虚衰取然谷、气海、足三里、肾俞、脾俞、水分、石门;肝气乘脾太冲、天枢、足三里、行间、公孙。灸治方法包括两种灸法的应用原则:踝关节下至脚尖处用艾炷灸,膝关节周

围以及腹背部用温灸器灸治。艾炷灸:以直接灸为主要方法(非化脓灸),穴位常规消毒后涂以少量凡士林,将艾炷做成黄豆粒大小放在穴位上,点燃艾炷顶端,患者感到热痛时拿开,更换艾炷再灸。一般灸5~7壮,以局部皮肤充血起红晕为度,此种方法灸后不化脓,也不留瘢痕,休息1~2天,又可施灸。温灸器:温灸器为安徽名老中医周楣声教授研制,将艾条烧红,插入温灸器之顶孔中,将温灸器绑扎固定在所取穴位上,以温热能耐受为宜,时间可以根据需要延长,以激发经气,热感传导至病所为原则。以上两种方法交替共同使用,一般治疗15天为1个疗程。[程银安.艾灸治疗泄泻53例疗效观察.中医药临床杂志,2007,19(1):37.]

③艾灸足三里穴并饮食调理治疗慢性腹泻。治疗方法:艾灸治疗患者取平卧位或坐位,与患者说明艾灸治疗的目的,使其全身放松,取双侧足三里穴,每穴悬灸15分钟,每天2次,7~10天为1个疗程。饮食调理用山药栗子粥:栗子60g,淮山药30g,姜4片,红枣5枚。一齐放入锅内,加清水适量,文火煮成粥,加胡椒调味即可,随量食用。[容婉慈,汪小妹.艾灸足三里穴并饮食调理治疗慢性腹泻67例疗效观察.甘肃中医,2005,18(6):33.]

④天灸敷药治疗慢性腹泻。治疗方法:天灸药饼组成及制法:取白附子、白芥子、细辛、延胡索、甘遂各等份,研极细末加生姜汁调成膏状铺平,厚约0.2cm,将其切成1cm×1cm方块,在药块中央加入适量麝香备用。取穴:天枢、关元、中脘。操作方法:于初伏、中伏、末伏取药饼贴敷于选定的穴位上,于每伏交替时加用大肠俞、胃俞、脾俞穴,

用 3cm×3cm 胶布固定。贴药后局部出现灼热发红,或轻微刺痛即可将药物去除,一般可贴 2~3 小时。如患者局部有灼热刺痛难受可提前去除药物,如局部反应不明显,可适当延长贴药时间。注意事项:嘱患者当天禁食寒凉生冷和辛辣之物,敷药的部位 10 小时内不宜着冷水;若去药后局部皮肤有轻度灼热、发红或起小水疱为正常现象,可在局部涂上万花油;若敷药局部出现较大水疱,可用消毒针将水疱挑破后涂上甲紫,再覆盖消毒纱块,防止局部感染。[冯碧芳,李月梅.天灸敷药治疗慢性腹泻 44 例.新中医,2006,38(5):61.]

十三、胃肠神经官能症

胃肠神经官能症,又称胃肠道功能紊乱,是一组胃肠综合征的总称,系高级神经活动障碍导致自主神经系统功能失常,主要为胃肠的运动与分泌功能失调,无组织学器质性病理改变,不包括其他系统疾病引起的胃肠道功能紊乱。本病较为常见,以青壮年为多。

本病起病多缓慢,病程多缠绵日久,症状复杂,呈持续性或反复发作性,病情轻重可因暗示而增减,临床表现以胃肠道症状为主,多伴有心悸、气短、胸闷、面红、失眠、焦虑、注意力涣散、健忘、神经过敏、手足多汗、多尿、头痛等自主神经不平衡的表现。

【特效灸疗方法】

①艾炷灸:取厚度约 0.3cm 鲜生姜片,用针在其中央扎 20~30 个孔,以利于药力透达穴位。将艾炷置其上并捏实,置于穴位上,患者感觉发烫时,将姜片轻轻抬起,调节到感

觉热气向里透达而且能耐受为度。每穴灸 2 壮,换穴同时更换新姜片。取穴:中脘、足三里、内关、气海、膈俞、脾俞。每日 1 次,7 天为 1 个疗程。

②艾条灸:患者取平卧位和俯卧位,取艾条在穴位上施行温和灸或雀啄灸,每穴 15 分钟。取穴:中脘、足三里、内关、气海、膈俞、脾俞。每日 1 次,10 次为一疗程。

【临床应用】

灸疗神阙穴对消化系统疾病的治疗作用。隔姜灸神阙穴治疗小儿腹泻,每次 15 分钟,每日 1~2 次,5 天即可明显减少腹泻次数。灸治手法:用艾卷温和灸或回旋灸,每次 30~40 分钟。顽固性呃逆采用针刺膻中、中脘、气海、膈俞、脾俞等穴位后用温灸盒温灸神阙穴,每次 30 分钟,3~5 天后呃逆可缓慢消退。[李戈,董宇翔,金晶.神阙穴对消化系统疾病的治疗作用.长春中医药大学学报,2007,23(1):86.]

十四、肠道易激综合征

肠道易激综合征是临床上最常见的一种肠道功能性疾病,指慢性、反复发作、以肠道运动障碍为主、难以用解剖异常解释的肠道症状群,即器质性病变已被排除的肠道功能紊乱,是一种特殊病理生理基础的,独立性的肠功能紊乱性疾病,其特征是肠道壁无器质性病变,但整个肠道对刺激的生理反应有过度或反常现象。

常表现为腹痛、腹泻,大便急迫不尽感,便秘或便秘与腹泻交替、腹胀、肠鸣及矢气等,有的粪便中带较多黏液。症状至少持续 3 个月,患者的发病多以精神因素为背景,心理因素在本病的发生发展中起着重作用。

【特效灸疗方法】

①艾炷灸：取厚度约 0.3cm 鲜生姜片，用针在其中央扎 20~30 个孔，以利于药力透达穴位。将艾炷置其上并捏实，置于穴位上，患者感觉发烫时，将姜片轻轻抬起，调节到感觉热气向里透达而且能耐受为度。每穴灸 2 壮，换穴同时更换新姜片。取穴：关元、足三里、天枢、下巨虚。每日 1 次，7 次为 1 个疗程。

②艾条灸：患者取平卧位，取艾条在穴位上施行温和灸或雀啄灸，每穴 15 分钟。取穴：足三里、三阴交、上巨虚。每日 1 次，7 次为一个疗程。

③温针灸：患者取仰卧位，针刺各穴位后，取艾条约 1.5cm 置针柄上施以温针灸。取穴：关元、足三里、天枢。每日 1 次，7 次为一个疗程。

【临床应用】

①隔姜灸治疗腹泻型肠道易激综合征。治疗方法：取穴：关元，双侧的足三里、天枢、下巨虚。操作方法：患者取仰卧姿势，将洗净的生姜切片，直径约 2cm，厚 3mm，在中心处用针尖穿刺数孔，制 7 片备用；将艾绒搓成直径为 1cm 的圆锥体（每个称之为一壮）21 个备用（下称艾炷）；在上述穴位上涂抹少量万花油，以避免姜片过热灼伤皮肤，每个穴位上放置一片准备好的生姜片，将艾炷置于生姜片上，用香火点燃；注意观察患者感受，等待患者感觉皮肤温热不能耐受时即刻取走未燃尽之艾炷，待皮肤冷却后重复第二道操作，每个穴位燃艾炷 3 壮为止。每日 1 次，12 次为 1 个疗程。[粟漩，曹雪梅.隔姜灸治疗腹泻型肠道易激综合征 50 例.针灸临床杂志，2006,22（1）:42.]

②中药保留灌肠加灸治疗便秘型肠易激综合征。治疗方法:中药治疗予自拟理气通便中药:大黄 10g,枳实 15g,木香 10g,槟榔 15g,乌药 20g,白芍 20g,腹痛明显者加延胡索 12g,水煎取汁,每晚睡前 50~100ml 保留灌肠。灸法取穴:足三里、三阴交、上巨虚,腹痛者配合谷、行间;焦虑失眠者配内关、太冲。手持艾条在上述穴位施灸,温度以患者能耐受,舒适为度。每穴 5~10 分钟。另使用本院自制灸盒放在患者腹部,使灸盒能覆盖关元、神阙、天枢、中脘穴为宜,内置 5~8 枚艾炷,点燃艾条灸 20~30 分钟,每日 1 次,30 日为一个疗程。[张泷,段云庆,施南昌,等.中药保留灌肠加灸治疗便秘型肠易激综合征疗效观察.云南中医学院学报,2006,29(4):24-25.]

③温针灸合中药直肠滴注治疗肠道易激综合征。治疗方法取天枢、足三里,针刺行气后,针柄上套长约 1.5cm 清艾炷点燃温针灸,每次每穴温灸 3 炷,每天 1 次。取大黄、黄柏、黄芩、半枝莲、党参、茯苓各 20g,生甘草 10g,煎汤浓缩至 100ml,用消毒纱布过滤 3 次,药温保持 40℃左右装入滴瓶内,输液管下端针头换成导尿管连接,导尿管端涂以液体石蜡或甘油,患者取屈膝侧卧位插入肛门直肠内,滴速以40 滴每分钟为宜,每晚睡前滴注 1 次。15 天为 1 个疗程,间隔 5 天后可重复第 2 疗程。[王峰.温针灸合中药直肠滴注治疗肠道易激综合征疗效分析.安徽中医临床杂志,2002,14(3):187-188.]

十五、胃及十二指肠溃疡

胃及十二指肠溃疡,主要指发生于胃和十二指肠的慢性溃疡,是一种多发病、常见病。溃疡的形成有各种因素,其中胃酸、胃蛋白酶对黏膜的消化作用是基本因素,因此得名。消化性溃疡亦可发生于与胃酸、胃蛋白酶接触的其他部位,如食管下段、胃肠吻合口、空肠以及具有异位胃黏膜的 Meckel 憩室,绝大多数的溃疡发生于十二指肠和胃,故又称胃或十二指肠溃疡。

胃溃疡和十二指肠溃疡临床表现极其相似,其不同之处主要有:胃溃疡无季节性发病倾向,而十二指肠溃疡有季节性发病倾向,好发于秋末冬初;胃溃疡疼痛多位于剑突下正中或偏左,而十二指肠溃疡的疼痛多位于上腹正中或略偏右;胃溃疡疼痛多于餐后半小时至 2 小时出现,持续 1~2 小时,在下次进餐前疼痛已消失,即所谓"餐后痛",而十二指肠溃疡疼痛多于餐后 3~4 小时出现,持续至下次进餐,进食后疼痛可减轻或缓解,故叫"空腹痛",有的也可在夜间出现疼痛,又叫"夜间痛"。

【特效灸疗方法】

①艾炷灸:取厚度约 0.3cm 鲜生姜片,用针在其中央扎 20~30 个孔,以利于药力透达穴位。将艾炷置其上并捏实,置于穴位上,患者感觉发烫时,将姜片轻轻抬起,调节到感觉热气向里透达而且能耐受为度。每穴灸 2 壮,换穴同时更换新姜片。取穴:中脘、足三里、上巨虚。每日 1 次,7 次为 1 个疗程。

②艾条灸:患者取平卧位,取艾条在穴位上施行温和灸或雀啄灸,每穴 15 分钟。每日 1 次,7 次为一个疗程。取穴:中脘、足三里、三阴交。

③天灸:将制巴豆、生南星、生半夏、生乌头各等份,共

研细末,调成饼状备用。取中脘穴,火针点刺后拔火罐,将药饼贴敷中脘穴。每5~6天换药1次,2次为1个疗程。贴膏药后局部发痒、灼热、起疱、化脓。疗程完毕,外贴生肌膏结痂而愈。

【临床应用】

①隔姜灸治疗消化道溃疡。李氏取中脘、足三里。腹痛偏左者取左足三里;腹痛偏右者取右足三里。用5mm厚的生姜片覆盖在穴位上,然后用艾条悬灸,使患者施灸处产生灼痛或灼热感。每次灸10~15分钟,每日灸2次,连续治疗3个月。一共30例全部治愈,大部分病例经5~10天治疗后临床症状消失,个别患者需治疗1个月后自觉症状缓解。3个月后复查胃镜,30例患者的溃疡面全部愈合。[李成坤.隔姜灸治疗消化道溃疡30例.中国针灸,1996,(6):24.]

②艾条灸治疗胃溃疡。治疗方法取穴:患者取稍低坐位,医者选准患者的双侧足三里、公孙穴后用笔点穴,使患者记清点位处。灸疗方法:患者双手自持点燃之艾条,先灸双侧足三里穴20分钟,再灸双侧公孙穴10分钟,以患者自感温热为度。每天早、晚各灸1次。一般15天后症状明显减轻。待灸至临床症状基本消失后,用大蒜泥涂足三里穴(厚约2mm)后再灸此穴,温度应比平常灸时稍热,约30分钟,促使三里穴发疱。一般灸1~3次可发疱。发疱后用甲紫药水涂擦局部,以防疱烂感染。一般15天后症状明显减轻。凡灸至15天后不见症状改变,特别是泛酸不减者为无效。54例患者中,2例脱落,其余52例患者胃镜检测13例已结瘢痕,39例溃疡愈合。[田丙周,段浩,罗百河.艾条灸

治疗胃溃疡 54 例 . 河南中医,1994,14(2):114.]

③贴敷膏药治疗胃及十二指肠溃疡。治疗方法:方药制备取制巴豆、生南星、生半夏、生乌头各等份,共研细末,拌入自制黑膏药中备用。取中脘穴,火针点刺后拔火罐,将膏药烘化后贴敷中脘穴。每年除阳历 6~8 月外,其他时间均可进行治疗。每 5~6 天换药 1 次,2 次为 1 疗程。贴膏药后局部发痒、灼热、起疱、化脓。疗程完毕,外贴生肌膏结痂而愈。治疗期间忌饮酒、浓茶及食生冷不易消化食物,每次进食不宜过多,注意休息,勿使受凉。[方理桃,王大云 . 贴敷膏药治疗胃及十二指肠溃疡 118 例临床观察 . 湖南中医杂志,1991,(6):12.]

十六、急慢性肠炎

急慢性肠炎是指肠黏膜急性或慢性炎症。可作为仅侵害小肠的一种独立疾病,但更常见的是胃、小肠和结肠的广泛炎症,一般分为急性肠炎和慢性肠炎。

急性肠炎临床表现常为:恶心、呕吐、腹痛、腹泻。呕吐起病急骤,常先有恶心,继之则呕吐,呕吐物多为胃内容物。严重者可呕吐胆汁或血性物。腹痛以中上腹为多见,严重者可呈阵发性绞痛。腹泻表现为水样便,每天数次至数十次不等,伴有恶臭、多为深黄色或带绿色便,很少带有脓血,无里急后重感。全身症状:一般全身的症状轻微,严重患者有发热、失水、酸中毒、休克等症状,偶可表现为急性上消化道出血。早期或轻病例可无任何体征,查体时可有上腹部或脐周有轻压痛、肠鸣音常明显亢进,一般患者的病程短,数天内可好转自愈。

慢性肠炎常呈现间断性腹部隐痛、腹胀、腹痛、腹泻,遇冷、进油腻之物或遇情绪波动、或劳累后尤著,大便次数增加,日行几次或数十余次,肛门下坠,大便不爽。慢性肠炎急性发作时,可见高热、腹部绞痛、恶心呕吐、大便急迫如水或黏冻血便,呈慢性消耗症状,面色不华精神不振,少气懒言,四肢乏力,喜温怕冷。如在急性炎症期,除发热外,可见失水、酸中毒或休克出血表现,长期腹部不适或少腹部隐隐作痛,查体可见腹部、脐周或少腹部为主,有轻度压痛、肠鸣音亢进、脱肛。

【特效灸疗方法】

①艾炷灸:隔姜灸:取厚度约 0.3cm 鲜生姜片,用针在其中央扎 20~30 个孔,以利于药力透达穴位。将艾炷置其上并捏实,置于穴位上,患者感觉发烫时,将姜片轻轻抬起,调节到感觉热气向里透达而且能耐受为度。每穴灸 2 壮,换穴同时更换新姜片。取穴:天枢、关元、足三里。每日 1 次,10 次为 1 个疗程。无瘢痕直接灸:以局部皮肤充血红晕为度,每穴 15 分钟,每日 1 次,10 次为一疗程。取穴:中脘、天枢、关元、足三里。

②艾条灸:患者取平卧位,取艾条在穴位上施行温和灸或雀啄灸,每穴 15 分钟。每日 1 次,10 次为一个疗程。取穴:足三里、关元、天枢、神阙。

【临床应用】

①艾灸治疗霉菌性肠炎。将陈艾叶、细辛以 10∶1 的比例混合捣绒,将艾绒放在平板上,用手指搓捏成圆锥状,其高为 2cm,底直径为 2cm。取中脘、神阙、关元、天枢(双)、足三里(双)。采用无瘢痕直接灸。先将施灸穴位涂以少量

京万红软膏,以增加黏附作用并可防烫伤,再放上艾炷点燃,当艾绒燃剩 2/5 左右,患者感到有疼痛时,即更换艾炷再灸,每穴灸 5 壮,以局部皮肤充血起红晕为度。每日灸 1次,10 次为一个疗程,疗程间休息 3 天,一般灸 1~4 个疗程。[张正.艾灸治疗霉菌性肠炎 59 例临床观察.北京中医杂志,1988,(4):38.]

②"三角灸"治疗慢性肠炎。治疗方法取天枢(双),足三里(双),关元,神阙。操作方法:穴位常规消毒后,取 1.5~2 寸 2 号毫针,天枢及关元针刺得气后取 3cm 长的艾条行温针灸,足三里针刺得气后行紧按慢提补法,留针 30分钟。嘱患者回去后用艾条温和灸神阙穴 10 分钟,治疗期间应注意饮食,避免生冷,禁食荤腥油腻等物。[廖小七."三角灸"治疗慢性肠炎 41 例.针灸临床杂志,1998,14(1):32.]

十七、习惯性便秘

习惯性便秘是指长期的、慢性功能性便秘,多发于老年人。

习惯性便秘患者大便的间隔时间因人而异,一般为两天以上,大便坚硬干燥,或呈颗粒状似羊粪,常伴有左下腹胀闷不适、上腹饱胀、嗳气、恶心、腹痛、肠鸣、排气增多等症状。长期便秘者,还可出现食欲不振、口苦、精神萎靡、头晕乏力、全身酸痛以及头痛、失眠等症状。长期习惯性便秘和经常服用泻药的患者,还容易出现结肠色素沉着,引起结肠黑变病。

【特效灸疗方法】

①艾条灸:患者取平卧位和俯卧位,取艾条在穴位上施行温和灸或雀啄灸,每穴 15 分钟。每日 1 次,10 次为一个疗程。取穴:天枢、关元、大肠腧、脾俞、足三里。

②温针灸:患者取俯伏位,针刺各穴位后,取艾条约 1.5cm 置针柄上施以温针灸。每日 1 次,10 次为一个疗程。取穴:天枢、足三里、上巨虚、支沟、大肠俞、承山。

【临床应用】

①子午捣臼针刺手法配合艾条灸治疗老年人习惯性便秘。治法:穴取天枢、关元、大肠俞、脾俞,用 30 号 1~1.5 寸毫针直刺进针,得气后行子午捣臼手法。子午捣臼是一种捻转提插相结合的针刺手法,进针得气后,先紧按慢提九数,再紧提慢按六数,同时结合左右捻转,反复行针。每间隔 5 分钟行子午捣臼手法 1 次,以保持持续针感。留针半小时,每日治疗 1 次,5 次为一个疗程。在行针间隔中配合艾条灸,灸针刺的部位及周围,灸至皮肤微微发红为宜。[陈玲琳,马素萍.子午捣臼针刺手法配合艾条灸治疗老年人习惯性便秘.中国针灸,2002,22(8):540.]

②采用针灸治疗习惯性便秘。主穴取天枢、足三里、上巨虚、支沟、大肠俞、承山,配穴取中脘、合谷、中渚、阳陵泉、三阴交、丰隆。实证用强刺激泻法,虚证用平补平泻法,也可用灸法,每日 1 次,6~12 次为 1 个疗程。[祝兆刚,李洪波,陈丽,等.针灸治疗习惯性便秘.针灸临床杂志,2002,18(2):23.]

③温针灸治疗老年习惯性便秘。其方法是取关元穴和双侧天枢穴,每穴温针灸 4 艾段,每段艾炷长 2.5cm,时间

30 分钟起针,再过 30 分钟左右让患者排便。每日 1 次,15
次为 1 个疗程。[姜旭强,李晓清.温针灸治疗老年习惯性
便秘体会.新疆中医药,2001,19(4):38.]

十八、阿米巴痢疾

阿米巴痢疾又称肠阿米巴病,是由致病性溶组织阿米
巴原虫侵入结肠壁后所致的以痢疾症状为主的消化道传染
病。病变多在回盲部结肠,易复发变为慢性。原虫亦可由
肠壁经血流—淋巴或直接迁徙至肝、肺、脑等脏器成为肠外
阿米巴病,尤以阿米巴肝脓肿最为多见。

阿米巴痢疾潜伏期平均 1~2 周(4 日至数月),临床表
现有不同类型。无症状型(包囊携带者):此型临床常不出
现症状,多个粪检时发现阿米巴包囊。普通型:起病多缓
慢,全身中毒症状轻,常无发热,腹痛轻微,腹泻,每日便次
多在 10 次左右,量中等,带血和黏液,血与坏死组织混合均
匀呈果酱样,具有腐败腥臭味,含痢疾阿米巴滋养体与大量
红细胞,为其特征之一。轻型:见于体质较强者,症状轻微。
暴发型:极少见。慢性型:常因急性期治疗不当所致腹泻与
便秘交替出现,使临床症状反复发作,迁延 2 个月以上或数
年不愈,常也因受凉、劳累、饮食不慎等而发作。

【特效灸疗方法】

艾炷灸:采用瘢痕灸,在穴位上置麦粒大小艾炷,点燃,
燃尽除去艾灰,再置上艾炷,灸 5~7 壮。第二天开始贴灸疮
膏,隔日换灸疮膏 1 次,使其无菌化脓 1 个月左右。取穴:
天枢、气海。

【临床应用】

直接灸治愈阿米巴痢疾。治疗方法：患者仰卧，取气海、天枢（双）穴，常规消毒，以寸半毫针直刺1.2寸，行针刺手法，得气后出针，然后在该穴位上置麦粒大小艾柱，用香点燃，燃尽谓之一壮，易去艾灰，再置上艾炷，同样方法各穴均灸7壮。第二天开始贴灸疮膏，隔日换灸疮膏1次，让其无菌化脓1个月左右。一般灸1次即愈，如有复发者，可复灸1次。[梁德斐.直接灸治愈阿米巴痢疾18例.浙江中医杂志，1996，31（10）：469.]

十九、手术后腹胀与肠麻痹

手术后腹胀多因腹部手术后胃肠蠕动功能受抑制，存留或咽下的空气滞留在胃肠道内部引起。一般手术后24~28小时，肠蠕动逐渐恢复，腹胀即可减轻。大致经过"无蠕动期—不规律蠕动期—规律蠕动期"三个阶段，患者才能恢复排气和排便。术后肠麻痹是腹部手术后，因麻醉药物或器械等化学及物理刺激，使肠道神经功能紊乱或暂时丧失的一种疾病。

术后近期出现的腹胀和肠麻痹属于正常现象，但有时可能是发生术后并发症的前期表现，严重腹胀可妨碍腹部切口愈合，限制呼吸运动及影响下肢静脉回流，进而诱发腹部并发症和下肢血栓形成。因此密切观察、正确有效地处理术后腹胀有着重要的临床意义。

【特效灸疗方法】

①艾炷灸：采用无瘢痕直接灸，以局部皮肤充血红润为度，每穴15分钟，每日1次，7次为一个疗程。取穴：中脘、

神厥、天枢、足三里、三阴交。

②艾条灸:患者取平卧位,取艾条在穴位上施行温和灸或雀啄灸,每穴15分钟。每日1次,7次为一个疗程。取穴:中脘、神厥、足三里。

【临床应用】

①灸治术后肠麻痹。术后肠麻痹,是外科医生颇感棘手的病症之一。有的术后3~5日肠蠕动不能恢复,常用灸治而收效甚捷。灸治穴位上脘、中脘、梁门、章门、天枢、神厥、气海、三里、三阴交。每穴灸20分钟,灸至腹腔温热即可。[刘建德.灸治术后肠麻痹.河北中医,1987,(6):46.]

②灸足三里治疗腹部手术后腹胀。治疗方法:患者仰卧屈膝,用艾条在足三里穴行温和灸。将点燃之艾条对准穴位,距皮肤约2~3cm,使患者感到局部温热,无灼痛即可,灸至皮肤呈潮红为度。[田燕丽,丛榕,张平.灸.足三里治疗腹部手术后腹胀32例.中国民间疗法,2004,12(3):14.]

③艾灸治疗术后腹胀。治疗方法:均用艾条温和灸,选取中脘、神厥、足三里3穴。将艾条一端点燃,在距离穴位1寸左右的高度熏灸,至局部灼热红晕为度,每穴约灸3~5分钟,每日3次,24小时后观察效果。结果表明,艾灸治疗术后腹胀具有疗效显著,安全可靠、经济方便、简单易行、无副作用等优点,值得临床推广应用。[刘春华,孙春红,马保贤.艾灸治疗术后腹胀临床观察.浙江中医杂志,2006,41(3):163.]

二十、男性不育

凡育龄夫妇同居2年以上,性生活正常又未采用任何避孕措施,由于男方的生殖功能障碍而使女方不能受孕者称为"男性不育症"。属中医学"无子""无嗣"范畴。影响男性生育能力的因素主要有睾丸生精功能缺陷、内分泌功能紊乱、精子抗体形成、精索静脉曲张、输精管阻塞、外生殖器畸形和性功能障碍等。多数患者由于精子数量少、质量差、活力低,部分患者由于射精障碍。

临床表现主要为男子婚后 2 年以上在有正常性生活而未行避孕的情况下不能使女方怀孕,睾丸过小、过软,性交中无精液射出或仅有微量精液射出。

【特效灸疗方法】

①艾炷灸:取厚度约 0.3cm 鲜生姜片,用针在其中央扎 20~30 个孔,以利于药力透达穴位。将艾炷置其上并捏实,置于穴位上,患者感觉发烫时,将姜片轻轻抬起,调节到感觉热气向里透达而且能耐受为度。每穴灸 2 壮,换穴同时更换新姜片。取穴:关元、三阴交、足三里、肾俞、志室。每日 1 次,7 次为一个疗程。

②艾条灸:取艾条在距穴位 2~3cm 处施行温和灸或雀啄灸,每穴 15 分钟。每日 1 次,7 次为一个疗程。取穴:关元、三阴交、足三里、肾俞、志室。

③温针灸:于针刺各穴位后,取艾条约 1.5cm 置针柄上施以温针灸。每日 1 次,7 次为一个疗程。取穴:关元、三阴交、足三里、肾俞、志室。

【临床应用】

①祛痰衍嗣丹贴脐灸治疗男性不育。治疗方法是人参 30g,淫羊藿 30g,菟丝子 30g,陈皮 30g,半夏 30g,云苓 30g,枳实 30g,车前子 20g,麝香 1g,生姜片 10~20 片,艾炷 42 壮,

艾炷如黄豆大,取食盐及麦面粉适量。先将食盐、麝香分别研细末分放待用,后将其余诸药混合,研成细末,另瓶装备用。嘱患者仰卧床上,首先以温开水调麦面粉成面条,将面条绕脐周围一圈(内径 4~7cm),然后把食盐填满患者脐窝略高 1~2cm,接着取艾炷放于盐上点燃灸之,连续灸 7 壮之后,把脐中食盐去掉,再取麝香末 0.1g 纳入患者脐中,再取上药末填满脐孔,上铺生姜,姜片上放艾炷点燃,频灸 14壮,将姜片去掉,外盖纱布,胶布固定,3 天灸 1 次,10 次为1 个疗程。[庞保珍,赵焕云 . 祛痰衍嗣丹贴脐灸治疗男性不育 136 例 . 中医外治杂志,2004,13(5):48.]

②针灸治疗精液异常男性不育症。治疗方法:主穴取关元、肾俞、足三里、三阴交。操作:关元配足三里,肾俞配三阴交,两组穴位交替选用,每日选其中一组穴位针灸。关元、肾俞直刺或斜刺 1~1.5 寸,足三里、三阴交直刺 1.5~2 寸,各穴皆行提插捻转补法,留针 15~20 分钟,每隔 5 分钟左右运针 1 次。以上主穴各证型患者必针之;偏肾阳虚者,针后在关元或肾俞穴用清艾条施行温和灸法 20 分钟;肾阴虚者加用太溪穴,行针刺捻转补法兼见痰湿或瘀血者,随证治之,配用八髎、中极、血海穴,主要行针刺泻法。每日针灸 1次,连续治疗 25 天后间歇 5 天,3 个月为 1 个疗程,视病情施治 1~3 疗程。[岳广平,陈琼,张唯敏,等 . 针灸治疗精液异常男性不育症 86 例 . 针灸临床杂志,1995,11(12):36.]

③电针加灸治疗男性不育。治疗方法:取穴:腹部组为气海、中极,针刺后加电脉冲,关元针刺加灸,针刺双精宫、三阴交、足三里、神庭、百会;背部组为双肾俞针加电脉冲,命门针上加灸,针刺双气海俞、腰阳关、三阴交、足三里、百

会、神庭。该两组穴位间日轮换针灸,以15天为一个疗程,一个疗程完后休息3~5天再做治疗(如果精液化验指标正常则结束治疗)。针刺手法:治疗前嘱患者小便,使膀胱排空,使用3寸毫针(针、穴位、执针手严格消毒),针腹部组以出现电击尿道根(阴茎、龟头为最)感为度;针背部组以穴位局部酸、胀重而放射至臀部(或大腿、脚跟部)为度。行捻转补法(针感差者行"一飞针")3分钟。得气后留针30分钟,隔15分钟捻转1次,取针捻转3分钟。配穴:精液不液化者,腹部组加归来、水道;背部组加次髎、三焦俞;前列腺炎者,自拟前列腺特用穴(腹股沟侧斜刺针头至前列腺凹陷处),同时可配以前列腺按摩。阳虚患者,间日隔姜灸神阙;阴虚者,间日针会阴、涌泉穴。[贺心云.电针加灸治疗男性不育35例疗效分析.成都医药,1996,22(2):80.]

二十一、不射精症

不能射精是指在性交过程中,阴茎能够勃起变硬,但不能射精或不能在女性阴道内射精,因而达不到性欲高潮,勃起的阴茎在一段时间后,就慢慢变软下来而恢复常态,是男性性功能障碍之一。原发性不射精是指勃起的阴茎从来没有能在阴道内射精,如果过去有性交射精而现在丧失在阴道内射精的能力,则称为继发性不射精,临床上原发性不能射精较之继发性不能射精多见。

不能射精的器质性原因,多数是生殖系统先天性解剖异常、脊髓受损、腰交感神经节损伤或使用影响交感神经张力的药物(呱乙啶、吩噻嗪类);不能射精的患者大多数也可表现为精神性的,从发育前开始就接受严厉的宗教、封建禁欲主义教育,错误地认为性生活是罪恶,手淫是邪恶,或对女方存在敌视,或特殊的社会心理学创伤(女方与他人私通、女方被强奸)或害怕妊娠等,造成精神上极重的负担;少部分男性不射精是缺乏性知识,性交时阴茎在阴道内不抽动或抽动幅度小、频率慢,达不到性高潮而不射精,一经解释就会纠正。

【特效灸疗方法】

①艾炷灸:取厚度约 0.3cm 鲜生姜片,用针在其中央扎20~30 个孔,以利于药力透达穴位。将艾炷置其上并捏实,置于穴位上,患者感觉发烫时,将姜片轻轻抬起,调节到感觉热气向里透达而且能耐受为度。每穴灸 3~5 壮,换穴同时更换新姜片。取穴:关元、神阙。每日 1 次,7 次为一个疗程。

②艾条灸:将艾条燃着的一端,对准冠状沟与背侧阴茎交界处,始终保持一定距离而不触及阴茎,施行雀啄灸。每次 15 分钟。每日 1 次,7 次为一个疗程。

③温针灸:于针刺各穴位后,取艾条约 1.5cm 置针柄上施以温针灸。每日 1 次,7 次为一个疗程。取穴:曲骨、足三里、三阴交。

【临床应用】

①射精涌泉散填脐灸治疗不射精症。治疗方法射精涌泉散(自拟):王不留行 20g,路路通 10g,川牛膝 10g,淫羊藿15g,川椒 10g,附子 10g,麝香 0.1g,生姜 5~10 片,艾炷 21壮如黄豆大,麦面粉适量,食盐 30g。制法先将食盐、麝香分别研细分放备用,再将诸药混合研成细末备用。嘱患者仰卧床上,首先用温开水调麦面粉成面条状,然后将面条绕脐

周围一圈(内径 4~6cm),然后填满食盐约高出面条 1~2cm,接着取艾炷放于盐上点燃灸之,连续灸 7 壮之后,把脐中食盐去掉,再取麝香末 0.1g 纳入患者脐中,再取上药末填满脐孔,上铺生姜片,姜片上放艾炷点燃频灸 14 壮,每隔 3 天灸 1 次,连灸 7 次为 1 个疗程。[庞保珍.射精涌泉散填脐灸治疗不射精症 98 例.甘肃中医,1991,4(3):29.]

②雀啄灸治疗功能性不射精症。予灸法施治,嘱患者于晚 8 时许静心平卧,充分裸露阴茎龟头及冠状沟,将艾条燃着的一端,对准冠状沟与背侧阴茎交界处,一上一下像麻雀啄食似的垂直施灸。始终保持一定距离而不触及阴茎。每晚 49 次(上下为一次),使局部微红并有轻度灼热感,灸后用手顺阴茎自上而下轻轻抚摸数次,术毕安卧片刻即可。两例患者在灸治 3~5 次后,自述在性交时有一种排精至龟头的感觉,又继续 2 次便能正常射精,快感倍增,以后性生活一直和谐美满,各喜得一子。[陈见如.雀啄灸治疗功能性不射精症二则.辽宁中医杂志,1990,(1):31.]

二十二、性欲淡漠症

性欲淡漠,又称性欲低下,指在体内外各种因素的作用下,不能引起性兴奋,也没有进行性交的欲望,性生活的能力和性行为水平皆降低的病证。性欲淡漠的病因主要是精神因素,工作学习过度紧张,使个人性欲相对受到抑制。性生活缺乏常识,对第一次性交失败、手淫史、性伤害史追悔莫及,造成思想负担。夫妻感情不和睦,配合不和谐,不能满足性伴侣要求或自身没有得到满足,对性追求缺乏兴趣,害怕妊娠及纵欲过度等,都会使性中枢抑制而性欲低下。

其次是年龄因素,男性存在性增龄现象,即成年男性随年龄增长性欲呈下降趋势,此外,有些疾病和药物或食物也会引起性欲低下。

临床表现主要为有规律的性生活中性欲突然降低,有性刺激亦无性欲产生,自觉无任何性要求。

【特效灸疗方法】

艾条灸:取艾条在距穴位 2~3cm 处施行悬灸,每穴 15 分钟。每日 1 次,10 次为一个疗程。取穴:至阴、次髎、命门、关元、三阴交。

【临床应用】

灸至阴为主治疗性欲淡漠症。用艾条悬灸双侧至阴穴,灸前让患者排空小便,松开腰带,使下腹部自然松弛,每次施灸 20~30 分钟,隔日 1 次,10 次为 1 个疗程(妇女在月经周期的第 12~14 天,每日 1 次)。并嘱患者于每日晨起前做胸膝卧位半小时,治疗期间禁房事。此外可配合隔姜灸关元,双侧次髎先刺后灸,男性加隔姜灸命门,女性加针刺双侧三阴交,施烧山火手法。[张汉珍,张传周.灸至阴为主治疗性欲淡漠症 9 例.上海针灸杂志,1995,14(4):150~151.]

二十三、勃起功能障碍

勃起功能障碍是指性交时阴茎不能获得勃起或维持勃起以满足性生活,病程 3 个月以上者。据估计本病的发病率占我国成年男性人群的 10% 以上。病因主要分为心理性、器质性及混合性。器质性勃起功能障碍又包括神经性、血管性、内分泌性和海绵体性,同时本病的发生与许多疾病

(高血压,糖尿病,心血管疾病)、药物、外伤及手术等有关。

一般临床表现为阴茎不能勃起或勃起不坚,不能完成正常性交,持续 3 个月以上,经常因为过度疲劳、情绪不佳或紧张而发生。有时伴有心悸、腰膝酸软、遗精盗汗等症状。

【特效灸疗方法】

①艾炷灸:隔姜灸:取厚度约 0.3cm 鲜生姜片,用针在其中央扎 20~30 个孔,以利于药力透达穴位。将艾炷置其上并捏实,置于穴位上,患者感觉发烫时,将姜片轻轻抬起,调节到感觉热气向里透达而且能耐受为度。每穴灸 5 壮,换穴同时更换新姜片。取穴:关元、三阴交、足三里、肾俞、志室、气海。每日 1 次,10 次为一个疗程。无瘢痕直接灸:以局部皮肤充血红润为度,每穴 15 分钟,每日 1 次,7 次为一个疗程。取穴:关元、肾俞、足三里、三阴交。

②艾条灸:取艾条在距穴位 2~3cm 处施行温和灸或雀啄灸,每穴 15 分钟。每日 1 次,10 次为一个疗程。取穴:关元、中极、气海、肾俞、三阴交、足三里。

③温针灸:于针刺各穴位后,取艾条约 1.5cm 置针柄上施以温针灸。每日 1 次,10 次为一个疗程。取穴:关元、中极、气海、肾俞、三阴交、足三里、太溪、复溜。

【临床应用】

①循经灸疗器治疗阳痿。治疗方法:主穴:a 组 . 双侧肾俞、命门(若腰 3、4、5 有明显压痛者选命门、腰阳关及脊柱腰椎上压痛点);b 组 . 关元、中极、神阙两组交替使用,每天 1 组,每组每次用循经灸疗器灸 15~20 分钟,艾炷选用艾条截成 4cm 大小,灸感以局部发热,以皮肤温热潮红,有向

内渗透或向前阴部有热感放射疗效最佳。每天治疗1次，10次为1个疗程，休息3天，继续下一个疗程。[苟春雁，应坚，张伟.循经灸疗器治疗阳痿36例的临床研究.针灸临床杂志，2006，22（1）：38-39.]

②电针加灸治疗阳痿。治疗方法为取主穴：a组.气海、关元、中极、百会、足三里、太溪；b组.肾俞、命门、三阴交、复溜。配穴：曲骨、气海俞、次髎。手法：以捻转手法在关元、中极穴使针感直达阴茎甚至达龟头，肾俞穴达太溪穴为佳，以起到"气至病所"的目的。灸法：关元、肾俞穴位温针灸。电针：使用WQ-10多用电子穴位测定仪，选择脉冲频率100Hz以上，于气海至中极，命门至腰阳关或左侧肾俞至右侧肾俞接输出导线，留针24~30分钟，两组穴位交替使用，每日1组，每日针灸1次，10次为一个疗程，最长疗程不超过3个疗程。[贺心玲.电针加灸治疗阳痿106例疗效分析.上海针灸杂志，1993，12（2）：68.]

二十四、癫痫

癫痫是大脑神经元异常放电引起的一种急性、反复发作、一时性的脑功能短暂异常疾患，儿童及青少年发病率最高。癫痫的发作大多具有间歇性、暂时性和刻板性三个特点。其发作形式最常见的分为大发作、小发作、局限性发作和精神运动性发作。患病率为5‰左右。

大发作临床表现为突然意识丧失，继之先强直后阵挛性痉挛。常伴尖叫、面色青紫、尿失禁、舌咬伤、口吐白沫或血沫、瞳孔散大。持续数十秒或数分钟后痉挛发作自然停止，进入昏睡状态。醒后有短时间的头昏、烦躁、疲乏，对发作过程不能回忆。若发作持续不断,一直处于昏迷状态者称大发作持续状态,常危及生命。失神发作(小发作)多表现为突发性精神活动中断,意识丧失、可伴肌阵挛或自动症。一次发作数秒至十余秒。脑电图出现 3 次/秒棘慢或尖慢波综合。局限性发作表现为某一局部或一侧肢体的强直、阵挛性发作,或感觉异常发作,历时短暂,意识清楚。若发作范围沿运动区扩及其他肢体或全身时可伴意识丧失,称杰克森发作(Jack);发作后患肢可有暂时性瘫痪,称 Todd 麻痹。精神运动性发作表现为多有不同程度的意识障碍及明显的思维、知觉、情感和精神运动障碍,可有神游症、夜游症等自动症表现,有时在幻觉、妄想的支配下可发生伤人、自伤等暴力行为。

【特效灸疗方法】

①艾炷灸:取厚度约 0.3cm 鲜生姜片,用针在其中央扎 20~30 个孔,以利于药力透达穴位。将艾炷置其上并捏实,置于穴位上,患者感觉发烫时,将姜片轻轻抬起,调节到感觉热气向里透达而且能耐受为度。每穴灸 5 壮,换穴同时更换新姜片。取穴:以督脉经穴为主,大椎、筋缩、鸠尾等。每日 1 次,10 次为 1 个疗程。

②艾条灸:患者取平卧位,取艾条在距穴位 2~3cm 处施行温和灸或雀啄灸,每穴 15 分钟。每日 1 次,10 次为一个疗程。取穴:关元、百会、足三里、脾俞、胃俞、肾俞。

③其他:蒙医灸疗百会、膻中、赫依穴、阿敏穴、心穴等穴位。

【临床应用】

①灸大椎穴治验。取穴分 2 组:①大椎,筋缩;②腰奇,

鸠尾。每穴灸9壮,每周灸2次。灸治16次后,癫痫病已控制。仍时有头晕胸闷,再配合针刺百会,风池,内关,阳陵泉,太冲等穴治疗。观察5例患者3年余,未再发作。[刘安然.灸大椎穴治验5则.安徽中医临床杂志,1998,10(3):169.]

②温和灸配合推拿治疗腹型癫痫病。治疗方法:让患儿全身放松,仰卧或俯卧,用艾条温和灸关元、百会、曲池、足三里、脾俞、胃俞、肾俞。每次取2~3穴,每穴灸至局部皮肤微红为宜。推拿处方:分阴阳,推三关,补脾经以及揉一窝风、外劳宫,揉二马,拿肚角,揉脐和摩腹。按脾俞、胃俞、肾俞,捏脊。手法为平补平泻。每日治疗1次,10次为一个疗程。36例患者中,经1个疗程的治疗,有19例患儿腹痛消失,其余27例均治疗2~3个疗程腹痛消失。为了巩固疗效,在腹痛消失后再继续治疗1个疗程。有13例半年后复查脑电图转为正常。3例由中、重度异常转为轻度异常。余未查脑电图,但症状已完全消失。有3例复发,又用同样方法治疗,腹痛又消失。[李晓波,刘芳,刘殿全.温和灸配合推拿治疗腹型癫痫36例临床观察.中国针灸,1995增刊:39.]

二十五、抑郁症

抑郁症是由各种原因引起的以抑郁为主要症状的一组心境障碍或情感性障碍,是一组以抑郁心境自我体验为中心的临床症状群或状态。抑郁症的病因至今还不十分清楚,一般认为与人格特征、心理社会因素和遗传因素有密切关系。

主要的临床表现为情绪的改变,持久的情绪低落,表情阴郁,无精打采、困倦、易流泪和哭泣。经常感到心情压抑、郁闷,常因小事大发脾气。在很长一段时期内,多数时间情绪是低落的,即使期间有过几天或 1~2 周的情绪好转,但很快又陷入抑郁;认知改变,患者对日常活动缺乏兴趣,对各种娱乐或使人愉快的事情体验不到愉快,常常自卑、自责、内疚,常感到脑子反应迟钝,对生活失去信心,自认为前途暗淡、毫无希望,感到生活没有意义,甚至企图自杀;意志与行为改变,意志活动减低,很难专心致志地工作,缺乏社交的勇气和信心。躯体症状:约 80% 的病例,以失眠、头痛、身痛、头昏、眼花、耳鸣等躯体症状为主,多随着抑郁情绪的解除而消失。

【特效灸疗方法】

①艾炷灸:配合针刺,隔盐灸神阙、关元,每穴 30 分钟,每日 1 次,10 次为一个疗程。

②艾条灸:取艾在距穴位 2~3cm 处施行悬灸,每穴 15 分钟。每日 1 次,10 次为一个疗程。取穴:百会、阳白、四白、下关、颊车、颧髎、攒竹、太阳穴、合谷。

【临床应用】

①腹针治疗抑郁症。治疗方法:采用腹针引气归元针法,天地针法,中脘梅花刺法,均深刺;另灸神阙,关元各 30 分钟,每日 1 次,60 天为 1 个疗程,共治 3 个疗程,疗程间休息 3~5 天。〔张勇.腹针治疗抑郁症 40 例临床观察.首届腹针国际学术研讨会论文汇编,233-234.〕

②灸百会治疗抑郁症。治疗方法:灸法组:取百会穴,艾条悬灸 30 分钟/次,以头顶部发热为准,隔日 1 次,4 周

为 1 个疗程。治疗中根据患者的症状配用相关穴位,如心悸、烦躁,选用足三里、中脘。药物组:阿米替林第一周每次用量 25mg,每日 3 次,继之根据疗效与患者出现药物副反应酌情增减药量,平均每日用量不超过 150mg,以 4 周为 1个疗程。从观察组临床疗效来看,灸百会与抗抑郁药物阿米替林疗效相当,但阿米替林有不同程度的副作用,如头晕、口干、便秘、视物模糊等,而灸百会无毒、无副作用,且方法简便,在疗效指数方面灸百会优于阿米替林,临床上患者更易接受这种无损伤、纯自然的疗法。[刘瑶. 灸百会治疗抑郁症 250 例的疗效观察. 医药世界,2006,6:72.]

③针灸配合心理治疗忧郁症验案。治疗方法:患者把不愉快的情绪发泄出来,同时配合针灸治疗,取右侧阳白、四白、下关、颊车、颧髎、攒竹、太阳穴等局部穴位及双侧合谷穴,治疗以针刺加艾灸为主,每穴位灸至皮肤微红。经治疗 5 次后,患者右侧眼歪斜得到纠正。或做心理疏导,解除思想顾虑,配合针刺加艾灸为主,取左侧下关、颊车、颧髎、四白等局部穴位及双合谷穴,每穴位均须灸至皮肤微红为止,经过患者积极的配合,治疗 5 次后治愈。[袁远芬. 针灸配合心理治疗忧郁症验案二则. 中国中医急症,2006,12（2）:315.]

二十六、焦虑症

焦虑症,又称焦虑性神经症,是以焦虑、紧张、恐惧为主要表现的情绪障碍,常伴有明显的躯体症状,如出汗、心悸、呼吸急促、尿频等。焦虑症可分为慢性广泛性焦虑症和焦虑症急性发作,又称惊恐发作。临床上以慢性焦虑症较多见,基本特征是广泛和持续的焦虑,是一种控制不住的没有明确对象或内容的恐惧,或是提心吊胆的痛苦体验,或是觉得某种威胁即将来临而实际上该威胁并不存在。

慢性焦虑症的具体临床表现主要有:①心理障碍:表现为对客观上不存在的某种威胁或危险和坏的结局总是担心不安和害怕,尽管也知道这是一种主观的顾虑,然而常常不能控制,使患者颇为苦恼。同时表现有易激惹、对声音过敏、注意力不集中、记忆力不好,同时伴有运动性不安、来回踱步、不能静坐、紧张出汗等。②躯体症状:以自主神经功能亢进为主,如口干、心跳加快、心前区不适、尿频、月经不调等。③运动症状:与肌肉紧张有关,有紧张性头痛,在顶、枕区有一种紧压感,肌肉紧张和强直,特别是背部和肩部,手有轻微震颤,做精细动作更明显。另外有不安宁,易疲乏、睡眠障碍和入睡困难、恶梦、易惊为特点。早醒少见,如有早醒,应仔细检查抑郁症的可能性。

【特效灸疗方法】

艾炷灸:将患者两大拇指相并,指甲前缘、指甲根对齐,固定。将艾炷置于鬼哭穴上,点燃,每次3壮,每日1次,5次为1个疗程。鬼哭穴定位:位于大拇指背侧桡侧缘,拇指桡侧爪甲角1穴,直对桡侧指甲角处之皮部1穴,左右计4穴。

【临床应用】

单灸鬼哭穴治疗慢性焦虑症。操作:将患者两大拇指相并,指甲前缘、指甲根对齐,用普通缝衣线于两大拇指前缘稍后处缠绕数圈以固定,如果有助手,可嘱其用手直接将患者大指固定。把艾炷(其底边周长大致与男士衬衫纽扣相近)置于鬼哭穴上,点燃,以患者难以忍受为度,取下艾炷,是为 1 壮,每次 3 壮,每日 1 次,5 次为 1 个疗程。27 例中,1 个疗程治愈 7 例,2 个疗程治愈 12 例,3 个疗程治愈 5 例,无效 3 例。[李国臣,李莉.单灸鬼哭穴治疗慢性焦虑症.辽宁中医杂志,2003,30(1):74.]

二十七、老年期痴呆

老年期痴呆又称老年呆病,是老年期常见的一组慢性进行性精神衰退性疾病,在老年人的疾病谱和死亡谱中占有重要的位置。老年期痴呆包括老年性痴呆(Alzheimer's disease)、血管性痴呆(多发性梗死性痴呆及脑出血、脑血栓形成、脑栓塞后痴呆等)及混合性痴呆、脑叶萎缩症、正压性脑积水等。

目前认为,老年期痴呆是由于慢性或进行性大脑结构的器质性损害引起的高级大脑功能障碍的一组症候群,是患者在意识清醒的状态下出现的持久而全面的智能减退,表现为记忆力、计算力、判断力、注意力、抽象思维能力、语言功能减退,情感和行为障碍,独立生活和工作能力丧失。

【特效灸疗方法】

①艾炷灸:配合子午流注法独灸百会穴。

②艾条灸:患者取坐位,取艾条在距百会穴位 2~3cm 处施行悬灸,每次 15 分钟。每日 1 次,10 次为一个疗程。

【临床应用】

独灸百会穴配合八仙益智粥治疗老年期痴呆。百会穴(两耳尖连线的中点):选准穴位后,发密者剃去穴位部分,充分暴露局部,将微调式微烟灸疗器 B 的灸头尾盖打开,点燃 50mm×13mm 规格艾条一端周围均超过 2mm 后,放入灸头中,盖上尾盖放在穴位施灸,以头部感觉明显为标准。要随时根据患者感觉调整灸头与穴位的距离,以保持灸感和感传持续存在,注意限位器的电木垂直于皮肤并与皮肤最近,灸头在支架的中央偏下,支架上盖覆盖物。选用百会穴为主治疗,以出现感传或维持感传为度(通常约 15~30分钟),2 个月为 1 个疗程,每 10 天停灸 1 天。八仙益智粥主方:何首乌,百合,薏苡仁,决明子,黄芪,人参,女贞子,丹参;配方:核桃仁,松仁,西瓜仁,黑芝麻,黄豆,黑豆,玉米,栗了粉。用法:1 日 3 次,每次 1 袋,每袋 15g 散剂,温水冲服。[刘勇前,何强,孙秀文.独灸百会穴配合八仙益智粥治疗老年期痴呆 98 例.中医药学报,2003,31(4):38-39.]

二十八、中风后遗症

脑血管病又称脑血管意外、脑中风或脑卒中。中风后遗症,指中风病治疗后存活者尚有不同程度的功能障碍,统称为中风后遗症。主要表现为肢体瘫痪,失语,口眼歪斜,吞咽困难,思维迟钝,联想困难,记忆减退,烦躁抑郁等。

【特效灸疗方法】

①艾炷灸:隔姜隔盐灸:将神阙穴填满食盐,取 0.3cm厚鲜生姜片,用针在其中央扎数个孔,将艾炷置其上并捏实,置于穴位上,患者感觉发烫时,将姜片轻轻抬起,调节到感觉热气向里透达而且能耐受为度。每穴灸 3 壮。每日 1次,7 次为一个疗程。

②艾条灸:患者取平卧位,取艾条在距穴位 2~3cm 处施行温和灸或雀啄灸,每穴 15 分钟。每日 1 次,10 次为一

个疗程。取穴:关元、足三里、悬钟及阳明经穴为主。

③温针灸:患者取俯卧位,针刺各穴位后,取艾条约1.5cm置针柄上施以温针灸。每日1次,7次为一个疗程。取穴:天枢、关元、上脘、下脘、足三里。

【临床应用】

①隔姜隔盐灸治疗中风后排尿功能障碍。将82例脑卒中(包括脑梗死、脑出血)恢复期排尿功能障碍患者,按入院顺序随机分为两组。治疗组使用神阙隔姜隔盐灸法及常规针刺治疗,对照组使用常规针刺治疗。实际完成试验75例,其中治疗组39例,对照组36例。均每周治疗5次,连续治疗3周观察疗效。结果显示隔姜隔盐灸法在改善患者日平均排尿次数、护理者夜间平均被叫起次数、患者白天平均急迫性尿失禁次数、患者夜间尿失禁人次等排尿障碍症状方面,以及提高尿失禁等级方面均优于对照组,相关指标差异有显著性意义($P<0.01,P<0.05$);对于预防泌尿系感染,治疗后治疗组较对照组泌尿系感染发生率低,但差异无显著性意义。证明隔姜隔盐灸法是治疗中风后排尿功能障碍的安全、有效、简便、适于推广的疗法。[刘慧林,王麟鹏.隔姜隔盐灸治疗中风后排尿功能障碍对照研究.中国针灸,2006,26(9):621-623.]

②灸疗与针刺治疗脑卒中偏瘫效果比较。治疗方法:在接受一般性西药治疗基础上,七处灸组给予灸疗,针刺组给予针刺治疗,七处灸组选穴:百会、曲鬓、肩井、曲池、三里、绝骨、风市,以凡士林作黏附剂涂在穴位上,将艾炷置两侧穴位,按从上至下、先健侧后患侧快速点燃艾炷,患者有热烫感迅速取下艾炷,灸7遍。偶有烫伤,可用烫伤膏处

理,次日在穴位附近稍远处施灸。针刺组选穴:曲池、合谷、风市、三里、阳陵泉、悬钟、太冲;肌张力高者可选用透穴,合谷透后溪,曲池透少海、阳陵泉透阴陵泉、悬钟透三里。两组治疗均 1 天 1 次,10 次为 1 个疗程,疗程间隔 2 天,共做 6 个疗程。[王玉华,宫丽莉,王保才等.灸疗与针刺治疗脑卒中偏瘫效果比较.齐鲁医学杂志,2003,18(4):435.]

③针刺加灸治疗缺血性中风后假性球麻痹。治疗方法:治疗组(针刺加灸组)针刺选穴:廉泉、聚泉、哑门、风池、人中、内关;针具:粗 0.32mm,长 25~40mm 不锈钢毫针;针刺操作:皮肤用 75% 乙醇常规消毒,选准穴位,以毫针刺入,先点刺哑门、廉泉、聚泉,有酸胀感不留针,再刺风池、人中、内关,得气后留针 30 分钟,内关行平补平泻手法;艾灸取穴:关元、足三里,选用清艾条,针刺同时,在上述穴位施行温和灸,艾条距患者皮肤 2~3cm,以有温热感而无灼痛为宜,每次 30 分钟。对照组(针刺组)取穴与治疗方法同针刺加灸组中针刺治疗。2 组均每日治疗 1 次,6 次为 1 个疗程,疗程间隔 1 天,上述治疗过程中除了必要的降压、降糖、抗感染治疗外,不加用其他药物疗法。治疗后,针刺组和针刺加灸组患者吞咽、语言功能症状积分评分均较治疗前有显著性降低($P<0.01$),与单纯针刺组相比,针刺加灸组疗效更明显($P<0.05$)。结果显示针刺加灸组在改善缺血性中风致假性球麻痹患者的吞咽、语言功能优于单纯针刺治疗。[丁德光,孙国杰,李家康.针刺加灸治疗缺血性中风后假性球麻痹的临床研究.中医药学刊,2006,24(5):948-949.]

④温针灸治疗中风后便秘。治疗方法:治疗组取穴:天枢、下脘、中脘、关元、石门。操作:穴位常规消毒后用

0.35×50mm 针灸针,直刺进 2 寸,轻微提插捻转至局部有酸胀感,于针柄上插入 2.5~3cm 艾条,待艾条燃尽后取针,每日 1 次,治疗 15 天为一个疗程。对照组口服酚酞片(100mg/ 片),睡前口服 50mg,15 天为一个疗程。疗程结束半个月后进行疗效对比观察。治疗组远期有效率 96.88%,而对照组有效率仅为 56.25%,两组有显著性差异(P<0.01)。温针灸组疗效稳定,治疗组中无 1 例出现副作用,而对照组中出现腹痛 4 例,腹泻 6 例,副作用发生率为 31.25%,两组差异非常显著(P<0.01)。[李淑芝,宋曼平.温针灸治疗中风后便秘的疗效观察.中国科技信息,2005,9:139.]

二十九、帕金森病

帕金森病(Parkinson's disease,PD)是一种常见的中枢神经系统退行性变性疾病,以肢体的震颤、僵硬、活动不灵活、动作缓慢并逐渐加重为主要表现。主要发生于中老年人,随年龄的增长而增加,多发生于 50~60 岁,男性稍多于女性,遗传不起决定性作用。最常见的运动功能减退病症是 4~7Hz 的震颤,在肢体表现明显,而肌张力却增强,以静止性震颤、肌强直、运动迟缓、和姿势步态异常以及精神心理、认知功能障碍等为临床症状。

【特效灸疗方法】

隔姜灸:将面活成面饼环置于神阙穴旁,神阙穴内填满药物,将姜片置于面饼上,艾炷捏实点燃,灸 5~7 壮,每日 1 次,隔日 1 次,7 次为一个疗程。

【临床应用】

①艾灸神阙治疗帕金森病。对照组采用帕金森病常规

治疗,观察组在基础上加艾灸法。治疗方法:①用物准备:艾炷 10~15 个(底面直径为 1.5cm 圆锥形),姜片(直径 > 2cm,厚度 0.2cm 圆形),荞麦面或小麦面面团,打火机、治疗缸、镊子、带孔圆柱筒各 1 个,畅元脐药适量。②嘱患者排空小便,放松,安静平卧,露出脐部。③将面团捏成一内周径约 1.5cm 左右,外周直径约 1.5~2cm 的环形面饼,厚度约 0.5cm,环置神阙周围,暴露穴位,放畅元脐药适量以填满肚脐。④姜片放于面饼上,将艾炷点燃放于姜片上,用治疗桶罩住。观察艾炷燃烧情况,及时更换。用镊子夹住燃烧过的艾炷底部,放入盛水的治疗缸内,重新放置下一个艾炷,并记录一壮燃烧时间,一般 15~20 分钟一壮。⑤艾灸时,随时观察患者反应,如出现心慌、气短、不能平卧等不适反应,应立即中止艾灸。患者全身汗出较好。一般每次艾灸 3~4 小时,隔日艾灸一次,10 次为 1 个疗程。如患者不能耐受,可根据患者耐受程度,适当增减。⑥艾灸完毕,整理用物,纱布覆盖肚脐,胶布贴好。结果表明艾灸神阙疗法对帕金森病有较好的疗效,95% 的病人配合使用脐疗后症状明显改善或好转,观察组疗效显著优于对照组($P<0.05$),证明应用艾灸神阙治疗帕金森病,可提高临床效果。[牛青蔚.艾灸神阙治疗帕金森病效果观察.医学创新研究,2007,4(8):117-118.]

②隔药灸神阙穴治疗帕金森病。两组患者在观察期间均服用常规治疗帕金森病的西药,安坦片每次 2mg,每日 2~3 次,口服;金刚烷胺每次 0.2g,每日 2 次,口服;泰舒达从每日 50mg 起,逐渐加至每日 150~250mg,每日分 3~5 次服用;美多巴 250mg 标准片,由每次 1/4 片,每日 2

次服用,每过7天增加1/4片,每日3次,最多可加至每次1片(250mg),每日3~4次。4种药物可据症状单独或联合用药,具体剂量随病情和个体差异而定,以最小剂量取得最大疗效为度。治疗组在PD常规口服药治疗基础上加用神阙穴隔药灸。操作:嘱患者仰卧位,脐部神阙穴常规消毒后,以温开水调面粉成面圈状绕脐1周,后将麝香末约0.02g纳入脐中,再取赵国华主任医师研制的炼脐接寿散(制乳没、人参、猪苓、荜茇、续断、厚朴、两头尖,按1:0.5:0.5:1:1:1:0.5配制)填满脐孔,用艾炷(艾炷底盘直径与面圈内径相同,约1.2cm,高约1.5cm)施灸20壮,灸后胶布固封脐中药末,再次治疗时换用新药。隔日治疗1次,15次为一个疗程,休息2~3天再进行下一疗程,共治疗2个疗程后进行疗效比较。治疗组总有效率83.3%,明显高于对照组的58.3%($P<0.01$);治疗组改良UPDRS积分减少74.1%,明显优于对照组的16.7%($P<0.01$)。证明了神阙穴隔药灸治疗帕金森病确有一定疗效。[张京峰,孙国胜,赵国华.隔药灸神阙穴治疗帕金森病54例疗效观察.中国针灸,2005,25(9):610-612.]

三十、外伤性截瘫

外伤性截瘫是指脊椎在外界暴力作用下,发生脊椎骨折或脱位导致脊髓损伤,神经功能障碍而引起的肢体瘫痪,一般以脊髓受伤平面以下肢体的运动障碍为主要表现。是一种严重的损伤,给社会、家庭、个人造成巨大的经济损失和身心伤害。外伤性截瘫多见于青壮年男性,多因跌扑打击,损伤脉络,血瘀于内,脉络不通,气血运行不畅,筋肉肌肤失于濡养等,引起肢体痿弱不用,麻木不仁等症状。属于中医学的"痿证"范畴。

【特效灸疗方法】

①艾炷灸:隔姜灸:取厚度约 0.3cm 鲜生姜片,用针在其中央扎数个孔,以利于药力透达穴位。将艾炷置其上并捏实,置于穴位上,患者感觉发烫时,将姜片轻轻抬起,调节到感觉热气向里透达而且能耐受为度。每穴灸 5 壮,换穴同时更换新姜片。取穴:神阙穴、督脉及膀胱经穴为主。每日 1 次,7 次为 1 个疗程。

②温针灸:针刺各穴位后,取艾条约 1.5cm 置针柄上施以温针灸。每日 1 次,7 次为一个疗程。取穴:督脉、足太阳膀胱经穴为主。

【临床应用】

①针灸为主治疗外伤性截瘫。灸法取穴:背部取夹脊穴、背俞穴;四肢部取曲池、足三里、血海;腹部取关元、气海,将鲜姜切成 0.3~0.4cm 的薄片,面积要大于艾炷底面,用三棱针把姜片刺数个小孔置于穴位上,再在姜片上放蚕豆大的艾炷施灸。当患者有灼热感时轻轻拍打周围皮肤,当患者呼痛时取下,换一壮,连灸五壮。灸后可见灸处皮肤潮红,温热为度(尽量不要产生灸疮,免难愈),每次 2~3 穴,每日 1 次,15 次为 1 个疗程。同时配合电针和穴位注射,及心理康复和功能锻炼。[刘志良.针灸为主治疗外伤性截瘫 224 例临床观察.针灸临床杂志,2001,17(5):25-26.]

②电针、温针灸疗法配合药物穴位注射治疗外伤性截瘫。温针灸治疗:将艾条切割成 1~1.5cm 长段,备用,取受伤椎体上、下各 1~2 椎体夹脊穴、双肾俞,将艾炷插于针柄,

点燃艾炷下部,每次灸 3~4 炷,以灸后腧穴周围红润、患者感觉温热为度,隔日 1 次,10 次为一个疗程,疗程间隔 5 天。[孔秀玲.针灸并用治疗外伤性截瘫 28 例.中华综合医学杂志,2005,6(8):732-733.]

三十一、单纯性肥胖病

肥胖症是指体内脂肪堆积过多和(或)分布异常,体重增加是遗传因素和环境因素共同作用的结果,肥胖症的病因未完全明了,有各种不同的病因,同一患者可有几种因素同时存在。总的来说,若能量的摄入超过人体的消耗,即无论多食或消耗减少,或两者兼有,均可引起肥胖。

【特效灸疗方法】

①艾炷灸:取厚度约 0.3cm 鲜生姜片,用针在其中央扎 20~30 个孔,以利于药力透达穴位。将艾炷置其上并捏实,置于穴位上,患者感觉发烫时,将姜片轻轻抬起,调节到感觉热气向里透达而且能耐受为度。每穴灸 5 壮,换穴同时更换新姜片。取穴:天枢、上巨虚、三阴交、中脘、阳池、三焦俞、地机、命门。每日 1 次,7 次为一个疗程。

②艾条灸:患者取平卧位,取艾条在距穴位 2~3cm 处施行温和灸或雀啄灸,每穴 15 分钟。每日 1 次,10 次为一个疗程。取穴:脾经和胃经的腧穴,中脘、曲池、天枢、足三里、丰隆、三阴交等。

③温针灸:患者取仰卧位,针刺各穴位后,取艾条约 1.5cm 置针柄上施以温针灸。每日 1 次,7 次为一个疗程。取穴:脾经和胃经的腧穴,中脘、曲池、天枢、足三里、丰隆、三阴交等。

【临床应用】

①灸法治疗肥胖症。灸法治疗肥胖15人,以阳池、三焦俞为主穴,地机、命门、三阴交、大椎为配穴,每次选主穴及配穴各1穴,用隔姜灸法,每次灸5~6壮,每日1次,1个月为1个疗程,结果有5例体重下降1.5kg以上,体重下降最多者为4kg。[陈俊鸿,郭佳士.针灸治疗单纯性肥胖症30例.中国针灸,1984,(4):24.]

②艾炷隔姜灸或隔蒜灸治疗肥胖症。取穴天枢、上巨虚、三阴交、曲池、足三里、脾俞、阴陵泉、丰隆、中脘、关元。每次选4个穴位,每穴灸5~7壮,艾炷如黄豆大,每日或隔日施灸1次。1个月为1个疗程,疗程间隔3~5天。至少灸治4个月。此法必须长期坚持,持之以恒,日久必有良效。[张京英,刘农虞.神奇艾灸术.南京:江苏科学技术出版社,1994.]

③神阙隔药物灸治疗单纯性肥胖症。先用75%乙醇在神阙穴消毒再取药粉(将苍术、半夏、厚朴、枳实、木通、番泻叶、人参、丁香各等量研成细粉)10~15g,隔纱布放置于神阙穴,再将灸筒放于药粉之上,点燃置入筒内的艾条悬灸。每次施灸时间为40~50分钟,每周治疗2次,连续治3个月为一个疗程。同时严格控制脂肪和糖类,多选用低脂低糖,高纤维高蛋白食物,并应有足够微生物和其他营养素,增加水果蔬菜以满足饱腹感,改掉吃零食及夜宵的习惯。根据自己的体能循序渐进并长期坚持运动。改掉不良的日常作息时间,避免熬夜睡懒觉,放松心情,不让精神过度紧张压抑。[张美玲.神阙隔药物灸治疗单纯性肥胖症的临床观察.湖南中医学院硕士学位论文,2003.]

三十二、糖尿病

糖尿病是内分泌-代谢紊乱性疾病,发病原因与机制较为复杂,迄今尚未完全阐明。胰岛素分泌缺乏或延迟,循环血液中存在抗胰岛素抗体,胰岛素受体或受体后缺陷致靶组织对胰岛素敏感性降低,是发生糖尿病的基本环节。遗传因素和环境因素也是发生糖尿病的主要原因。早期可无症状,症状期表现为多饮、多食、多尿、烦渴、疲乏、消瘦等,严重时可发生酮症酸中毒或其他类型代谢紊乱,常易并发急性感染、肺结核、动脉粥样硬化、肾和视网膜微血管病变即神经病变等。本文主要介绍艾灸治疗 2 型糖尿病。

【特效灸疗方法】

①艾炷灸:取厚度约 0.3cm 鲜生姜片,用针在其中央扎数孔,以利于药力透达穴位。将艾炷置其上并捏实,置于穴位上点燃,患者感觉发烫时,将姜片轻轻抬起,调节到感觉热气向里透达而且能耐受为度。每穴灸 5 壮,换穴同时更换新姜片。取穴:胰俞、脾俞、肾俞、肺俞、关元、气海、足三里、三阴交。每日 1 次,10 次为一个疗程。

②艾条灸:患者取平卧位,取艾条在距穴位 2~3cm 处施行温和灸或雀啄灸,每穴 15 分钟。每日 1 次,10 次为一个疗程。取穴:脾经和胃经的腧穴,胰俞、脾俞、肾俞、肺俞、关元、气海、足三里、三阴交。

③温针灸:患者取仰卧位,针刺各穴位后,取艾条约 1.5cm 置针柄上施以温针灸。每日 1 次,10 次为一个疗程。取穴:脾经和胃经的腧穴,胰俞、脾俞、肾俞、肺俞、关元、气海、足三里、三阴交。

【临床应用】

①耳针、灸法治疗 2 型糖尿病。耳针治疗按国际耳穴标准化方案,取耳穴胰胆、肝、肾、屏间、交感、下屏尖及配穴三焦、渴点、饥点。根据主证及辨证分型,每次选用 5~6 穴,耳廓常规消毒,采用捻入法将毫针快速刺入耳穴。捻转法运针 1 分钟,留针 1~2 小时,留针期间每 30 分钟行针 1 次。隔日 1 次,两耳交替,15 次为一个疗程。灸治方法:艾炷直径为 1.5cm,高 2cm,重 10.5g。鲜姜片厚 3~4cm,直径 2cm。常用灸治穴位 14 个,分为 6 组,每次应用一组,轮换使用。每穴灸治 10~30 壮,每次治疗时间 120 分钟。隔日治疗一次。30 天为一个疗程。穴位分组:曲池、三阴交;肺俞、膈俞、肾俞;关元、太冲;气海、阳陵泉;胰俞、脾俞、命门;足三里、中脘。在治疗同时,每天空腹化验一次尿糖,每一疗程化验一次血糖,观察临床病症。[解余宏,杨舜民,李玉堂.耳针、灸法治疗 2 型糖尿病 32 例临床观察.中国中医药杂志,2004,2(12):554-555.]

②灸法治疗 2 型糖尿病。取穴:气海、关元、三阴交、阴陵泉、太溪、肾俞、命门、脾俞、中极、复溜、足三里。操作时将艾炷置于穴位上点燃,每穴灸治 5~10 壮,每次选用 6 个穴,以上各穴交替使用。每日 1 次,15 日为一个疗程。[宫军.灸法治疗 2 型糖尿病 156 例临床观察.天津中医药,2003,20(4):47.]

③针加灸胃脘下俞穴治疗糖尿病。将 79 例糖尿病患者采用抽签法随机分为针刺组 29 例、艾灸组 24 例和针刺加艾灸组 26 例,针刺组根据患者的胖瘦程度,选用粗 0.35mm,长 40~50mm 的毫针,取胃脘下俞穴垂直进针,得

气后留针 30 分钟。在得气后、行针中和起针前施以平补平泻手法 5 分钟。艾灸组取胃脘下俞穴艾条温和灸,距皮肤 25mm 左右,持续灸 30 分钟。针刺加艾灸组在采用针刺治疗的同时施以艾灸组的艾条温和灸法。3 组均在每日 8:00~10:00 时、14:00~16:00 时治疗 2 次,10 天为一个疗程,连续治疗 3 个疗程进行疗效比较。另外,患者每天锻炼 2 次,每次 15~30 分钟,以不感疲劳为度;患者治疗期间所需饮食热量,根据其病情、运动量和体重情况,按 30~35cal/kg 计算。治疗后 3 组患者临床症状明显改善;空腹血糖、24 小时尿糖定量、糖化血红蛋白、胆固醇、甘油三酯、低密度脂蛋白均有不同程度降低($P<0.05$);高密度脂蛋白均有升高($P<0.05$);但以针刺加艾灸组的效果最佳($P<0.01$)。针刺、艾灸以及针加灸胃脘下俞穴,都是治疗糖尿病的有效方法,但针刺与艾灸合用效果更好。[廖辉,席萍,陈强,等.针刺、艾灸、针加灸胃脘下俞穴治疗糖尿病临床观察.中国针灸,2007,27(7):482-484.]

④温针灸治疗 2 型糖尿病。主穴取肺俞、膈俞、脾俞、胃俞、肾俞、中脘,配穴取关元、足三里、阴陵泉、三阴交、太溪、照海等穴,初期采用泻法或平补平泻法为主,后期以补法为主,每日 1 次,10 次为 1 个疗程,各疗程间隔 3 天,同时严格控制饮食。[林永平.温针治疗非胰岛素依赖性糖尿病 11 例.福建中医药,1998,(6):10.]

三十三、肝硬化

肝硬化是肝脏损害为主的慢性全身性疾病。根据临床表现一般分为早期肝硬化和晚期肝硬化(肝腹水)两大类。早前表现为腹胀,乏力,食欲不振,恶心呕吐,上腹部不适或隐痛,面色微黄,面颊、上胸、背部、两肩及上肢出现蜘蛛痣,或毛细血管扩张,手掌发红(肝掌),肝脏肿大,表面光滑,脾脏也有轻、中度的肿大,进而形体消瘦,面色灰暗,肝脏由大缩小,质地较硬,腹壁及脐四周静脉曲张,腹部膨大,击之如鼓。

【特效灸疗方法】

艾炷灸:隔葱白饼灸:将大葱白捣烂敷于穴位上,上置艾炷,灸3~5壮,每日1次,7日为一个疗程。取穴:神阙、章门、期门、气海、阴陵泉、中脘、天枢、足三里。

【临床应用】

神阙穴敷灸治疗早期肝硬化。高氏采用中药健脾软肝膏神阙穴敷灸治疗病毒性乙型肝炎后肝硬化34例,临床疗效满意。用自制健脾软肝膏(由党参、白术、桃仁、郁金、薄荷、鸡内金等组成)敷于脐部,其量与腹面平,上用纱布覆盖后,点燃艾条灸敷药处15分钟,每天加灸(神阙穴)3次,48小时换药1次。1个月为1个疗程,3个月后进行疗效评定,临床症状如乏力、食欲不振、腹胀、胁痛等明显改善,肝硬化体征如肝掌、面色黧黑、脾大也有不同程度的改善。[高荣慧.神阙穴敷灸治疗早期肝硬化的临床观察.中国针灸,1996(9):25-26.]

三十四、脂肪肝

正常人在摄入良好的膳食时,肝脏的脂肪含量约占肝脏重量的3%~5%,在体肥胖超重时,肝脏的脂肪量则明显增加。当肝脏的脂肪含量超过肝脏重量的10%时,即称脂肪肝。其临床表现随原发病而异,轻者可无自觉症状,有些人有食欲不振、乏力、腹胀、肝区有轻度压痛。病情重的患者肝功能严重减退,血浆蛋白过低而出现浮肿;少数患者可有黄疸;不少患者伴有不同程度的维生素缺乏症状,如舌炎、口角炎、末梢神经炎和毛囊角化等。

【特效灸疗方法】

①艾炷灸:选用柔肝滋阴药物,大黄、龙胆草、郁金、姜黄、生地黄、玉竹共研细末,用陈醋调成膏状,制成 0.2cm 厚的药饼,置于各穴上,取艾炷置于其上点燃,每穴灸 3~5 壮,每日 1 次,10 次为一个疗程。取穴:期门、日月、太冲、合谷、太溪、复溜、足三里、三阴交、丰隆。

②艾条灸:取艾条在距穴位 2~3cm 处施行温和灸或雀啄灸,每穴 15 分钟。每日 1 次,10 次为一个疗程。取穴:关元、太溪、复溜、足三里、三阴交、丰隆。

【临床应用】

①自制柔肝消脂膏间接灸治疗脂肪肝。柔肝消脂膏制作:取大黄 20g、龙胆草 20g、郁金 20g、姜黄 20g、生地黄 20g、葛根 20g、玉竹 20g、山楂 30g、冰片 10g、绿茶 20g、青皮 20g、枳壳 10g 等研为细末,加陈醋,制成膏状,做成厚约 0.2cm,如 5 分硬币大小药饼备用。先嘱患者左侧卧,取右侧日月、期门、右乳中线直下肋下缘处各置药饼 1 枚,上置花生米大艾炷(重约 0.8g)点燃施灸,每穴 3~5 壮。再嘱患者俯卧,取双侧肝俞、脾俞上置艾炷施灸,亦 3~5 壮,皮肤红润为度。每日 1 次。对照组口服复方降脂片 4 片,每日 3 次。以上两组均 10 天为 1 个疗程,间隔 2 天后继续下 1 个疗程。结果发现,治疗组总有效率为 98%,对照组总有效率

为 74%，证明柔肝消脂膏间接灸法融合艾灸、药物外用于一体，操作简单，无痛、无副作用，是一种绿色疗法。[万红棉，马兆勤，王萍. 柔肝消脂膏间接灸治疗脂肪肝 50 例. 中国中医药科技，2004，11（5）：318.]

②电针艾灸治疗单纯肥胖性脂肪肝。根据中医辨证，将其分为三型，主穴取中脘、章门、天枢、水道、足三里、丰隆、三阴交、太冲、足临泣。每次取上述穴位均双侧以 1.5~2.5 寸毫针刺入，针刺得气后，先采用补虚泻实的手法施治；后用电针仪采用脉冲电流留针 30 分钟，再行艾条灸天元穴 15 分钟；每日 1 次，15 次为 1 个疗程，共治疗 2 个疗程。其脾虚者加公孙、商丘，用补法；肝肾亏虚者加太溪、照海、复溜用补法；血瘀者加血海、地机，用泻法。临床治愈 6 例，显效 15 例，有效 7 例，无效 2 例。[田虹，金丽敏. 电针艾灸治疗单纯肥胖性脂肪肝 30 例临床观察. 针灸临床杂志，2004，20（12）：32-33.]

③针灸治疗脂肪肝。取穴：①关元、复溜、足三里、三阴交、合谷；②肾俞、太溪、太冲、内关。穴位常规消毒，选 28 号 1.5 寸毫针进行针刺治疗。关元、复溜、足三里、肾俞用提插补法，三阴交、合谷、太冲、太溪用提插泻法，体质壮实病变较深者多用泻法，脾肾虚者多用补法，一般患者用平补平泻法。留针 30 分钟，中间行针 2 次。以上穴位灸关元与肾俞，用 2 段长约 5cm 艾条点燃，放入艾条盒内，每次 15~20 分钟，至局部皮肤潮红。不能俯卧者，可以取侧位，肾俞穴得气后，取长约 4cm 的艾条 2 支点燃后，置于针柄上，行温针治疗。两组穴位交替使用。每日针灸 1 次，10 次为一个疗程，疗程间休息 3~5 天，再继续治疗。[黎启娇. 针灸治

疗脂肪肝疗效观察.中国针灸,2004,24（4）:243.]

三十五、白血病

白血病俗称"血癌",是一种造血系统异常增生的恶性疾病。其原因不明,多发于儿童及青少年,女性多于男性。按细胞分化程度分为急性与慢性两类,按细胞系统分为淋巴细胞性和非淋巴细胞性。一般按病程、细胞类型及血象分类结合命名,如急性或慢性淋巴细胞性白血病,急性或慢性粒细胞性白血病等。其临床主要表现为身体虚弱乏力,易感染,长期低热,体重减轻,出血,严重而进行性贫血,肝、脾、淋巴结肿大及骨、关节痛等。周围血象和骨髓检查可确定诊断。

【特效灸疗方法】

①艾炷灸:瘢痕灸:艾炷直接施灸于穴位,每穴 3~5 壮,施灸完毕贴上灸疮膏药,待化脓后,视分泌物多少每日或隔日清创口,换膏药,直至结痂愈合。取穴:大椎、背俞穴、神阙、足三里。隔姜灸:取食盐填满神阙穴,上置鲜姜片,艾炷捏实点燃,灸 5~7 壮,每日 1 次,10 次为一个疗程。

②艾条灸:雷火灸:由艾叶、柏树茎组成,患者取仰卧位,距离皮肤 2~3cm,每日灸 1 次,每次时间约 30 分钟,取穴:肾俞、神阙、关元、足三里。

【临床应用】

①隔蒜铺灸治疗白血病化疗后骨髓抑制疗效观察。观察 30 例白血病病人,对照组化疗中和化疗后骨髓抑制期均给予一般支持治疗:每日紫外线消毒房间,发热者给予头孢类加氨基糖苷类抗生素抗感染,并根据药敏调整抗生素,根

据需要输注成分血。化疗结束后,骨髓受抑,外周血全血细胞减少,治疗组和对照组所有病人在中性粒细胞 $<0.5 \times 10^9$/L 时开始皮下注射粒细胞集落刺激因子 G-CSF 5μg/(kgd),每日 1 次,直至中性粒细胞 $\geq 1.0 \times 10^9$/L 为止,无效者用至 2 周停药。治疗组在上述治疗基础上加用隔蒜灸腹部外治法。每次 30 分钟,每日 1 次,6 日为 1 个疗程,1 个疗程结束后血象仍未恢复者继续下 1 个疗程的治疗。结果:2 组骨髓造血恢复时间:治疗组骨髓恢复至增生活跃时间为 9~21 天,平均(14.41 ± 5.16)天;对照组骨髓恢复至增生活跃时间为 14~35 天。平均(17.32 ± 6.21)天。2 组骨髓造血恢复时间比较差异有显著性($P<0.05$)。2 组化疗后合并感染比较:治疗组和对照组化疗后并发感染分别为 13 例和 12 例;感染发生率分别为 43.33% 和 60.00%,感染发生率治疗组明显低于对照组($P<0.05$)。2 组输血情况:治疗组输血小板为 15 例次、输浓缩红细胞为 13 例次,输血小板、红细胞率分别为 45.45% 和 39.39%。对照组输血小板为 10 例次、输浓缩红细胞为 9 例次,输血小板、红细胞率分别为 45.45% 和 40.90%。治疗组输血率略低于对照组,但差异无显著性($P>0.05$)。②雷火灸治疗老年急性白血病。对照组的处理:AML(急性髓性白血病)采用减量的 DA 方案(柔红霉素 40~60mg,第 1~3 天分别静脉注射 1 次。阿糖苷 0.1g,肌内注射,第 1~7 天每 12 小时用药 1 次);ALL(急性淋巴细胞性白血病)采用减量的 VP 方案(长春新碱按平方米体表面积用药 1~2mg,每周用药 4 次,连用 4 周。泼尼松龙按平方米体表面积用药 40~60mg,每日口服 1 次,连用 4 周),脏器功能良好者,加用柔红霉素。对于白细胞 $>100 \times 10^9$/L

的患者,化疗前行治疗性白细胞去除术。观察组的处理:在
上述化疗方案的基础上,采用温阳方加雷火灸治疗。温阳
方:淡附片 20g,桂枝、仙灵脾各 15g,枸杞子、补骨脂、巴戟
天各 25g,熟地 30g,浓煎至 100ml,每日 2 剂。雷火灸:由艾
叶、柏树茎组成。患者取仰卧位,距离皮肤 2~3cm,每日灸
1 次,每次时间约 30 分钟。取穴:肾俞、神阙、关元、足三里。
结果表明:观察组 30 例在上述治疗基础上,给予雷火灸配
合温阳方治疗。结果显示观察组总有效率 86.67%,对照组
总有效率 63.33%。提示:雷火灸配合温阳方治疗老年急性
白血病可提高化疗效果,改善生活质量,减轻化疗的毒副作
用。[吴顺杰,李达,代喜平.雷火灸配合温阳方治疗老年
急性白血病 30 例.陕西中医,2007,28(6):729-731.]

三十六、白细胞减少症

白细胞减少症是多种原因引起的一组综合征。当周围
血液白细胞计数持续低于 4×10^9/L,中性粒细胞百分数正
常或稍少,称为白细胞减少症。其发病原因主要与药物、化
学药品、接触放射性物质、肝炎、脾功能亢进等有关。此外
尚有病因不明者。近年来由于各种因素引起的白细胞减少
症日益增多,特别是由于肿瘤发病率的增加,放化疗所致的
白细胞减少症患者愈来愈多。目前本病尚无特效治疗手
段。从近年来的中医文献看,灸法对白细胞减少症有较好
疗效。

【特效灸疗方法】

①艾炷灸:取厚度约 0.3cm 鲜生姜片,用针在其中央扎
数个孔,以利于药力透达穴位。将艾炷置其上并捏实,置于

穴位上,患者感觉发烫时,将姜片轻轻抬起,调节到感觉热气向里透达而且能耐受为度。每穴灸 5 壮,换穴同时更换新姜片。取穴:神阙、足三里、脾俞、肾俞。每日 1 次,7 次为一个疗程。

②艾条灸:取艾条在距穴位 2~3cm 处施行温和灸或雀啄灸,灸至皮肤潮红微烫为度,每穴约 15 分钟。每日 1 次,7 次为一个疗程。取穴:足三里、三阴交、血海、脾俞、肾俞。

③铺灸:患者取俯卧位,裸露背部,蘸姜汁擦涂铺灸部位,将扶正通督散(补骨脂 50g,肉桂 15g,地龙 12g,没药、木香各 10g,冰片 3g))均匀撒在擦有姜汁的部位,将姜泥铺在药末之上,将纱布置于姜泥上,再将艾炷置于纱布上点燃,让其自然燃烧,待患者有灼热感时,再续艾炷 1 壮灸之,间隔 1 星期治疗 1 次。取穴:以胸 10~ 腰 5 督脉为中线及两侧夹脊穴。

【临床应用】

①隔姜灸治疗化疗所致白细胞减少症。取艾绒适量,放在掌心揉搓成团捏成底面直径约 25mm、高约 30mm 的圆锥型艾炷共 36 个。将姜块切成直径 35~40mm、厚约 3~4mm 的姜片,并在姜片上用直径约 1mm 的钢针均匀地刺透 20~30 下。往烧杯或茶缸中注入一半水。将白棉布对折。治疗方法:患者俯卧,全身放松,铺垫舒适,暴露背部。在大椎、膈俞、脾俞、胃俞、肾俞各平放 1 块准备好的姜片。在患者背部两侧及下部未灸部位用双层白棉布覆盖。点燃 9 个艾炷(从上部点燃),放在患者背部腧穴的姜片上,施灸。当患者感觉到灸痛时,开始点燃第 2 组 9 个艾炷,以准备第 2 轮施灸。医者一手持镊子,一手端装有水的烧杯(或

茶缸),在患者感到灸痛时,夹起在患者背部腧穴处燃烧的艾炷放入瓶子中淹灭,姜片不动,即刻放上第2个刚点燃的艾炷。每个穴位连续灸4壮,以被灸腧穴处出现4~6cm直径大的红晕、但不起疱为佳。每穴4壮灸完后,用白棉布将被灸部位盖上,再盖上被子(单),医者隔着被子轻轻按摩被灸部位,直到患者不感姜片温热时,即结束治疗。每天治疗1次,10次为一个疗程。[赵喜新,路玫,朱霞,等.隔姜灸治疗化疗所致白细胞减少症:多中心随机对照研究.中国针灸,2007,27(10):715-720.]

②艾灸防治化疗致白细胞减少症。将46例患者分为两组,采用自身前后对照方法观察,艾灸组在化疗同时艾灸足三里、三阴交,具体操作为患者取端坐位,充分暴露穴位,采用温和灸法,点燃艾条后,对准穴位施灸,灸火距皮肤约1.5cm,以患者局部感到温热而不灼痛、局部皮肤呈现红晕为度。每天1次,每穴每次灸10分钟,先灸足三里,再灸三阴交,灸毕轻轻按摩穴位3分钟。艾灸由化疗第一天开始,连续10天,每天监测血常规。结果:艾灸组发生Ⅲ~Ⅳ度白细胞减少的例次较非艾灸组明显减少。[邓宏,龙顺钦,吴万垠,等.艾灸防治化疗致白细胞减少症46例疗效观察.新中医,2007,39(6):90-92.]

③温和灸治疗肿瘤放化疗后白细胞减少症。李秋荐等将159例放化疗后白细胞减少患者,随机分为治疗组和对照组。治疗组取穴:足三里,血海,合谷,脾俞,肾俞。施灸时将艾条的一端点燃,对准上述穴位约距皮肤2~3cm左右进行熏烤,使患者局部有温热感而无灼痛为宜,一般每处灸8分钟。至皮肤红晕为度。1周为1个疗程。治疗87例患

者显效 48 例,有效 28 例,无效 11 例,总有效率 87.4%。对照组:西药利血生 10~20mg,沙肝醇 20~40mg,每日 3 次口服,3 周为 1 个疗程。结果显示治疗组总有效率为 87.4%,对照组总有效率为 68.1%。本法可在升提白细胞的同时也能提升红细胞及血小板计数,因此适用于放化疗引起的白细胞减少症。[李秋荐,裴兰英,郭英昌.温和灸治疗肿瘤放化疗后白细胞减少症 87 例临床观察.江苏中医药,2007,39(1):41.]

④铺灸督脉、夹脊穴治疗白细胞减少症。患者俯卧于床上,裸露背部,蘸姜泥中的姜汁擦铺灸部位,将中药扶正通督散均匀撒在擦有姜汁的部位(胸 10~ 腰 5 督脉为中线及两侧夹脊穴),将姜泥铺在药末之上,纱布用水浸湿,折成 3 层置于姜泥上,再将艾绒制成艾炷(上窄下宽)置于纱布上,如长蛇状分上、中、下点位点燃,让其自然燃烧,待患者有灼热感时,将艾绒去掉,再续艾炷 1 壮灸之,2 壮为 1 次,间隔 1 星期治疗 1 次,6 次为 1 个疗程。[何天有.铺灸治疗白细胞减少症 66 例.上海针灸杂志,2004,23(1):19.]

三十七、失眠

失眠是指经常不能获得正常睡眠的一种病症,轻者表现为入睡困难或睡而不实,易醒,或醒后难以入睡;重者彻夜难眠。属中医典籍中"不寐"或"不得眠""不得卧"范畴。本病也可与头痛、眩晕、心悸、健忘症同时出现。本病的发生无明显性别差异,各个年龄段均可发病,尤以脑力劳动者为甚。

【特效灸疗方法】

①艾炷灸:隔附子饼灸,附子饼放于两侧肾俞穴,艾炷点燃后待患者感灼热时沿膀胱经上下移动附子饼,连灸3~5壮,隔日1次,5次为一个疗程。

②艾条灸:患者取平卧位,取艾条在距穴位2~3cm处施行温和灸或雀啄灸,灸至皮肤潮红微烫为度,每穴约15分钟。每日1次,10次为一个疗程。取穴:百会、涌泉、神门、三阴交。

③温针灸:患者取俯伏位,针刺各穴位得气后,取艾条约2~3cm置针柄上施以温针灸,留针30分钟。每日1次,10次为一个疗程。取穴:百会、神门、三阴交。

【临床应用】

①隔附子饼灸治疗失眠。邬氏治疗112例患者,男58例,女54例,短暂性失眠38例,短期性失眠37例,慢性失眠37例。采用隔附子饼灸。操作时暴露应灸部位,取穴。将附子饼放于两侧肾俞穴,上置艾绒,点燃后待患者感灼热时沿膀胱经上下移动附子饼,连灸3~5壮,每次5~10分钟,隔日1次,5次为1个疗程。[邬艳.隔附子饼灸法治疗失眠的临床效果.社区卫生保健,2005,4(1):74-75.]

②灸百会穴治疗顽固性失眠。首先分清虚实,虚证多属阴血不足,重在心脾肝肾;实证多因肝郁化火,食滞痰浊,胃府不和;治疗上虚者宜补其不足益气养血,滋补肝肾;实证宜泻其有余,消导和中,清降痰火,但实证久者,气血耗损,可转为虚证。取穴:主穴百会,配穴神门,内关,三阴交。体质虚者配足三里,痰火盛者泻丰隆,根据辨证配相应的心脾肝肾之俞穴,并随证加减。手法:根据虚实进行补泻,

灸百会穴取艾条一支用温和灸法灸之30分钟,10次为1个疗程。(注意勿烫伤皮肤,以免精气外泄)。[严兴强.灸百会穴治疗顽固性失眠49例疗效观察.针灸临床杂志,1999,15(5):37-38.]

③灸涌泉穴治疗失眠。于每晚睡前用艾条在涌泉穴灸治20分钟,施灸时,对准涌泉穴(位于足底前1/3,足趾跖屈时呈凹陷处),距离2寸左右,以患者局部有温热感为度,应使皮肤红润,防烧伤,在治疗期间停用安眠药,患者自己即可施术(也可家属帮着施术)。10天为1个疗程,一般1个疗程即可见效,中间休息2~3天。再进行第2疗程,若治疗过程中患者配合热水泡足10分钟后再灸,效更佳。[吕士琦.灸涌泉穴治疗失眠20例.中医外治杂志,1998,7(4):34-35.]

④艾灸治疗失眠。徐氏采用艾条悬灸百会穴和涌泉穴并辅以适当的心理疗法治疗失眠症,疗效较满意。79例中,年龄最小28岁,最大65岁;病程最短2个月、最长20年。表现为不易入睡或睡而易醒、甚至彻夜难眠。神经系统检查无明显异常。治疗:嘱患者于每晚临睡前,自己用艾条温和灸百会穴15分钟,涌泉穴15分钟。每天1次,10天为一个疗程,休息2天后进行第2个疗程。[徐宓宓.艾灸治疗失眠79例.实用中医药杂志,2001,17(10):37.]

⑤温针灸治疗失眠。治疗组采用温针灸法治疗。患者取平卧或半卧位,全身放松,取百会、足三里(双)、内关(双)、三阴交(双),针刺上述各穴,行平补平泻手法,得气后分别加用温针灸器30分钟,待温针灸器渐凉后取下,然后取针。每日1次,7次为1个疗程。对照组采用体针、耳针

结合治疗。体针取穴同治疗组,行平补平泻手法,得气后留针30分钟,每10分钟行针1次,每日1次,7次为1个疗程,以中药王不留行籽,用胶布埋籽于耳穴神门、皮质下、交感、内分泌、肝胆区,嘱患者每日按压刺激3次,每次每穴2~3分钟,刺激强度以轻刺激量即可。结果:治疗组37例总有效率为94.59%,对照组30例总有效率为76.7%。提示:温针灸法疗效优于体针耳针结合疗法,值得推广。[范郁山,姚春.温针灸法治疗失眠37例.陕西中医,2003,24(2):164.]

三十八、硬皮病

硬皮病是全身性结缔组织的一种弥漫性病变,一般经过红肿、硬化及萎缩三个阶段。受累皮肤常与其深部组织固着,不易移动,可造成不同程度的容貌变形甚至相应器官的功能障碍。其特征为炎症性、纤维性和退行性变化,如果得不到有效治疗可能出现许多合并症。其病理变化是患者皮肤成纤维细胞合成胶原的速率增强,皮肤中蓄积过多的胶原纤维,皮下及一些内脏中也见胶原纤维增多。

【特效灸疗方法】

①艾炷灸:采用无瘢痕直接灸,以局部皮肤充血红润为度,每穴15分钟,每日1次,7次为一个疗程。取穴:局部皮损处。

②艾条灸:取艾条在距穴位2~3cm处施行温和灸或雀啄灸,灸至皮肤潮红微烫为度,每穴约15分钟。每日1次,10次为一个疗程。取穴:三阴交、血海、足三里、肾俞、命门。

③温针灸:患者取俯卧位,针刺各穴位得气后,取艾条

约 2~3cm 置针柄上施以温针灸,留针 30 分钟。每日 1 次,10 次为一个疗程。取穴:肾俞、命门及病变局部。

【临床应用】

①针灸配合局部注射治疗局限性硬皮病。毫针采用围刺法,依据局部皮肤损害面积,每针间隔 2.5cm,呈 45° 角刺入患处中心基底部,用捻转补法,捻转频率为 200 次 / 分,留针 30 分钟。在毫针留针同时,于局部施以艾炷灸,采用非化脓灸。初病,体质强壮者,患处位于肩背、腰腹、两股等处,皮肤损害面积较大者,壮数宜多;旧病,体质虚弱者,病变位于头面、胸部,四肢末端皮薄而多筋骨处者,壮数宜少。治疗以患者自感温热、局部皮肤出现红晕为度,连续灸 5~9 壮。针灸治疗完毕,局部进行严格消毒后予以局部注射。药物选用薄芝注射液、复方丹参注射液、三磷酸腺苷注射液、肌生注射液。取无菌 10ml 注射器 1 支,抽取以上 4 种药液各 2ml 混合,视病损皮肤面积大小,选择若干个进针点,每点间隔 3~4cm,采用围刺法,将 8ml 药液等量分别注入到各进针点至病损局部基底处。上述治疗,病情较重者每日 1 次,待症状缓解、局部病损皮肤开始恢复后改为隔日 1 次,15 次为一个疗程。[祁越,张玉华,张琳.针灸配合局部注射治疗局限性硬皮病 10 例.中国针灸,2004,24(6):392.]

②针灸治疗局限性硬皮病。谭氏选择主穴:脾俞(双侧)、肾俞(双侧)、足三里(患侧)、膈俞(双侧)、命门、皮肤硬肿局部。配穴:环跳(患侧)、风市(患侧)、委中(患侧)、阳陵泉(患侧)、条口(患侧),每次选主穴和配穴各 2~3 穴,行毫针平补平泻,留针 35 分钟;灸足三里、命门,患侧委中三棱针点刺放血;硬皮局部先用艾灸温灸 5 分钟,再用皮肤针

叩刺,拔火罐至有少量瘀血流出。隔日治疗 1 次,5 次为 1
个疗程。1 个疗程后,患者诉患肢疼痛消失,病变局部皮肤
知觉明显改善,皮肤硬度减轻,弹性增加,只有局部皮肤颜
色加深而呈紫色(因拔罐后瘀血外透表皮而致)。2 个疗程
后,患者诉患肢已无恶寒畏风症状,局部病变皮肤缩小到约
3cm×4cm,3 个疗程而痊愈。至 1999 年 10 月 9 日随访无
复发。[谭鸣雁.针灸治愈局限性硬皮病验案.中国民间疗
法,2002,10(1):14.]

　　③针灸加火罐治疗局限性硬皮病。针刺采用整体辨证
取穴与病变局部取穴相结合。整体取穴以手足三阳经腧穴
为主穴。选用肺俞、脾俞、肾俞、足三里,采用呼吸补法;选
用大椎、曲池、合谷、阳陵泉,采用平补平泻的手法。局部采
用扬刺法,并依据皮损面积以每针间隔 1~2cm,呈 45°角刺
入患处中心基底部,患部中心以 90°角垂直于皮表进针入
基底部,行捻转泻法,留针 30 分钟。在留针同时,选取背俞
穴和病变中心穴位加以温针灸。即取 1.5~2 寸长艾炷接于
针柄上,一般灸 3~5 壮。以穴道内部觉热和皮肤红润为度。
患部肌肉变薄处可采用悬起温和灸法。即右手持艾卷垂直
悬起于穴道之上,距皮肤 3~4cm,以患者感觉温热舒服,以
至微有热痛觉为度。针后在病变部位拔火罐,隔日一次,拔
出瘀血。每日治疗 1 次,每周治疗 5 次,10 次为一个疗程,
每两个疗程间隔休息一周。[果乃华.针灸加火罐治疗局
限性硬皮病 21 例.航空航天医药,2005,16(3):28.]

三十九、风湿性关节炎

　　风湿性关节炎是一种反复发作的全身性病变,一般认

为是一种溶血性链球菌感染有关的变态反应性疾病。多发生于青少年,病前常有扁桃体炎或咽喉炎等上呼吸道感染史,急性活动期以多发性、游走性大关节红肿热痛为特征。急性期后,病变关节不遗留病理性损害。

【特效灸疗方法】

艾炷灸:取厚度约 0.3cm 鲜生姜片,用针在其中央扎数个孔,以利于药力透达穴位。将艾炷置其上并捏实,置于穴位上,患者感觉发烫时,将姜片轻轻抬起,调节到感觉热气向里透达而且能耐受为度。每穴灸 5 壮,换穴同时更换新姜片。每日 1~2 次,10 日为一个疗程。取穴:风市、风门、风池、足三里、三阴交,配局部阿是穴。

【临床应用】

王伟明等以间接灸治疗类风湿性关节炎 93 例。用间接灸与青霉胺作临床对比观察,取穴:①膻中、中脘、气海、神阙、足三里;②膈俞、肝俞、脾俞、命门。两组穴位交替使用。把艾炷置于附子饼或姜片上燃灸,隔日或每日 1 次,50 次为 1 个疗程。结果:间接灸总有效率 90.48%,显效率 39.68%。青霉胺组总有效率 32%。两组经统计学处理,差异无显著性意义。可见灸法达到临床效果明显,且副作用小。[王伟明,杨臻,康云兰,等.间接灸治疗风湿性关节炎的疗效观察[J].上海针灸杂志,1999,18(6):5.]

四十、类风湿关节炎

类风湿关节炎是以慢性、对称性、多关节滑膜炎和关节外病变为主要临床表现,病因未明的自身免疫性疾病。临床上的主要表现为侵犯小关节为主,同时也可累及全身关节,局部表现为肿胀、疼痛、活动受限和晨僵等。可累及多器官、多系统,引起系统性病变,常见的有心包炎、心肌炎、胸膜炎、间肺炎、肾淀粉样变以及眼部疾患等。晚期关节出现不同程度的僵硬和畸形,是一种致残率较高的疾病。发病年龄多在 30~50 岁之间,女性约 3 倍于男性。目前类风湿关节炎发病可能与感染、遗传、免疫、内分泌、代谢、营养及物理等多种因素有关,尤其是与感染关系密切。

【特效灸疗方法】

取穴:关元、足三里及督脉经穴。

操作:①艾炷灸:以隔附子饼灸为主,每穴灸至皮肤潮红为止。②艾条灸:取艾条在穴位上施行温和灸,每穴 15 分钟。③温针灸:针刺各穴位后,取艾条 1.5cm 置针柄上施以温针灸。④铺灸。

疗程:每日 1 次,10 日为一个疗程。

【临床应用】

①隔物温和灸配合西药治疗类风湿关节炎。选取对照组 30 例以甲氨蝶呤(每片 2.5mg)10mg,每周 1 次口服作为基础治疗,根据病情酌用非甾体类消炎药(口服乐松,60mg,每日 3 次或美洛昔康,15mg,每日 1 次)。治疗组 30 例在对照组治疗之上加隔附子饼温和灸关元、足三里。隔附子饼灸方法为:取关元、足三里,上置附子饼,附子饼用炮附子研粉后以黄酒、饴糖调制成直径 2cm,厚 0.3~0.5cm 的圆形药饼,中间均匀戳火柴棒粗细小孔 5 个;用简易艾灸器分别将直径约 2cm,长 4cm 艾条悬置距附子饼 1cm 上方点燃温和灸,灸治过程中不断将艾灰去掉,并保持艾灸与附子饼间距及火候,每穴艾灸时间约 30 分钟,治疗结束以使

穴位皮肤泛红而不灼伤为度。每周连续5天治疗。两组乐松、美洛昔康根据病情逐渐减量,直到患者不服用可耐受疼痛为止。两组治疗时间3个月后,治疗组总有效率为83.3%,高于对照组的60.0%,差异有显著性意义($P<0.05$);两组治疗后各项指标与治疗前对比差异均有显著性意义($P<0.05$,$P<0.01$);治疗组完全停用非甾体类消炎药患者的比率明显高于对照组($P<0.05$);治疗组不良反应的发生率明显低于对照组($P<0.05$)。结果表明隔附子饼温和灸治疗RA可提高临床疗效,减少NSAIDs的使用。[李建武,刘建民,马志毅,等.隔物温和灸配合西药治疗类风湿关节炎临床观察.中国针灸,2006,26(3):192-194.]

②灸法治疗类风湿关节炎。给予患者来氟米特口服,每日5片,连服3个月,后减至每日2片,连用2年;灯盏细辛注射液30ml加入5%葡萄糖注射液250ml中静脉滴注,1次/天,15天为1个疗程。在此基础上采用附子饼隔灸法治疗。即附子烘烤成粉末,以黄酒调和成圆形附子饼,直径约2.0cm,厚约0.6~0.9cm,中心用粗针穿数孔。患者取仰卧位,暴露腹部及双下肢,天气寒冷时注意保暖,在双下肢取足三里穴、关元穴处涂少量凡士林,再以附子饼覆盖在上面,将艾条插入艾灸器上,用打火机将艾条一端点燃,将燃烧的一端对准施灸穴位,距皮肤3.0cm处熏灸,以患者感觉温热而无灼痛为度,灸至局部皮肤稍起红晕。在施灸过程中,随时弹去艾灰,以免烫伤皮肤,每次施灸30分钟,1次/日,每周5次,1个月为1个疗程。结果:治疗组总有效率97.1%,对照组86.7%,两组比较,差异有显著性意义。结果表明附子饼隔灸法能有效治疗类风湿性关节炎,且取材方

便、操作简单。[赵荣,章君,董有莉.附子饼隔灸法治疗类风湿性关节炎效果观察.护理学杂志,2005,20(9):37-38.]

③温针灸治疗类风湿关节炎。采用单纯针刺治疗,主穴:曲池、外关、阳陵泉、足三里;配穴:风池、合谷、血海、阴陵泉、太冲、八邪、八风、大椎、至阳、筋缩、大杼、曲泽、委中,根据病情每次选择7~8对穴位。进针得气后施平补平泻手法,进针得气后,所有取穴均加艾条,将艾条切成2cm长,套在针柄上,从下端点燃,待艾条燃尽即取针。为避免烫伤,可用一圆形硬纸片,剪一缺口,套在针下面。15天为1个疗程,共治3个疗程,每个疗程间隔3天。[张泽胜,陈千里.温针灸治疗类风湿性关节炎48例疗效观察.新中医,2005,37(7):57-58.]

④针刺结合铺灸治疗类风湿关节炎。针刺采用深刺多针法。基本的取穴和操作为:取天应穴、腕骨、阳溪、曲池、外关、合谷、中渚、足三里、阳陵泉、三阴交、太冲、足临泣、八邪、解溪穴。使用不锈钢28~30号直径为0.35~0.30mm的毫针用以深刺及捻转泻法为主,每次留针30分钟,10次为1个疗程,休息4天,进行第2个疗程,一般观察3个疗程。铺灸取紫皮独头蒜适量,去皮捣泥,平铺于大椎至腰俞穴间,宽约2.5cm,厚约1.5cm,周围以纸封固。以黄豆大艾炷分别放在大椎、腰俞、命门穴上并点燃,共灸4~5壮,隔日1次,10次为1个疗程,疗程间隔4天。头尾取穴每次除大椎及腰俞不变外,中间尚可取陶道、身柱、神道、灵台、至阳、筋缩、中枢、悬枢、腰阳关诸穴中的1个穴轮流施灸。治疗组总有效率为88.51%,对照组的总有效率为64%。治疗组明显优于对照组,经统计学处理(P<0.05),其差异有非常显

著性意义。[陈美仁,郭翔.针刺结合铺灸治疗类风湿性关节炎 87 例临床观察.中国临床医生,2006,34(1):47-48.]

四十一、梅尼埃病

梅尼埃病,亦称内耳眩晕病,系内耳膜迷路积水所致的一种内耳病变。确切病因不明。其临床表现为突然发作的眩晕(具有四周景物或自身的旋转或摇晃的错觉),伴恶心呕吐,面色苍白,出汗、水平性或水平兼旋转性眼球震颤以及间歇性或持续性耳鸣、听力障碍等。

【特效灸疗方法】

艾炷灸:隔姜灸:将百会穴处头发剪掉暴露头皮,取厚度约 0.3cm 鲜生姜片,用针在其中央扎数个孔,以利于药力透达穴位。将艾炷置其上并捏实,置于百会穴上,患者感觉热气向里透达而且能耐受为度。灸 30 壮左右,每日 1 次,7 次为 1 个疗程。

【临床应用】

①艾灸印堂治疗梅尼埃病。张某,男,56 岁,1998 年 8 月 5 日初诊。头晕目眩,耳鸣,视物旋转,次晨眩晕加重,闭目静卧,则眩晕略减,动则加重,恶心呕吐,饮食欠佳,四肢乏力。临床诊为梅尼埃病。以镇静安眠、发汗、利尿等药物治疗,疗效不显。于同年 8 月 1 日来我院针灸科就诊。症状同前,舌质红,苔薄白,脉细。治以灸百会穴 50 壮(麦粒壮,直接灸)。8 月 1 日二诊,诸症明显缓解,唯周身乏力,继续以上治疗。8 月 26 日因劳累眩晕复作,伴恶心呕吐,耳鸣如蝉,脉弦细,舌质淡。再以上法灸百会穴 50 壮,诸症悉除。随访年余未再复发。[戴伟.灸百会治疗眩晕.湖北中

医杂志,2004,26(7):49.]

②黎滔等同用艾灸印堂治疗此病,具体治疗方法:让患者取平卧位,用点燃的艾条置于印堂穴的上方,距离皮肤约 2~3cm 处,以患者所能接受的热度为标准,注意别灼伤皮肤。悬灸 15~20 分钟眩晕即可缓解,无需多次治疗。(黎滔,胡志华.艾灸印堂治疗美尼尔氏综合征 32 例临床观察.中国医药科学,2012,02(12):84-84.]

四十二、原发性慢性肾小球肾炎

原发性慢性肾小球肾炎,又称慢性肾炎,其病因不明,病理变化多样,临床特点是病程长、病情逐渐发展。部分患者开始无明显症状,仅体检时发现蛋白尿或血压升高。多数患者于起病后即有头痛、乏力、浮肿、血压升高、贫血等症状,全身症状除消化道及神经系统症状外,浮肿持续存在,多为轻度,以眼睑及踝部指凹性浮肿突出。常出现难以缓解的中、轻度高血压。尿常规可发现尿比重偏低,尿蛋白可持续存在,部分患者可有轻度贫血,血沉多增快。

【特效灸疗方法】

①艾炷灸:取厚度约 0.3cm 鲜生姜片,用针在其中央扎数个孔,以利于药力透达穴位。将艾炷置其上并捏实,置于穴位上,患者感觉发烫时,将姜片轻轻抬起,调节到感觉热气向里透达而且能耐受为度。每穴灸 5 壮,换穴同时更换新姜片。取穴:肾俞、气海、三阴交、复溜、水分。每日 1 次,10 次为一个疗程。

②艾条灸:取艾条在距穴位 2~3cm 处施行温和灸,灸至皮肤潮红微烫为度,每穴约 15 分钟。每日 1 次,10 次为

一个疗程。取穴:肾俞、气海、水分、足三里、三阴交、复溜。

③温针灸:针刺各穴位得气后,取艾条约 2~3cm 置针柄上施以温针灸,留针 30 分钟。每日 1 次,10 次为一个疗程。取穴:关元、气海、足三里、三阴交、复溜。

【临床应用】

①温灸治疗原发性肾小球肾炎。取肝俞、肾俞、脾俞、太溪、膻中、中脘、气海、足三里、三阴交。每次选 4~5 穴,每穴各灸 10~20 分钟,每日或者隔日 1 次,连续灸 3~6 个月,长期坚持,疗效显著。[周黎明.穴位温灸疗百病.上海:上海中医药大学出版社,1996.]

②温针灸治疗慢性肾小球肾炎。取穴:百会(针),内关(针),关元(灸),气海(灸),足三里(温针灸),阴陵泉(针),三阴交(针),肾俞(针加灸),肺俞(温针灸),脾俞(温针灸)。手法:针用泻法,每日 1 次,留针 40 分钟,20 次为 1 个疗程。结果:完全缓解 2 例,基本缓解 3 例,部分缓解 3 例,无效 1 例。9 例中最少治疗 10 次,最多治疗 190 次。[贺淑文,刘晶岩,常晓强,等.温针灸治疗慢性肾小球肾炎 9 例.吉林中医药,2003,23(2):36.]

四十三、肾病综合征

肾病综合征主要表现有大量蛋白尿、低蛋白血症、水肿、高脂血症等。可分为原发性与继发性两种。原发性病因不明,基本病理缺陷是肾小球毛细血管基底膜通透性增加。临床表现有全身浮肿,以面部、下肢、阴囊部最明显,严重时可伴有胸、腹水及心包积液。因胃肠道水肿,可出现不思饮食、恶心、呕吐、腹胀等消化道功能紊乱症状。蛋白尿是诊断本病的主要条件;低蛋白血症,主要是血浆蛋白下降,一般血浆白蛋白 <30g/L;高脂血症,血中甘油三酯明显增高,有高胆固醇血症。本病西医常使用皮质激素、免疫抑制剂治疗,如辅以温灸法治疗,可以增进疗效,减轻药物毒副作用,发挥最佳治疗效果。

【特效灸疗方法】

①艾炷灸:取厚度约 0.3cm 鲜生姜片,用针在其中央扎数个孔,以利于药力透达穴位。将艾炷置其上并捏实,置于穴位上,患者感觉发烫时,将姜片轻轻抬起,调节到感觉热气向里透达而且能耐受为度。每穴灸 5 壮,换穴同时更换新姜片。取穴:关元、气海、肾俞、命门。每日 1 次,7 次为一个疗程。

②艾条灸:取艾条在距穴位 2~3cm 处施行温和灸或雀啄灸,灸至皮肤潮红微烫为度,每穴约 15 分钟。每日 1 次,10 次为一个疗程。取穴:足三里、肾俞、命门、关元、气海。

③温针灸:患者取仰卧位,针刺各穴位得气后,取艾条约 2~3cm 置针柄上施以温针灸,留针 30 分钟。每日 1 次,10 次为一个疗程。取穴:中极、关元、足三里。

【临床应用】

①中西医结合配合"穴埋闷灸"法治疗难治性肾病综合征。木箱闷穴灸:患者俯卧床上,先在背部肾俞穴进针,得气后留针。将艾条 1~2 根截成 2~4 段,点燃横放在小木箱里的铁丝布上(小木箱长 25cm、宽 20cm、高 18cm,无底板,上下中间钉铁丝布两层),再用 1 张铁丝布盖在艾条上,防艾条摆动,起固定作用。然后把木箱放在腰部,将艾条与留针相平行,在小木箱上面盖一木板,使艾条药力向下。待

箱里艾条燃完,冷却后,搬掉木箱,起针,此时不要将腰部的一层艾油擦掉,每日 1~2 次,2~3 个月为 1 个疗程。浸晒药线大剂量穴埋:取 75% 乙醇 2000ml 倒入容器中,放入黄连 200g、黄芩 200g、黄柏 200g,密封 15~30 日。将浸出液滤过,倒入大口瓶中,将晒干的 2 号羊肠线若干放入浸出液内,浸泡 10 日后,拿出晒干。晒干后又重新放入,经上述三浸三晒后,进行高压消毒。消毒后的浸晒线剪成 2~4cm 长的短条。装入盛有 5% 碘伏的容器中,备用。取穴:背部取脾俞(双)、胃俞(双)、三焦俞(双)、肾俞(双),腹部取中脘穴、关元穴,下肢取足三里(双)、三阴交(双)。血压高者选曲池(双)、内关(双),咽喉炎者选加合谷(双)。操作:常规消毒无菌操作先在穴位下 0.5cm 处局麻,将特制肠线装入 18 号胸骨穿刺针芯内,对准局麻处斜刺进针,背腹处穴位针尖应向下向上平,刺达穴位处平行埋入羊肠线,每穴横直埋入各 2 条,似井字形,四肢穴位垂直进针,不可刺得太深,避开血管神经每穴埋 2 条,盖上消毒纱布。每 2~3 个月埋 1 次,半年为 1 疗程,1 个疗程未缓解可继续第 2 疗程,直至长期缓解。[杨良机.中西医结合配合"穴埋闷灸"法治疗难治性肾病综合征.中国中西医结合肾病杂志,2004,5(7):425-426.]

②真武汤联合艾灸治疗阳虚型肾病综合征水肿。治疗方法:西医常规治疗(限制钠盐摄入、利尿、控制尿蛋白、抗凝等,在西医常规治疗基础上,艾灸中极、至阳、水道穴,并口服真武汤浓煎剂。施灸时将艾条的一端点燃,对准应灸的腧穴部位,距皮肤 2~3cm 进行熏烤,使患者局部有温热感而无灼痛为宜,每处 5~7 分钟,至皮肤出现红晕为度。对于昏厥、局部知觉迟钝的患者,施灸者可将中指、食指分开,

置于施灸部位两侧,以便随时调节艾条距离,防止烫伤患者。2组患者均治疗2周为1个疗程,1个疗程后评定疗效。2组临床疗效比较,治疗1个疗程后,治疗组显效10例,有效13例,无效7例,总有效率76.67%;对照组显效5例,有效11例,无效11例,总有效率59.26%。2组总有效率比较,差异有统计意义($P<0.05$)。[郭银雪,詹继红,毕莲等.真武汤联合艾灸治疗阳虚型肾病综合征水肿30例疗效观察.甘肃中医学院学报,2012,29(4):69-70.]

四十四、慢性肾衰竭

慢性肾衰竭(简称慢性肾衰)是一组综合征,是由于各种慢性肾脏疾病晚期肾功能减退引起。临床表现为水、电解质和酸碱平衡失调,以及由于毒素潴留引起的一系列全身中毒症状。由于肾衰竭是由多年病变逐步发展的,故多为不可逆的,且预后差。在肾功能减退的同时,机体产生了适应性,但这种适应性是有限度的,当肾功能受损超过50%时,则可出现一系列的全身中毒症状和生化指标的变化。肾脏移植手术和血液净化技术的开展,给慢性肾衰患者带来了生存的希望,但由于其改善肾功能、缓解临床症状疗效不很明显,广大的慢性肾衰患者仍将希望寄托于内科非透析治疗。目前临床上对慢性肾衰缺乏有效的治疗方法,积极寻求慢性肾衰的治疗方法是临床需要解决的重要课题。

【特效灸疗方法】

①艾炷灸:隔药饼灸,取补肾健脾、温肾壮阳功效的中药附子、肉桂、黄芪、当归、补骨脂等药研磨成粉,加黄酒调拌成饼状备用,将药饼敷于穴位上,其上置艾炷点燃施灸,

每穴灸至皮肤潮红为止。每日 1 次,10 日为一个疗程。取穴:大椎、命门、肾俞、脾俞、中脘、中极、足三里、三阴交。

②艾条灸:取艾条在距穴位 2~3cm 处施行温和灸或雀啄灸,灸至皮肤潮红微烫为度,每穴约 15 分钟。每日 1 次,10 次为一个疗程。取穴:命门、肾俞、脾俞、足三里、三阴交。

【临床应用】

①艾条温灸治疗慢性肾衰。点燃艾条于穴位上温灸,火炷与皮肤的距离在 2.0~2.5cm。患者感觉灼热时,可将火炷上提,然后再回原位,如此上下反复灸疗,每日上午治疗 1 次,每次 2~5 个穴位,每个穴位 15~20 分钟。治疗患者 50 例中,显效 19 例,有效 26 例,无效 5 例。[秦群,王志伏,张文铠.艾灸疗法延缓慢性肾衰进程 50 例临床观察.中国冶金工业医学杂志,2007,24(2):235.]

②热敏灸配合徐嵩年温肾解毒汤等治疗慢性肾衰竭。治疗方法:在一般治疗的基础上予内服温肾解毒汤、中药药浴治疗,并予热敏灸、耳穴贴压治疗。热敏化穴位分布:以腹部及腰背部为高发区,多出现在关元、三阴交、肾俞、腰阳关、心俞、脾俞等区域。具体操作:根据上述穴位出现热敏化的不同,按下述步骤分别依序进行回旋、雀啄、往返、温和灸四步法施灸操作,先行回旋灸 2 分钟温热局部气血,继以雀啄灸 2 分钟加强敏化,循经往返灸 2 分钟激发经气,再施以温和灸发动感传、疏通经络。a. 关元穴单点温和灸,患者感觉从穴位发热深透至腹腔并沿带脉传至腹、骶部,灸至感传消失;b. 肾俞、腰阳关穴三角温和灸,患者自觉热感透至深部并扩散至腰背部且沿双下肢传导,灸至感传消失;c. 心

俞、脾俞穴同时双点温和灸,患者自觉热感透胸腔,灸至感传完全消失;d.三阴交穴单点温和灸,部分患者的感传可直接到达腹部,如感传仍不能上至腹部者,再取一点燃的艾条在感传所达部位的近心端点,进行温和灸,依次接力使感传到达腹部,最后将两支艾条分别固定于三阴交和腹部进行温和灸,灸至感传消失。14天为1个疗程,共观察3个疗程。治疗组显效28例,有效16例,无效2例。[曾晓智,陈均兴.热敏灸配合徐嵩年温肾解毒汤等治疗慢性肾功能衰竭46例疗效观察.新中医,2012,44(1):85-86.]

四十五、重症肌无力

重症肌无力是目前比较难治的神经系统自身免疫性疾病。临床表现为受累骨骼肌的异常,肌肉易于疲劳,本病多由眼睑咽喉等局部逐渐向下发展到全身四肢肌肉群松弛萎软无力,情绪激动或劳累后加重、恶化,甚至危及生命,预后极为不良。由于病因不全明了,故治疗尚无特效疗法。

【特效灸疗方法】

①艾炷灸:采用无瘢痕直接灸,以局部皮肤充血红润为度,每穴15分钟,每日1次,10次为一个疗程。取穴:脾俞、肾俞、足三里。

②艾条灸:取艾条在距穴位2~3cm处施行温和灸,灸至皮肤潮红微烫为度,每穴约15分钟。每日1次,10次为一个疗程。取穴:命门、肾俞、大肠俞、委中、气海、神阙、足三里、阳陵泉等穴。

③温针灸:针刺各穴位得气后,取艾条约2~3cm置针柄上施以温针灸,留针30分钟。每日1次,10次为一个疗

程。取穴:多以阳明经腧穴为主,配以命门、肾俞、大肠俞、委中、气海、神阙、足三里、阳陵泉等穴。

【临床应用】

①三步灸法配合中药熏浴治疗肌无力。张氏运用天、人、地三步灸法配合参苓白术散熏浴两足,治疗肌无力症取得较好效果。取参苓白术散极细粉末90g,加水2600ml,搅动均匀,浸泡5分钟左右后加热煮沸,用其蒸汽熏蒸两足。同时在百会穴及大椎穴施隔附子饼灸各3壮。待水温降至两足可以忍受时,将两足浸入药汁中泡洗,同时分别艾灸脾俞穴、天枢穴各5壮。最后擦干两足,灸涌泉穴、足三里穴各7壮,继以毛巾敷足10分钟即可。每天按上法治疗2次,5日为1个疗程。本方法治疗肌无力患者12例,经2个疗程9例痊愈,2例明显好转,1例无效。在治疗过程中偶有口干、头晕等不适感,停止治疗后,自然消失。[张英杰.三步灸法配合中药熏浴治疗肌无力12例.中国民间疗法,2004,12(12):22-23.]

②温针灸、重肌灵系列制剂口服、肌萎灵注射液静脉点滴治疗肌无力。温针灸取穴:主穴取肾俞、大肠俞、命门、环跳、委中;配穴:眼肌型加合谷,全身型配肩髃、手三里,延髓肌型配三阴交、内关。患者取俯卧位,穴位常规消毒后,取0.35mm×40mm的毫针6根,分别直刺肾俞、大肠俞、命门各13~25mm,以局部有酸胀感或麻胀重滞感为宜;然后用0.35mm×75mm的毫针直刺环跳穴55~70mm,以局部有强烈酸麻重胀等感觉,并向下肢放射传导为佳;最后用0.35mm×40mm的毫针直刺委中约25mm,局部麻胀并可向足跟放射。配穴以局部得气为度。各穴得气后,施平补

平泻法1分钟左右,再将2~3cm长的艾段套在针柄上,点燃后施温针灸,待艾绒烧成灰烬后(约20分钟),除掉灰烬拔针。为了防止烫伤,可在施术腧穴的皮肤上衬垫厚纸片。每日温针灸1次,10次为一个疗程,休息3~5天后进行第2个疗程,连续治疗2~3个疗程。用药根据病情选用重肌灵系列制剂口服。重肌灵散(由淫羊藿、巴戟天、黄芪等药物组成)是治疗重症肌无力的基本方,所有重症肌无力患者均服用,每次2.5~7.5g,每日3次。合并呼吸困难、痰涎量多、声低音哑者,合用重肌灵1号散(由僵蚕、白花蛇舌草、赤芍等药物组成),每次2.5~5.0g,每日3次;合并吞咽困难、咀嚼无力、饮食呛咳者,合用重肌灵2号散(由威灵仙、茵陈、白芍等药物组成),每次2.5~5.0g,每日3次;合并眼睑下垂、睁眼困难、眼球固定、复视、斜视者,合用重肌灵3号散(由薏苡仁、绞股蓝、灵芝等药物组成),每次2.5~5.0g,每日3次;合并畏寒肢冷、神疲困顿、腰膝酸软、行走乏力者,合用重肌灵4号胶囊(由黄精、红景天、紫菀等药物组成),每次2~4粒,每日3次;合并腰膝酸软、五心烦热、自汗、盗汗、大便干燥者,合用重肌灵5号胶囊(由麦冬、熟地黄、五味子等药物组成),每次2~4粒,每日3次。1个月为一个疗程。所有患者均静脉点滴肌萎灵注射液(由人参、鹿茸、何首乌等药物组成),每次8~40ml,每日1次,1个月为一个疗程。结果:痊愈81例,基本痊愈17例,显效12例,好转11例,无效7例。[许凤全,李红霞,黄涛.温针灸配合药物治疗重症肌无力128例临床观察.中国针灸,2006,26(5):339-341.]

第二节　外科疾病

一、甲状腺功能亢进

甲状腺功能亢进俗称"甲亢"，是甲状腺功能过分活跃的一种疾病。这种病症发于甲状腺分泌过多荷尔蒙，导致代谢速率过快。身体的各种反应，包括消化过程，均加速进行。有时会发生吸收不良，因此适当的饮食非常重要。此病病因至今不明。

甲状腺功能亢进的症状包括神经紧张、心情烦躁、排汗增多、失眠及疲劳、身体虚弱、掉头发、体重减轻、指甲开裂、双手发抖、全身无力、无法耐热、心跳加速等。

女性患者会有停经或月经减少现象。甲状腺肿大或甲状腺肿的患者颈部会变得粗大，少数情况下患者会出现眼球突出、视力不清或有复视症状。本病恶化时会有大汗、腹泻、呕吐、高热、昏迷、脉搏大于 160 次 / 分钟的症状，可引起休克、心衰、肺水肿等严重并发症。

【特效灸疗方法】

①艾炷灸：采用无瘢痕直接灸，以局部皮肤充血红润为度，每穴 15 分钟，每日 1 次，7 次为一个疗程。取穴：大杼、风门、肺俞、风府、大椎、身柱、风池，每日灸一侧，双侧交替。

②艾条灸：取艾条在距穴位 2~3cm 处施行温和灸，灸至皮肤潮红微烫为度，每穴约 15 分钟。每日 1 次，10 次为一个疗程。取穴：大杼、风门、肺俞、风府、大椎、身柱、风池。

③非艾灸：灯心草灸：将灯心草浸茶油后点燃，将点燃

的灯心草慢慢向穴位移动,并稍停瞬间,待火焰略变大,则立即垂直点触于穴位上或部位上。隔日 1 次,10 次为一个疗程。取穴:局部取穴,配以百会、廉泉、曲池、内关、足三里。

【临床应用】

①艾炷无瘢痕灸治疗甲状腺功能亢进。治疗方法:取穴:第一组,风府、大椎、身柱、翳风(双)、肩井(双);第二组,大杼(双)、风门(双)、肺俞(双)、天宗(双)。灸法:用艾炷无瘢痕灸,两组穴交替,每日取一组。每穴灸 7 壮,每日灸 1 次,星期日停灸。临床屡用,效果颇佳。(程爵棠,程功文.艾灸疗法治百病.北京:人民军医出版社,2005.)

②壮医药线点灸与中药内服治疗甲状腺功能亢进症。治疗方法:药线点灸合中药内服组:药线点灸:取穴:分 2 组穴位:颈部阿是穴(位于肿大的甲状腺上),颈部夹脊穴,大杼、风门、肺俞、大椎、身柱、风池、肝俞、肾俞;耳上阿是穴(位于耳尖直上入发际约 1 寸处),膻中、天突、三阴交、内关、间使、足三里。以上 2 组穴位轮流交替使用,每日使用 1 组。施灸方法:采用广西中医学院壮医药推广中心精制的壮医药线中的 2 号药线。医者右手食指和拇指持线端,并露出线头 1~2cm,将此线头在酒精灯上点燃,轻轻甩灭火焰使之形成圆珠状炭火,随即将此火星对准穴位,顺应腕和拇指的屈曲动作,拇指指腹稳重而敏感地将有火星的线头直接点按于穴位上,一按火灭为 1 壮,每个穴位点灸 1 壮。每日施灸 1 次,5 天为 1 个疗程,每个疗程之间休息 5 天,连续治疗 9 个疗程。观察组与对照组总有效率(92% 与 82%)比较,差异无统计学意义($P>0.05$),但两组愈显率(66% 与

48%）比较,差异却有统计学意义（$P<0.05$）,观察组临床疗效优于对照组。[朱红梅.壮医药线点灸对中药内服治疗甲状腺机能亢进症增效作用的临床观察.四川中医,2009,27(8):116-117.]

二、急性淋巴管炎

急性淋巴管炎多数是由于溶血性链球菌通过皮肤破损处或其他感染源蔓延到邻近淋巴管所引起。感染可能来源于口咽炎症、足部真菌感染、皮肤损伤以及前述的各种皮肤、皮下化脓性感染。

本病多见于四肢,往往有一条或数条红色的线向近侧延伸,沿行程有压痛,所属淋巴结可肿大、疼痛。严重者常伴有发热,头痛、全身不适、食欲不振及白细胞计数增多。严重者往往有发热、头痛、全身不适,厌食,血象白细胞计数增加。故早诊断、早治疗是关键。

【特效灸法】

艾条灸:于病变处,顺着红线灸其两端及中间,使局部皮肤灼热微烫为宜,亦可采用隔蒜灸,每日灸 1 次,重者每日灸 2 次。

【临床应用】

①隔蒜灸治疗急性淋巴管炎。治疗方法:用三棱针从红丝疔的两端点刺出血后,在红丝疔的远心端点刺处放上独头蒜片(约 5mm 厚),蒜片上用艾灸,灸后不久即可见红丝渐渐向近心端回缩,待红丝不再回缩即停止治疗。如不愈者,次日可用上法再灸,一般 2~3 次即愈。[周韦.隔蒜灸治疗急性淋巴管炎 118 例.针灸临床杂志,2000,16(5):49.]

②艾灸治疗急性淋巴管炎。治疗方法:点燃艾条的一端,在红丝末端以雀啄法点灸,逐步移向病变中心,并用回旋法灸病变局部。两法交替使用,在红丝末端和病变中心各灸 30 分钟。艾条燃着处与皮肤的距离为 2.5cm 左右,以局部灼热微烫为宜;并随时掸去灰烬,以保持艾灸的温度。每日灸 1 次,重者可灸 2 次,直至痊愈。[李桂清,王鹏琴.艾灸治疗红丝疔.中国民间疗法,2001,9(4):25.]

三、膈肌痉挛

膈肌痉挛又称呃逆,俗称打嗝,是膈肌不自主的间歇性收缩运动,膈肌连续收缩使胸腔内压力减轻,可产生胸内不适感。健康人受精神刺激或快速吞咽干燥食物而同时较少饮水,均可诱发该症。

临床上可见于各种疾病的发生、发展过程中,最多见于胸部、腹部疾病,脑血管病,恶性肿瘤晚期等。

【**特效灸疗方法**】

①艾炷灸:取厚度约 0.3cm 鲜生姜片,用针在其中央扎数个孔,以利于药力透达穴位。将艾炷置其上并捏实,置于穴位上,患者感觉发烫时,将姜片轻轻抬起,调节到感觉热气向里透达而且能耐受为度。每穴灸 5 壮,换穴同时更换新姜片。取穴:中脘、期门、足三里、膈俞、天突。每日 1 次,7 次为 1 个疗程。

②艾条灸:取艾条在距穴位 2~3cm 处施行温和灸或雀啄灸,灸至皮肤潮红微烫为度,每穴约 15 分钟。每日 1 次,10 次为一个疗程。取穴:中脘、期门、足三里、膈俞、百会、天突。

【临床应用】

①艾灸治疗膈肌痉挛。治疗方法：取百会穴，用普通艾条点燃后，用温和灸的方法，置于百会穴上，当患者感觉发烫时，即得离开，稍停再灸。1次艾灸15分钟左右，1天2次，5天为1个疗程，注意不可烫伤皮肤。［蔡焦生，牛琳.艾灸临床应用举隅.河南中医，2006，26（5）：61.］

②针刺加艾灸法联合治疗呃逆。刘氏治疗一例呃逆患者，治疗方法：普通针刺疗法：取攒竹穴（双）、耳膈穴（双）、公孙穴（双）、内关穴（双）进行针刺，针刺得气后，留针30分钟。电针疗法：取气海穴、下脘穴、足三里穴（双），用连续波50Hz进行治疗，每次治疗30分钟。艾灸疗法：取中魁穴（双）、中脘穴进行麦粒灸，每穴各灸5壮，每天治疗一次，连续治疗5次为一个疗程。二诊处方：将前方中的中魁穴去掉，将足三里穴、中脘穴的疗法改为温针灸，将内关穴、公孙穴的疗法改为电针治疗，治疗2个疗程后，该患者的病情痊愈。［刘月.用针刺、艾灸法联合治疗1例呃逆患者的疗效观察.求医问药（下半月刊），2013，11（9）：129-130.］

③针刺加艾灸治疗呃逆。治疗方法：针刺取穴：厉兑、膻中、中脘、足三里（双）、内关（双）、列缺（双）、攒竹（双）。取0.30mm×40mm毫针针刺膻中、中脘、足三里、内关、列缺，膻中、列缺平补平泻；中脘、足三里施捻转补法；内关施捻转泻法。取0.25mm×25mm毫针针刺攒竹，平补平泻法。取0.35mm×13mm毫针针刺厉兑，平补平泻法。留针30分钟，每10分钟运针1次，针刺强度以患者能忍受为度。每日1次，4次为1个疗程。艾灸取穴：足三里（双）、中脘、膻中。将药艾条点燃后距穴位皮肤2~3cm，从上到下依次施

灸,每穴约 4 分钟,以穴区有温热感,局部皮肤潮红为度。对于意识有障碍或局部感觉迟钝的患者,可将示、中 2 指分开置于施灸部位两侧,以免烫伤皮肤。每日 1 次,4 次为 1个疗程。本组 138 例,治愈 88 例,显效 35 例,有效 15 例。[杨海春.针刺加艾灸治疗呃逆 138 例.河北中医,2010,32(6):897.]

四、急性乳腺炎

急性乳腺炎是由细菌感染所致的急性乳房炎症,多见于产后 2~6 周哺乳妇女,其中尤以初产妇最为多见。临床表现为患病乳腺肿胀疼痛,局部变硬,皮肤发红并有触痛,患侧腋下淋巴肿大。常在数天内化脓。可伴高热、寒战、倦怠及食欲不佳等症状。

现代医学认为急性乳腺炎多由葡萄球菌或链球菌感染所致。其发病初期,如治疗不及时或治疗不当,会致乳痈化脓,使患者遭受更多痛苦。

【特效灸疗方法】

①艾炷灸:采用无瘢痕直接灸:以局部皮肤充血红润为度,每穴 15 分钟,每日 1 次,5 次为一个疗程。取穴:阿是穴、乳根。隔蒜灸:取厚度约 0.3cm 蒜片,用针在其中央扎数个孔,以利于药力透达穴位。将艾炷置其上并捏实,置于穴位上点燃,每穴灸 5 壮。取穴:阿是穴、肩井、乳根。每日 1 次,5 次为 1 个疗程。

②艾条灸:患者取平卧位,取艾条在距穴位 2~3cm 处施行温和灸,灸至皮肤潮红微烫为度,每穴约 15 分钟。每日 1 次,5 次为一个疗程。取穴:阿是穴、肩井、乳根。

【临床应用】

①隔蒜灸治疗急性乳腺炎。治疗方法:用鲜蒜切成蒜片,厚 3~5mm,2~3 片置于乳腺管硬结处,上面放直径 10mm、高 10mm 的艾炷点燃,当燃完第 3 壮时,积乳可从乳头自行排出。[吴巧玲.隔蒜灸治疗急性乳腺炎 28 例.中国针灸,2004,24(8):533.]

②中药内服外敷配合艾灸治疗急性乳腺炎。治疗方法:中药口服:蒲公英 15g(包煎),路路通 10g,金银花 10g,王不留行 10g,赤芍 20g,连翘 10g,炒黄芩 10g,皂角刺 10g,瓜蒌仁 15g。肝郁不疏者加柴胡、郁金、白芍,身体虚弱者加党参、当归。加入适量冷水浸泡 30 分钟,煮沸 15 分钟后取药汁 200ml,再同法煎 1 次,取药汁 200ml,共取药汁 400ml,分 2 次饭后服,病情重者可顿服 1 剂。服药期间忌辛辣刺激,肥甘油腻,生冷饮食。金黄散外敷:取蜂蜜调制的金黄散均匀的摊敷于纱布上,将药物直接贴于发红肿痛处,每日更换 1 次,病情重者,每日 2 次。皮肤瘙痒过敏者可隔纱布贴,若仍不能改善则停用外敷药物,可用毛巾热敷。艾灸:取膻中、乳根、足三里、期门。艾条熏灸 10~20 分钟,每日 2 次。及时排空乳汁。并告知家属做到贴心、细致、爱护,让患者放松、愉悦。结果:治愈 25 例,好转 19 例,无效 2 例。[贺建红,储军.中药内服外敷配合艾灸治疗急性乳腺炎 46 例.实用中医药杂志,2013,(8):638-639.]

③腕踝针配合悬灸治疗急性乳腺炎。治疗方法:取穴腕踝针上两穴,位于腕部掌侧面,腕横纹上两横指,掌长肌腱和桡侧腕屈肌腱之间,留针 20 分钟,同时用清艾条悬灸病变局部 20 分钟,以能耐受为佳。结果:治疗组与对照组

疗效比较,差异无统计学意义($P>0.05$)。结论:腕踝针配合悬灸治疗急性乳腺炎初期疗效确切。[李兰荣,张迎春.腕踝针配合悬灸治疗急性乳腺炎50例.河南中医,2013,33(7):1134-1135.]

五、慢性阑尾炎

慢性阑尾炎,一般由急性阑尾炎迁延而成,少数急性炎症阶段可不明显。多由阑尾急性炎症消退后而遗留阑尾慢性炎症病变,诸如管壁纤维结缔组织增生、管腔狭窄或闭塞、阑尾扭曲,与周围组织黏连等。临床上将慢性阑尾炎大致分为两种类型:原发性慢性阑尾炎和继发性慢性阑尾炎。

临床表现为当受凉、劳累或饮食不当使机体抵抗力降低时,常反复发作右下腹不规则的隐痛,有的与溃疡病、慢性胆囊炎等所致的消化不良症状十分相似。最重要的体征为右下腹经常的、较轻的固定性压痛。

【特效灸疗方法】

①艾炷灸:取厚度约0.3cm鲜生姜片,用针在其中央扎数个孔,以利于药力透达穴位。将艾炷置其上并捏实,置于穴位上,患者感觉发烫时,将姜片轻轻抬起,调节到感觉热气向里透达而且能耐受为度。每穴灸5壮,换穴同时更换新姜片。取穴:阑尾穴、神阙、足三里。每日1次,6次为1个疗程。

②艾条灸:患者取平卧位,取艾条在距穴位2~3cm处施行雀啄灸,灸至皮肤潮红微烫为度,每穴约15分钟。每日1次,6次为一个疗程。取穴:阑尾穴、足三里、曲池、天枢。

③天灸:取芒硝 10~20g、适量大蒜,捣如泥状,加凡士林混合均匀后,敷灸阑尾穴处 1~2 小时,以腹内有温热感为度。每日 1 次,5 次为一个疗程。

【临床应用】

①针刺加敷蒜灸治疗慢性阑尾炎。治疗方法:针刺右下腹阿是穴,轻刺激,遇抵抗感时停止进针;阑尾穴、曲池、上巨虚局部常规消毒,用 25~40mm 毫针垂直刺入。针刺得气后,行捻转泻法,间隔 10 分钟行针 1 次,每次留针 40 分钟。针后加药物敷灸:取芒硝 10~20g,适量大蒜,捣如泥状,加凡士林混合均匀后,涂于右下腹疼痛处,敷灸时间 1~2 小时,以腹内有温热感为度。每天治疗 1 次,连续治疗 3~5 次。结果:痊愈 4 例,显效 2 例,有效 1 例,无效 1 例。[李玉梅.针刺加敷灸治疗慢性阑尾炎 8 例.中国针灸,2005,25(3):175.]

②非化脓灸治疗慢性阑尾炎。治疗方法:采用非化脓灸(主穴:天枢、合谷、手三里、阑尾穴、上巨虚;配穴:发热加大椎、曲池,呕吐加上脘、内关,便秘加腹结)。共操作 30 分钟。结果:观察组总有效率 92.11%,对照组总有效率 81.58%,两组差异显著(P<0.05)。结论:运用传统的非化脓灸方法治疗慢性阑尾炎效果显著,具有较好的临床应用价值。[陈春华.非化脓灸治疗慢性阑尾炎 38 例效果观察.中医临床研究,2014,(10):91-92.]

六、乳腺增生

乳腺增生病,又称乳腺结构紊乱,是乳腺导管和小叶在结构上的退行性和进行性病变。发病年龄集中于 20~50

岁,45~50岁达高峰,50岁以后发病率急骤下降。一般认为与女性内分泌失调有关。由于性腺器官卵巢的功能发生紊乱,体内黄体素分泌减少,而雄激素相对增多,使乳腺导管及乳腺小叶上皮发生随月经来潮而出现的增生和复旧不全。

乳腺增生病居乳腺病发病率的首位,随着妇女社会地位提高及生活节奏的加快,乳腺病的发病呈上升趋势。本病的非典型增生为癌前期病变,故治疗本病应以改善妇女生活质量和预防乳腺癌的发生为主。

【特效灸疗方法】

①艾条灸:取艾条在距穴位 2~3cm 处施行温和灸,灸至皮肤潮红微烫为度,每穴约 15 分钟。每日 1 次,7 次为一个疗程。取穴:局部取穴、鱼际、少泽、足三里、肝俞、太冲。

②温针灸:针刺各穴位得气后,取艾条约 2~3cm 置针柄上施以温针灸,留针 30 分钟。每日 1 次,7 次为一个疗程。取穴:鱼际、关元、三阴交、足三里。

【临床应用】

①隔木香饼灸法治疗乳腺增生病。治疗方法:木香研末、生地捣膏,木香与生地比例为 1:2,加用蜂蜜调和制成圆饼状,直径 4cm,厚度 0.5cm。乳房病变部位涂抹适量凡士林,将饼置于病变部位,上置艾炷点燃,每次 3 壮,隔日 1 次,自月经后第 15 日起至月经来潮止,共计 3 个月经周期。结果:隔木香饼灸法治疗乳腺增生有明显疗效,这一疗效是通过改善乳房血运、调节机体免疫功能来实现的。[李琳,穆艳云.隔木香饼灸法治疗乳腺增生病的临床疗效观察.针灸临床杂志,2006,22(6):35.]

②艾灸配合中药治疗乳腺增生。治疗方法:对照组患者采用中药进行治疗,具体如下:柴胡12g,香附12g,陈皮12g,枳壳12g,川芎12g,白芍10g,炙甘草10g,熟地3g,枸杞20g,白术20g,黄芪15g,金银花10g,白芷6g,当归15g,茯苓15g,郁金15g,夏枯草20g,瓜蒌20g,荔枝核15g,穿山甲9g,桔梗9g,鹿角霜9g,每日一剂,水煎服,在此基础上加艾灸治疗,艾灸治疗采用艾灸仪,选定特定的经络与穴位,患者取坐位,将艾炷放进治疗器的艾腔中,在患者胸部上放上无菌布,并戴上治疗器,连接插头,每个艾炷可用3次,每次的时间30分钟左右,每日治疗两次,15天为一疗程,治疗两个疗程。结果:观察组患者治疗痊愈率(61.67%)、总有效率(96.67%)明显高于对照组($P<0.05$);观察组治疗后乳房肿块、乳房疼痛、伴随症状明显缓解($P<0.05$),对照组治疗前后症状及体征变化差异无统计学意义,观察组治疗后症状及体征缓解程度明显优于对照组($P<0.05$),从而证明艾灸配合中药治疗乳腺增生患者,辅以对症护理,能够有效缓解患者症状,提高治疗效果。[苏立平.艾灸配合中药治疗乳腺增生的临床研究及护理方法.时珍国医国药,2013,24(9):2175-2176.]

③隔蒜灸联合小金丸治疗乳腺增生。治疗方法:小金丸,每瓶0.6g,1.2g/次,2次/天,打碎后口服;取鲜独头蒜切成厚0.3cm的薄片,中间用针刺数孔,依次放在增生局部或肿块处、膻中、太冲、肩井穴,把艾绒制成上尖下平的艾炷,将其放在蒜片上点燃,患者以局部热辣,能忍受为度,每穴灸5壮,每3壮更换蒜片,每日1次。治疗均于月经干净后第7天开始,连续10天,月经期停止。用药期间保持生活

有规律,心情舒畅结果:治疗组总有效率为94%,对照组总有效率为83%,两组比较有显著性差异($P<0.05$)。从而证明隔蒜灸联合小金丸治疗乳腺增生疗效显著。[何静,贺建修,李纳,等.隔蒜灸联合小金丸治疗乳腺增生疗效观察.现代中西医结合杂志,2011,20(35):4522-4523.]

七、肠粘连

肠粘连是腹腔手术后常见的一种并发症,临床以腹痛、腹胀为主要症状。其主要病因是腹膜受到机械性、化学性、细菌性的刺激。另外,肠管运动功能失调、局部水肿,以及患者的机体素质问题亦是重要病因。

本病初期多见刀口周围压痛。如注意饮食,对症治疗易于治愈。倘若失治,并不注意调摄,日久可使病情加剧,出现腹痛,便秘,甚至呕吐,食不能下,出现半梗阻严重症候;此期如复行手术治疗,仅可解决肠粘连形成的一些急性病变,但要根除肠粘连比较困难。

【特效灸疗方法】

①艾炷灸:取厚度约0.3cm鲜生姜片,用针在其中央扎数个孔,以利于药力透达穴位。将艾炷置其上并捏实,置于穴位上,患者感觉发烫时,将姜片轻轻抬起,调节到感觉热气向里透达而且能耐受为度。每穴灸5壮,换穴同时更换新姜片。取穴:天枢、足三里、阿是穴。每日1次,6次为一个疗程。

②艾条灸:取艾条在距穴位2~3cm处施行温和灸,灸至皮肤潮红微烫为度,每穴约15分钟。每日1次,6次为一个疗程。取穴:中脘、天枢、足三里。

③温针灸:针刺各穴位得气后,取艾条约 2~3cm 置针柄上施以温针灸,留针30分钟。每日1次,6次为一个疗程。取穴:天枢、足三里、阿是穴。

【临床应用】

①隔药饼灸天应穴为主治疗术后肠粘连。治疗方法:隔药饼灸治疗:取天应穴。将生草乌、土鳖虫、乳香、没药、公丁香、川芎各等份,粉碎机打成粉末,加白醋调匀成糊状,制成厚约 0.4cm、直径约 2.5cm 的圆形药饼。先将药饼放在天应穴处,再放自制艾炷(用模具将艾绒做成底径 2cm、高 2.5cm、重约 2g 的圆锥形艾炷)施灸,患者感觉烫时更换艾炷,以皮肤红润而不起疱为度,每次每穴灸 3 壮。针刺疗法:取足三里、天枢、大肠俞、气海、关元。采用常规针刺,足三里、气海、关元用补法,天枢、大肠俞用平补平泻法。结果:20 例患者经治疗后,治愈 5 例,有效 13 例,无效 2 例。治疗作用明显。[黄振、宋双临,孟祥博,等.隔药饼灸天应穴为主治疗术后肠粘连 20 例.上海针灸杂志,2014,33(11):1053.]

②神阙灸预防化脓性阑尾炎术后肠粘连。治疗方法:患者从术后第 1 日开始予神阙灸。将鲜姜切成直径 2cm、厚 0.3cm 的姜片,并用三棱针在姜片上刺出 5~10 个小孔。患者仰卧位,将姜片置于患者脐部,再将底盘直径约 1.2cm、高约 1.5cm 的艾炷置姜片上,用线香点燃,当患者感到烫时将艾炷移去,换炷再灸,每次共灸 7 壮,每日 1 次,共灸 7 天。阑尾切除术后随访 2 年,治疗组 42 例有 4 例(9.52%)发生肠粘连,对照组 39 例有 7 例(17.95%)发生肠粘连,结果提示治疗组肠粘连发生率有降低趋势,但组间比较,差异无统

计学意义（P>0.05）。[郑有鑫,郑有福,苏伟,等.神阙灸预防化脓性阑尾炎术后肠粘连临床观察.中国中医药信息杂志,2013,20（2）:83-84.]

八、尿潴留

尿潴留是临床各科患者常见的一个症状,是指膀胱胀满而尿液不能排出,按病因可分为阻塞性:如结石,肿瘤等;功能性:如手术后括约肌痉挛,麻醉后膀胱松弛,神经源性膀胱等。尿潴留分急性与慢性,急性尿潴留发病突然,膀胱胀满但滴尿不出,患者非常痛苦,耻骨上可触及膨胀膀胱,用手按压有尿意;慢性尿潴留起病缓慢,历时长久,膀胱明显膨胀,但患者却毫无痛苦。

手术患者常常由于麻醉、手术、疼痛、肛管内填塞纱布过多过紧、术中术后输入较多的液体、精神紧张等原因导致气血运行不畅,膀胱肌肉麻痹收缩无力,尿道括约肌痉挛,影响膀胱和肾的气化作用导致术后尿潴留。尿潴留属于术后常见的急症,应及时处理。发生尿潴留时,患者下腹胀痛难忍,既影响创面的愈合,也可导致膀胱过度膨胀和永久性的逼尿肌损伤。传统的诱导排尿法效果不理想,而导尿法虽然疗效确切,但极易引起泌尿系统感染及其他并发症。

【特效灸疗方法】

①艾炷灸:取厚度约 0.3cm 鲜生姜片,用针在其中央扎数个孔,以利于药力透达穴位。将艾炷置其上并捏实,置于穴位上,患者感觉发烫时,将姜片轻轻抬起,调节到感觉热气向里透达而且能耐受为度。每穴灸 5 壮,换穴同时更换新姜片。取穴:神阙、中极、关元。每日 1 次,7 次为 1 个

疗程。

②艾条灸:取艾条在距穴位 2~3cm 处施行温和灸或雀啄灸,灸至皮肤潮红微烫为度,每穴约 15 分钟。每日 1 次,7 次为一个疗程。取穴:神阙、足三里、三阴交、中极、关元。

③温针灸:针刺各穴位得气后,取艾条约 2~3cm 置针柄上施以温针灸,留针30分钟。每日 1 次,7 次为一个疗程。取穴:中极、关元、三阴交、足三里。

【临床应用】

①隔盐灸治疗产后尿潴留。治疗方法:生姜 2 个,食盐及艾绒适量。将生姜切成厚约 0.5cm 的薄片,中间刺数个小孔。艾绒捻成蚕豆大小。圆锥形艾炷数个。患者仰卧屈膝,将纯白干燥食盐填平脐孔,姜片置于盐上,再将艾炷放在姜片上,尖朝上,点燃,使火力由小到大,缓缓深燃。待皮肤有灼痛感时即换一炷,直到温热入腹内。根据病情,常灸 1~4 炷。若患者有便意,即可排尿,小便自解之后再灸 1~2 炷,以固疗效。[艾珍.隔盐灸治疗产后尿潴留 22 例.医药世界,2007,(8):102.]

②艾灸穴位治疗髋关节置换术后尿潴留。治疗方法:将 42 例患者随机分为治疗组和对照组各 21 例,对照组采用常规西医疗法,治疗组采用艾灸气海穴、关元穴、中极穴,艾灸操作方法取大小约 3cm×4cm、厚约 0.4cm 姜片数片,中间以针穿刺数孔,先将姜片三片分别置于关元穴、气海穴、中极穴上,并在姜片上置一底直径约 3cm、高约 3cm 的艾炷,点燃顶端施灸。当艾炷燃尽后,可易炷再灸,以皮肤潮红为度。如灸治过程中患者感到灼热难忍,可在穴位皮肤上逐片添加姜片。在没有特殊状况下,一个穴道灸 3 次

到 5 次,每穴 20 分钟。每日治疗一次,持续至残余尿量小于 50ml。结果:治疗组尿潴留患者的排尿显效时间及有效时间明显提前,疗效比较差异有显著意义(*P*<0.01)。从而证明艾灸气海穴、关元穴、中极穴治疗髋关节置换术后患者尿潴留疗效显著。[姜会枝,杨心灵,徐振伟,等.艾灸穴位治疗髋关节置换术后尿潴留的疗效观察及护理.护士进修杂志,2011,26(6):550-552.]

　　③灸法治疗肛肠术后尿潴留。治疗方法:取穴:三阴交、足三里、天枢、关元、阴陵泉。操作:嘱患者平卧,暴露腹部和下肢皮肤,准确定位穴位,将艾条一端点燃,对准穴位,距皮肤 2~3cm 施灸,以局部皮肤发红、有温热感,但无灼痛为宜,治疗时注意避免灼伤皮肤,每处穴位灸 10~15 分钟。对于局部感觉减退者,医者可将示、中指置于施灸部位的两侧,通过医者的感觉来测知患者局部的受热程度,防止烫伤。一般施灸 1 次即可见效,若遇症状重者,加治 1 至数次。[陈林,陈朝晖,张瑞芳,等.灸法治疗肛肠术后尿潴留临床研究.中国针灸,2013,33(1):17-19.]

九、尿失禁

　　尿失禁是指排尿失去控制,尿液不自主地流出或排出,当神经传导受阻或神经功能受损,均可使膀胱括约肌失去作用,出现尿失禁。

　　病史是诊断尿失禁的一个重要部分。尿失禁的病因可分为下列几项:①先天性疾患,如尿道上裂。②创伤,如妇女生产时的创伤,骨盆骨折等。③手术,如成人前列腺手术、尿道狭窄修补术等;儿童为后尿道瓣膜手术等。④各种病因引起的神经源性膀胱。

【特效灸疗方法】

①艾炷灸:隔姜灸:取厚度约 0.3cm 鲜生姜片,用针在其中央扎数个孔,以利于药力透达穴位。将艾炷置其上并捏实,置于穴位上,患者感觉发烫时,将姜片轻轻抬起,调节到感觉热气向里透达而且能耐受为度。每穴灸 5 壮,换穴同时更换新姜片。取穴:中极、关元、足三里。每日 1 次,6 次为 1 个疗程。或配合使用隔盐灸:用食用盐填满神阙穴,把生姜切成厚度约 0.3cm 片,铺在穴位上,艾炷置于姜片之上点燃,灸 3 壮,每日 1 次。6 次为一个疗程。

②艾条灸:患者取平卧位,取艾条在距穴位 2~3cm 处施行温和灸或雀啄灸,灸至皮肤潮红微烫为度,每穴约 15 分钟。每日 1 次,6 次为一个疗程。取穴:中极、关元、足三里。

③温针灸:针刺各穴位得气后,取艾条约 2~3cm 置针柄上施以温针灸,留针 30 分钟。每日 1 次,6 次为一个疗程。取穴:中极、关元、肾俞、命门、足三里等穴。

【临床应用】

①隔姜隔盐灸治疗中风后排尿功能障碍。治疗方法:食用盐填满肚脐(神阙穴),把生姜切成厚度约 0.7~0.8cm,形状近圆形的姜片,其最小直径不小于 4cm。将艾绒捏成底面直径约 3cm、高约 3cm 的圆锥体,置于姜片之上。再将姜片和艾绒置于填满食盐的神阙穴上。点燃艾绒,待其全部燃尽,连续灸 2 壮,每日 1 次。患者同时接受针对中风的常规针刺治疗,取曲池、合谷、内关、足三里、阳陵泉、三阴交为主穴加减,平补平泻手法。以上治疗均每周治疗 5 次,连续治疗 3 周。结果:隔姜隔盐灸法在改善患者日平均排

尿次数、护理者夜间平均被叫起次数、患者白天平均急迫性尿失禁次数、患者夜间尿失禁人次等排尿障碍症状方面,以及提高尿失禁等级方面均优于对照组,相关指标差异有显著性意义(*P*<0.01,*P*<0.05);对于预防泌尿系感染,治疗后治疗组较对照组泌尿系感染发生率低,但差异无显著性意义。从而证明隔姜隔盐灸法是治疗中风后排尿功能障碍的安全、有效、简便、适于推广的疗法。[刘慧林,王麟鹏.隔姜隔盐灸治疗中风后排尿功能障碍对照研究.中国针灸,2006,26(9):621.]

②针刺配合隔物灸治疗中风后尿失禁。治疗方法:针刺治疗取通天透络却、百会、曲骨、中极、水道(双)、关元、气海穴。肢体功能障碍加前神聪透悬厘、肩髃、曲池、手三里、外关、合谷、环跳、风市、足三里、阳陵泉;语言障碍加百会透曲鬓、舌中、廉泉;吞咽困难加风池、翳风、翳明、供血。常规消毒后,采用直径0.30mm,长25~40mm的一次性毫针进行针刺,通天透络却选用长40mm毫针由通天穴刺向络却穴,行快速捻转(200次/分钟),2分钟后接通KWD808-Ⅱ电脉冲针灸治疗仪应用连续波,频率60Hz,强度以患者能耐受为度;百会穴向后平刺10mm后快速捻转1分钟;针刺中极等腹部穴位时,患者需排空小便,取仰卧位,由中极向会阴部进针,针感到达会阴为宜,不提插捻转,然后关元与中极接电针,选择连续波,频率为60Hz,强度为2~5mV,以患者能耐受为度。每日治疗1次,每次40分钟,10次为1个疗程,休息1天后进行下1个疗程,共治疗3个疗程。隔物灸治疗:针刺治疗结束后,患者取仰卧位,采用DAJ-23多功能艾灸仪治疗,将隔物垫置于下腹部气海、关元、中极、曲骨、

水道(双侧)穴位。注意控制温度,以防灼伤皮肤。使用连续灸,温度36~40℃,时间为30分钟。每天治疗1次,一般治疗30次。结果:两组患者经治疗后排尿频率具有明显改善($P<0.01$);两组患者治疗后膀胱最大容量比较,差异具有统计学意义($P<0.01$)。从而证明针刺配合隔物灸可以提高中风后尿失禁患者的临床疗效,且优于单纯针刺。[王伟华,杨沈秋,顾明全,等.针刺配合隔物灸治疗中风后尿失禁疗效观察.上海针灸杂志,2010,29(7):433-435.]

十、前列腺炎

前列腺炎是男性常见病,绝大多数发生在青壮年,临床上前列腺炎可分为急性和慢性两种。急性前列腺炎临床上较少见,慢性前列腺炎在成年人群中发病较高,因慢性前列腺炎多伴有精囊炎,故又称为前列腺精囊炎。

本病临床主要症状见尿频、尿急、夜尿多、疼痛。可伴有骨盆、耻骨上或会阴生殖区疼痛或不适,偶有射精后疼痛或全身不适,疲乏,甚至失眠等类似神经官能症。不少病例还主诉性欲减退、性交痛、勃起功能障碍、血精等。有1/3病例无症状,仅靠前列腺按摩液检查(EPS)诊断,直肠指诊无特殊发现。

【特效灸疗方法】

①熏灸:艾炷点燃后竖置于干净的痰盂内,将睾丸上提后坐于痰盂之上,使艾炷正对会阴穴进行熏灸。每日1次。6日为一个疗程。

②艾条灸:取艾条在距穴位2~3cm处施行悬灸,灸至皮肤潮红微烫为度,每穴约15分钟。每日1次,6次为一

个疗程。取穴：会阴、囊中、阿是穴。

③温针灸：针刺各穴位得气后，取艾条约2~3cm置针柄上施以温针灸，留针30分钟。每日1次，6次为一个疗程。取穴：肾俞、中极、关元、次髎、秩边、三阴交、阿是穴。

【临床应用】

①针灸治疗慢性前列腺炎。治疗方法：使用直径0.28~0.32mm、长40mm毫针，取阴陵泉、肝俞、肾俞、三阴交、根旁（阴茎根部两侧旁开1寸处），直刺10mm左右，施提插捻转泻法，捻针频率为80~100转/分钟；同时使用耳针，使用直径0.28~0.32mm、长25mm毫针针刺肾区、脾区、肝区。然后分别将G6805型电针电极连接到阴陵泉、肝俞、肾俞、三阴交、根旁，选用疏密波，频率20Hz，缓缓增大电流至患者自觉微痛止，持续20~30分钟。电针后，用艾条悬灸会阴、囊中（阴囊前正中线的中点处）、阴中（囊中与会阴穴连线的中点处）及阿是穴，每穴8分钟左右。每日治疗1次，7次为一个疗程。结果：本组31例患者，1个疗程后治愈6例，2个疗程后治愈14例，3个疗程后治愈5例，其余6例为显效。[陈孝银.针灸治疗慢性前列腺炎31例.中国针灸，2006，26（2）：140.]

②热敏灸治疗慢性前列腺炎。治疗方法：将60例慢性前列腺炎患者随机分为热敏腧穴悬灸试验组和非热敏腧穴悬灸对照组，治疗组和对照组各30例。试验组采用热敏腧穴温和悬灸治疗，以热敏灸感消失为度，对照组采用非热敏腧穴温和悬灸治疗，每次40分钟，两组每日2次，共治疗5天，第6天开始每日1次，连续治疗25次，共治疗35次（共30天）。结果：与治疗前相比，两组在治疗后症状积分、

NIH-CPSI积分差异有统计学意义（$P<0.01$），与对照组相比，试验组症状积分、NIH-CPSI积分、显愈率差异有统计学意义（$P<0.01$，$P<0.05$，$P<0.05$）。从而证明热敏腧穴悬灸治疗慢性前列腺炎疗效优于非热敏腧穴悬灸，热敏腧穴准确定位能提高灸疗疗效。［付勇，章海凤，张波，等．热敏灸治疗慢性前列腺炎不同灸位30例．江西中医学院学报，2012，24（3）：34-36.］

③悬灸热敏化穴配合药物治疗慢性前列腺炎。治疗方法：患者选取俯卧或侧卧体位，充分暴露腹、腰、骶部。用点燃的纯艾条在患者腹、腰、骶部及下肢，距离皮肤3cm左右施行温和灸，当患者感受到艾热向周围扩散、向深部灌注或出现扩热、传热、局部不热远部热等灸性感传时，此点即为热敏化穴，重复上述步骤，直至所有的热敏化穴被探查出。热敏化穴悬灸的操作：分别在每个热敏化穴上实施艾条悬灸，直至扩热、透热或感传现象消失为一次施灸剂量，每日1次，10次为一个疗程，每疗程间隔2天，共治疗2个疗程。中药灌肠：药物组成为土茯苓30g、红藤30g、败酱草15g、萆薢15g、桃仁15g、红花6g、川芎15g、桂枝15g、王不留行15g、枳壳10g、柴胡10g、白芍15g、炙甘草6g、远志6g、石菖蒲6g、小茴香6g。用法：水煎150ml，每晚临睡前低压保留灌肠，药液温度在35~40℃。操作：灌肠前先排空大便，取右侧卧位，臀部垫高约10cm左右，将涂有石蜡油的导管缓慢插入肛门后注药，药液注完后，患者取俯卧位30分钟，再取右侧卧位，争取药液停留在肠内2小时以上。每日1次，10次为一疗程，每疗程间隔2天，共治疗2个疗程。结果：观察组愈显率为50.0%，优于对照组的26.7%（$P<0.05$），观

察组症状分级量化积分、NIH-CPSI 及 EPS-WBC 积分均低于对照组(*P*<0.05,*P*<0.01)。从而证明热敏化穴灸配合药物治疗慢性前列腺炎疗效明显优于穴位艾灸配合药物疗法,可显著改善症状,降低前列腺液白细胞计数。[刘汉山,艾尼玩·热合曼,付勇,等.悬灸热敏化穴配合药物治疗慢性前列腺炎疗效观察.中国针灸,2009,29(7):543-546.]

十一、前列腺增生症

前列腺增生又称前列腺肥大,是老年男性常见的一种慢性疾病,亦是泌尿外科的常见病、多发病,而且随着我国人均寿命的延长、营养的改善和诊断技术的提高,其发病率近年呈明显上升趋势。

本病由于前列腺良性增生,造成下尿道梗阻,而以排尿困难为主要临床症状。西医对于本病的治疗,药物、非药物微创介入、手术切除等疗法应用较广泛,但同时副作用也较大。针灸治疗本病能收到较好的疗效。

【特效灸疗方法】

①艾炷灸:取厚度约 0.3cm 鲜生姜片,用针在其中央扎数个孔,以利于药力透达穴位。将艾炷置其上并捏实,置于穴位上,患者感觉发烫时,将姜片轻轻抬起,调节到感觉热气向里透达而且能耐受为度。每穴灸 5 壮,换穴同时更换新姜片。取穴:至阴、中极、关元、肾俞。每日 1 次,7 次为 1个疗程。

②艾条灸:取艾条在距穴位 2~3cm 处施行温和灸或雀啄灸,灸至皮肤潮红微烫为度,每穴约 15 分钟。每日 1 次,7 次为一个疗程。取穴:肾俞、膀胱俞、中极、关元。

③温针灸：针刺各穴位得气后，取艾条约 2~3cm 置针柄上施以温针灸，留针 30 分钟。每日 1 次，7 次为一个疗程。取穴：肾俞、中极、关元、水道、足三里。

【临床应用】

①隔姜灸治疗良性前列腺增生症。生姜切片，将姜片放在至阴穴上，用底径为 0.5cm、高为 0.5cm 大小的艾炷行隔姜灸 5 壮，觉有灼痛时立即更换下一壮。关元与中极穴上置同样姜片，用底径为 0.8cm、高为 1.0cm 大小的艾炷行隔姜灸 5 壮，觉有灼痛时立即更换下一壮。隔日治疗 1 次，以 1 个月为 1 疗程。结果：隔姜灸能显著改善患者症状，降低 I-PSS、QOL 评分等指标，并且无不良反应，疗效优于前列康片组。从而证明隔姜灸对良性前列腺增生症具有良好的治疗作用，且无明显不良反应，为临床治疗该病提供了新思路与方法。[周勇.隔姜灸治疗良性前列腺增生症的临床研究.山东中医药大学学报，2007，31（1）：46.]

②重灸会阴穴治疗良性前列腺增生症。治疗方法：患者仰卧屈膝，双腿稍分开，暴露阴部，臀部略垫起，用艾灸架固定艾条，对准会阴穴施灸，连续 2 个小时，每日治疗 1 次，每周 5 次，治疗 4 周后进行评定。治疗期间停用本研究之外的其他治疗方法。结果：两组疗效比较，治疗组总有效率 87.0%；对照组总有效率 68.0%。治疗组优于对照组（P<0.05）。从而证明重灸会阴穴治疗良性前列腺增生症疗效优良，安全舒适，经济实惠，操作简便。[郑盛惠，吴玉娟，魏林林，等.重灸会阴穴治疗良性前列腺增生症临床研究.中医药学报，2013，41（3）：95-97.]

十二、痔疮

痔疮是肛门直肠底部及肛门黏膜的静脉丛发生曲张而形成的一个或多个柔软的静脉团的一种慢性疾病。痔疮包括内痔、外痔、混合痔,齿线是区别内痔、外痔的分界线。其临床表现以排便时出血、直肠脱出、肿痛为主要症状。

通常当排便时持续用力,造成此处静脉内压力反复升高,静脉就会肿大。妇女在妊娠期,由于盆腔静脉受压迫,妨碍血液循环常会发生痔疮,许多肥胖的人也会患痔疮。外痔有时会脱出或突现于肛管口外。但这种情形只有在排便时才会发生,排便后它又会缩回原来的位置。无论内痔还是外痔,都可能发生血栓。在发生血栓时,痔疮中的血液凝结成块,从而引起疼痛。

【特效灸疗方法】

①艾条灸:患者取俯伏位,取艾条在距穴位 2~3cm 处施行雀啄灸,灸至皮肤潮红微烫为度,每穴约 15 分钟。每日 1 次,7 次为一个疗程。取穴:八髎、长强。

②温针灸:针刺各穴位得气后,取艾条约 2~3cm 置针柄上施以温针灸,留针 30 分钟。每日 1 次,7 次为一个疗程。取穴:关元、会阳、承山、二白、长强。

【临床应用】

①针灸结合中药熏洗治疗痔疮。熏洗方:五倍子 20g,荆芥 15g,防风 15g,艾叶 20g,桑寄生 20g,莲房 20g,金银花 20g,白头翁 15g。上药加水 1500ml,煮沸 15 分钟,去渣,取药液,趁热熏洗肛门,待药液稍凉后,坐浴浸洗每次 40 分钟,每日 2 次。每剂药可熏洗 3 天,4 剂为 1 个疗程。针灸

取穴:关元、承山、二白、承扶、会阳、大肠俞、长强。针刺方法:取适当体位,皮肤常规消毒下,用0.35mm毫针针刺,得气后留针40分钟。每5分钟行针1次。关元穴进针得气后在针柄上插2~3cm长的艾炷3壮,行温针灸法。二白、承山、会阳等穴可用强刺激透天凉法,余穴均用毫针平补平泻深刺,每日1次,每次40分钟,14次为1个疗程。配穴:伴脱肛者,加灸百会、神阙;肛门肿痛者配针秩边、飞扬。结果:治疗组总有效率96%,对照组总有效率70%。[梁玉凤.针灸结合中药熏洗治疗痔疮疗效观察.广西中医药,2006,(29)6:25.]

②实用新型痔疮艾灸椅治疗痔疮。治疗方法:对照组采用传统艾灸箱,患者俯卧位,点燃艾条,放置好艾灸箱,热度以患者能耐受为度。试验组采用艾灸椅,患者正坐于艾灸痔疮椅,调整好艾条高度,点燃后,热度以患者能耐受为度。两组选穴以长强穴为主穴,每次艾灸40分钟,每日1次,7次为1个疗程,3个疗程后评价疗效。每个疗程中间可休息2天。结果:对照组有效率为85.19%,试验组有效率为92.86%,两组比较差异无统计学意义(P>0.05)。从而证明痔疮艾灸椅的产生满足了临床和科研对艾灸椅的需要,有利于艾灸疗法的普及和推广。[高希言,任俊华,高崚,等.实用新型痔疮艾灸椅治疗痔疮临床研究.中医学报,2013,28(8):1255-1256.]

③壮医针挑结合壮医药线点灸疗法治疗痔疮。治疗方法:暴露腰骶部皮肤,寻找"痔点","痔点"一般在第7胸椎两侧至第2骶骨间的两腋后线范围内,形状似丘疹,但不高出皮肤,如缝被针帽大小,多为灰白、暗红、棕褐、浅红色,压

之不退色。找好"痔点"后,用酒精消毒"痔点",取大号三棱针,针尖方向与脊柱方向平行,将痔点表皮挑破,垂直进针刺入1~2mm,深度不超过皮下筋膜,深入表皮下挑治,将皮层下有弹性、坚韧、白色纤维样物挑断,一般略出血或不出血;挑完后壮医药线点灸"痔点"梅花穴,最后用碘酒消毒,贴上创可贴固定。挑刺后,注意预防挑治点感染,术后3~5天勿用水擦洗挑治部位。每次选1~3个明显的痔点进行挑治,每隔8天挑治1次,3次为1个疗程。如有痔核脱出或外痔者,用壮医药线点灸痔顶穴和痔疮梅花穴(痔顶穴为痔疮顶部取穴,痔疮梅花穴为痔疮顶部点取一点,围绕痔疮边缘上下左右各取一点),以及点灸痔疮常用腧穴,如大肠俞(双侧)、小肠俞(双侧)、命门、长强等,隔天点灸1次。1个疗程结束后,观察临床疗效。结果:治疗组有效率98.1%,优于对照组(85.4%),差异具有显著意义($P<0.05$);治疗组治疗后便血情况与对照组比较,差异具有非常显著性意义($P<0.01$);治疗组治疗后肛门疼痛情况与对照组比较,差异有显著性意义($P<0.05$);两组治疗后肛门水肿情况比较,差异有显著性意义($P<0.05$)。从而证明综合运用壮医针挑结合壮医药线点灸疗法治疗痔疮疗效好,该方法简单可行,痛苦少,疗程短,疗效快,值得进一步推广。[窦锡彬,张红参,李克明,等.壮医针挑结合壮医药线点灸疗法治疗痔疮疗效观察.广西中医药,2013,36(2):35-37.]

十三、直肠脱垂

肛管、直肠和乙状结肠向下移位称为肛管直肠脱垂。如果只是黏膜下脱临床上称不完全直肠脱垂;直肠全层下脱称完全直肠脱垂。脱垂部分于直肠内即内脱垂,肛门外者为外脱垂。

直肠脱垂的症状初起常有便秘、排便无规律,总感觉直肠满胀和排便不净。在排便的时候有肿物脱出,但可自行缩回。时间较久的行走及用力都能脱出,常需要送回。由于经常脱出而排出黏液污染内裤。肠黏膜受损伤发生溃疡时还可引起出血和腹泻。肛门和直肠感觉较迟钝。肛门以上内脱垂症状常无变化,主要是在排便后感觉未完全排空,总用力才有排空感。脱垂在直肠内反复下降和回缩,引起黏膜充血水肿,常由肛门流出大量黏液和血性物。患者常感盆部和腰骶部坠胀、拖拽,会阴部及股后部钝痛等。本病常因年老体弱、妇女产后、小儿经常啼哭及慢性腹泻、便秘、百日咳、排尿困难等所致。多发于老年人、小儿及患痔疮、久痢久泻之人。

【特效灸疗方法】

①艾炷灸:取厚度约 0.3cm 鲜生姜片,用针在其中央扎数个孔,以利于药力透达穴位。将艾炷置其上并捏实,置于穴位上,患者感觉发烫时,将姜片轻轻抬起,调节到感觉热气向里透达而且能耐受为度。每穴灸 5 壮,换穴同时更换新姜片。取穴:百会、气海、关元、足三里。每日 1 次,6 次为 1 个疗程。

②艾条灸:取艾条在距穴位 2~3cm 处施行温和灸或雀啄灸,灸至皮肤潮红微烫为度,每穴约 15 分钟。每日 1 次,6 次为一个疗程。取穴:百会、次髎。

【临床应用】

热敏灸治疗直肠黏膜脱垂。治疗方法:自直肠黏膜脱垂术后第 2 天开始进行热敏灸治疗,选取百会、长强、足三里、气海、三阴交等容易出现热敏化的腧穴进行探查,分别以回旋、雀啄、往返、温和灸四步法对上述腧穴施灸。具体操作方法如下:先以回旋灸温热气血,时间 2 分钟;继以雀啄灸加强局部热敏化,做好激发经气的准备,时间 1~3 分钟;循经往返灸激发经气,时间 2~3 分钟;再以温和灸发动感传,畅通经络,时间以灸至感传消失为宜。只要在施灸过程中出现透热、传热、局部不热(或微热)远部热,表面不热(或微热)深部热及其他非热感觉(包括施灸部位或者远离施灸部位所产生的酸、胀、麻、痛等)等以上一种或一种以上灸感反应就表明该腧穴发生热敏化。治疗组和对照组均全部治愈,治愈率均达 100%。两组随访 0.5~2 年,治疗组无复发病例,对照组复发 4 例。两组间肛门坠胀持续时间、住院时间对比,治疗组明显短于对照组($P<0.01$)。[刘斌,谌建平,胡晓阳,等.热敏灸在直肠黏膜脱垂术后的临床疗效观察.实用中西医结合临床,2011,11(2):45-46.]

十四、冻疮

冻疮是在冬季和初春常见的好发于手、脚背及耳廓部的一种非冻结性冷损伤性疾病。皮损为瘙痒性局限性水肿性红斑,境界不清,可出现水疱、糜烂和溃疡。冻疮初起为局限性蚕豆至指甲盖大小紫红色肿块或硬结,边缘鲜红,中央青紫,触之冰冷,压之退色,去压后恢复较慢,自觉局部有胀感、瘙痒,遇热后更甚,严重者可有水疱,破溃后形成溃疡、经久不愈。

据有关资料统计,我国每年有两亿人受到冻疮的困扰,其中主要是儿童、妇女及老年人。冻疮一旦发生,在寒冷季节里常较难快速治愈,要等天气转暖后才会逐渐愈合,虽是一种自愈性疾病,但在发病中,由于局部肿胀、疼痛、关节僵硬,伴皮肤奇痒,往往影响工作、学习和休息。欲减少冻疮的发生,关键在于入冬前就应开始预防。

【特效灸疗方法】

①艾炷灸:取厚度约 0.3cm 鲜生姜片,用针在其中央扎数个孔,以利于药力透达穴位。将艾炷置其上并捏实,置于穴位上,患者感觉发烫时,将姜片轻轻抬起,调节到感觉热气向里透达而且能耐受为度。每穴灸 3 壮,换穴同时更换新姜片。取穴:局部皮损处。每日 1 次,5 次为 1 个疗程。

②艾条灸:取艾条在距穴位 2~3cm 处施行温和灸,灸至皮肤潮红微烫为度,每穴约 15 分钟。每日 1 次,5 次为一个疗程。取穴:局部皮损处。

③温针灸:针刺各穴位得气后,取艾条约 2~3cm 置针柄上施以温针灸,留针 30 分钟。每日 1 次,5 次为一个疗程。取穴:局部取穴。

【临床应用】

①扬刺加灸治疗冻疮。治疗方法:选用 28 号 1.0~1.5 寸毫针。局部常规消毒。左手将冻疮中心固定,右手持针快速直刺入皮下,直达冻疮结节根部,然后在冻疮边缘四周上、下、左、右各斜向冻疮中心横透刺入 1 针,有针感为佳,无针感亦不行手法。最后在直刺的 1 针上加温针灸 3 壮,留针 20 分钟后出针,每日 1 次,连续治疗 5 次为一个疗程。治疗 114 例,痊愈 89 例,显效 20 例,无效 5 例。与 30 例艾灸对照相比,疗效明显优于对照组($P<0.05$)。〔李芳莉．扬

刺加灸治疗冻疮 114 例疗效观察 . 中国针灸,2000,20(11):663.]

②点刺放血联合穴位隔姜灸治疗冻疮。治疗方法:点刺放血:嘱患者取坐位,患处常规消毒,用消毒三棱针选患处局部红肿、胀痛最重的部位,根据患处大小,快速点刺 1~3 针,放血 3~5 滴后用消毒棉球按压止血。穴位隔姜灸选穴脾俞、肾俞、关元、神阙。患处在上肢、颜面加大椎、外关,患处在下肢加足三里、血海。将鲜生姜切片为 0.6cm 厚放在所选穴位上,用艾绒做底部为 1cm 大小艾炷,放置于姜片上点燃,每穴灸 3 壮。根据病情程度每日或隔日 1 次,3 次为 1 疗程,1~2 个疗程可见好转。[彭馨谊,塞文渊 . 点刺放血联合穴位隔姜灸治疗冻疮 65 例 . 川北医学院学报,2011,26(3):263-264.]

十五、痛风性关节炎

痛风性关节炎是嘌呤代谢障碍,血尿酸增高,导致尿酸盐在关节和关节周围组织以结晶形式沉积而引起的急性炎症反应。临床特点是:急性发作关节疼痛,以跖踝关节多见,常伴有红肿热痛及白细胞增高等全身症状。

临床症状表现为起病急骤,常于夜间突然发作,大多病例首发关节为足第一跖趾关节,表现为疼痛剧烈,如刀割、火烧,伴关节肿胀,触之局部灼热,拒按,得冷则舒,部分患者可伴有体温升高、寒战、血白细胞升高、血沉增快等全身表现。炎症消退后皮肤暗红色、皱缩、脱屑,以后逐渐恢复,但往往再次复发,多数患者愈发愈频,受累关节亦越来越多。

【特效灸疗方法】

①艾炷灸:取厚度约0.3cm鲜生姜片,用针在其中央扎数个孔,以利于药力透达穴位。将艾炷置其上并捏实,置于穴位上,患者感觉发烫时,将姜片轻轻抬起,调节到感觉热气向里透达而且能耐受为度。每穴灸5壮,换穴同时更换新姜片。取穴:局部取穴。每日1次,7次为一个疗程。

②艾条灸:取艾条在距穴位2~3cm处施行温和灸或雀啄灸,灸至皮肤潮红微烫为度,每穴约15分钟。每日1次,7次为一个疗程。取穴:局部取穴、配合足三里。

③温针灸:针刺各穴位得气后,取艾条约2~3cm置针柄上施以温针灸,留针30分钟。每日1次,7次为一个疗程。取穴:局部取穴,配合足三里、三阴交、肾俞、脾俞等穴。

【临床应用】

①姜炷灸治疗急性痛风性关节炎。治疗方法:取穴:以局部取穴为原则,跖趾关节病变取大都、太白、太冲、行间、内庭、足临泣;踝关节病变取太溪、商丘、丘墟、照海、申脉。将艾炷置于姜片上,穴位常规消毒后,将姜炷置于穴上,点燃艾炷,急吹其火,待患者灼烫难以忍受时(以不起疱为原则),用镊子持姜炷在病变关节部位缓慢移动,待艾炷熄灭后,易换姜炷,每穴3炷,每日1次,7次为一个疗程。结果:治疗组与对照组疗效差异有显著意义($P<0.05$),即姜炷灸配合口服别嘌呤醇治疗组疗效优于单纯口服别嘌呤醇对照组的疗效。[冯伟民,骆军.姜炷灸治疗急性痛风性关节炎33例.针灸临床杂志,2003,19(5):39.]

②温针灸治疗痛风性关节炎。治疗方法:以针灸治疗。穴取足三里、公孙、三阴交、阴陵泉、八风。先针刺公孙、三

阴交及阴陵泉等,再针足三里,得气后在足三里穴上温针灸
2~3 壮,30 分钟后取针,并泻八风穴,每天 1 次,7 天为一个
疗程。[刘鑫.温针灸治疗痛风性关节炎 61 例.中国针灸,
2000,20(9):537.]

　　③温针灸治疗痛风性关节炎。治疗方法:温针灸足三
里,阴陵泉、脾俞、三阴交捻转补法,大椎穴刺络放血,丰隆、
天枢提插泻法。局部治疗各穴均用温针灸。治疗 10 天为
一个疗程。[张淑英.针刺治疗痛风性关节炎 32 例.针灸
临床杂志,2001,17(8):9.]

第三节　妇科疾病

一、功能失调性子宫出血

　　功能失调性子宫出血,简称功血,为妇科常见病,属异
常子宫出血范畴。是指由调节生殖的神经内分泌机制失常
引起的异常子宫出血,没有内科及内外生殖道的病变。功
血可分为无排卵性功血和排卵性功血两类,其中无排卵性
功血约占 85%。

　　无排卵性功血临床上常见的症状是子宫不规则出血,
特点是月经周期紊乱,经期长短不一,经量不定,甚至大量
出血,出血期间一般无腹痛或其他不适,出血量多或时间
长,可致继发性贫血或休克。排卵性月经失调一般表现为
月经周期缩短或周期正常,经期延长。

　　【特效灸疗方法】

　　①艾炷灸:取厚度约 0.3cm 鲜生姜片,用针在其中央扎

数个孔，以利于药力透达穴位。将艾炷置其上并捏实，置于穴位上，患者感觉发烫时，将姜片轻轻抬起，调节到感觉热气向里透达而且能耐受为度。每穴灸 2~3 壮，换穴同时更换新姜片。取穴：大敦、隐白、关元、子宫。每日 1 次，7 次为一个疗程。

②艾条灸：患者取平卧位，取艾条在距穴位 2~3cm 处施行温和灸或雀啄灸，灸至皮肤潮红微烫为度，每穴约 15 分钟。每日 1 次，10 次为一个疗程。取穴：隐白、关元、足三里、三阴交、中极、子宫。

③温针灸：患者取平卧位，针刺各穴位得气后，取艾条约 2~3cm 置针柄上施以温针灸，留针 30 分钟。每日 1 次，7 次为一个疗程。取穴：隐白、关元、三阴交、中极、子宫。

【临床应用】

①低剂量雌孕激素配合穴位针灸治疗青春期功血。月经或撤药性出血第 5 天开始每日口服结合雌激素片（倍美力）0.3mg，连服 20 天，后 5 天加服醋酸甲羟孕酮片 8mg/ 日，并于月经第 10 天开始每日针刺 1 次，共 3 日，针刺穴位：关元、中极、子宫、三阴交（双），选用平补平泻手法，每次留针 30 分钟，并加施艾灸（病人接受针灸治疗时有下腹温暖的感觉）。对照组：月经或撤药性出血第 5 天开始每日口服倍美力 0.625mg，连服 20 天，后 10 天加服安宫黄体酮 8mg/ 日。疗程均为连续 3 个周期。治疗期间两组患者月经恢复情况：治疗组：显效 32 例，有效 6 例，。对照组：显效 25 例，有效 5 例。两组治疗效果差异无显著性（$P>0.05$）。[张立霞，赵良倩. 低剂量雌孕激素配合穴位针灸治疗青春期功血. 中国临床医生，2006，34（4）：49-50.]

②艾灸配合中药治疗功能性子宫出血。艾灸隐白穴（位于足大蹞趾内侧，距趾甲角1分，左右各一）。把艾条的一头点燃后，悬于一侧隐白穴上1.5cm处，每次悬灸15~20分钟，以隐白穴周围皮色转红有热感为止。先灸一侧，然后灸另一侧，每日灸3~4次，待出血停止后可再继续灸1~2天。中药用定经汤。每日1剂，水煎分2次服。结果：治愈率80%，总有效率100%。从而证明艾灸隐白穴配合定经汤加减治疗功能性子宫出血疗效确切。〔刘娟，安召永，孟婷，等.艾灸配合中药治疗功能性子宫出血78例.实用中医药杂志，2007，23（6）：353-353.〕

二、痛经

痛经为妇科最常见的症状之一，是指月经期和月经前后出现周期性下腹疼痛。常发生在月经前和月经期，偶尔发生在月经期后数日内。

下腹痛呈痉挛痛和胀痛，可放射至腰骶部、大腿内侧及肛门附近。可伴有面色苍白、恶心、呕吐、全身或下腹部畏寒、大便频数，剧痛时可发生虚脱。痛经可分为原发性和继发性两大类，前者指生殖器官无器质性病变的痛经，后者指盆腔器质性疾病所引起的痛经。

【特效灸疗方法】

①艾炷灸：取厚度约0.3cm鲜生姜片，用针在其中央扎数个孔，以利于药力透达穴位。将艾炷置其上并捏实，置于穴位上，患者感觉发烫时，将姜片轻轻抬起，调节到感觉热气向里透达而且能耐受为度。每穴灸5壮，换穴同时更换新姜片。取穴：足三里、三阴交、关元、中极、神阙。每日1

次,7次为1个疗程。

②艾条灸:患者取平卧位,取艾条在距穴位2~3cm处施行温和灸,灸至皮肤潮红微烫为度,每穴约15分钟。每日1次,7次为一个疗程。取穴:足三里、三阴交、关元、中极、神阙。

【临床应用】

①隔姜灸关元治疗原发性痛经。治疗方法:在患者关元穴处圈点,发艾条让患者回去自行隔姜灸关元,同时发放镇痛效果调查表,具体为经前2~3天起至行经结束,将鲜姜切成直径约3.0cm,厚0.2~0.3cm的薄片,中间以针刺数孔,将姜片置于关元穴上,上置艾炷施灸,患者家属可将手指放在穴位旁以测知温度,防止烫伤患者,以穴位处皮肤潮红为度,以皮肤灼热为佳,20分钟/次,1次/天。100例患者中显效43例,有效46例;无效11例。[顾小燕,王静.隔姜灸关元治疗原发性痛经疗效观察.中国全科医学,2006,9(10):847.]

②悬灸周期疗法治疗痛经。治疗方法:气滞血瘀型取气海、三阴交(双侧),寒湿凝滞型取关元、三阴交(双侧)。将艾条一端点燃,对准以上腧穴,约距离皮肤2~3cm施以悬灸,使患者局部有温热感而无灼热感,至皮肤红晕为宜,每穴灸15分钟。月经前5天至月经停止为一疗程,每天1次。经治疗34例患者中痊愈(疼痛消失,连续3个月经周期未见复发)24例,好转(疼痛减轻,或疼痛消失,但不能维持3个月经周期)7例,无效3例。[徐杨青,陈伟,王井妹.悬灸周期疗法治疗痛经34例.江西中医药,2006,37(9):49.]

③痛经灸治疗原发性痛经。治疗组:用痛经灸贴敷关

元穴,于月经前2天开始使用,每日一贴,每贴使用12小时,每个月经周期使用4天,连用6个月经周期。对照组:月经前2天开始服吲哚美辛肠溶片,每次25mg,每天3次,连服4天,连用6个月经周期。结果证明痛经灸治疗原发性痛经组疗效优于口服吲哚美辛肠溶片对照组。[杨敏.痛经灸治疗原发性痛经36例临床观察.海南医学,2009,20(7):226-227.]

三、子宫脱垂

子宫从正常位置沿阴道下降,宫颈外口达坐骨棘水平以下,甚至子宫全部脱出于阴道口以外,称子宫脱垂,子宫脱垂常伴有阴道前壁和后壁脱垂。

本病多见于已婚已产者,表现为阴道内脱出块物,下坠感及腰背酸痛,阴道分泌物增多,压力性尿失禁等。随着城乡妇幼卫生保健网的建立健全,专业接生员的培养,助产质量的提高以及围生期保健的加强,新发病例明显下降。

【特效灸疗方法】

①艾炷灸:采用隔附子饼灸,将附子切成0.3cm厚的片,或将附子研末调成泥状,将附子饼敷于穴位上,艾炷置于其上,每穴灸2~3壮,或配合隔盐灸神阙穴。取穴:百会、神阙、气海。每日1次,7次为一个疗程。

②温针灸:针刺各穴位得气后,取艾条约2~3cm置针柄上施以温针灸,留针30分钟。取穴:子宫、足三里、百会。每日1次,7次为一个疗程。

【临床应用】

①温针加中药治疗子宫脱垂。取穴:子宫(双)、足三里

（双）。脾虚型配百会、照海、大赫。穴位常规消毒，子宫穴用2寸毫针向子宫方向斜刺，以患者感到子宫上提，腰部和阴部酸胀为度，然后退针至皮下直刺。其他穴位常规直刺，用补法，得气后每针加0.8寸长药用艾条3段于针柄行温针治疗。每日一次，10次为1个疗程。同时中药治疗：将本病分脾虚型和肾虚型，脾虚型以补中益气汤加川段、金樱子；肾虚型予大补元加金樱子、鹿角胶、紫河车、芡实。每日1剂，水煎服，10天为1个疗程。结果：治疗组痊愈38例，显效12例，有效11例，无效2例。对照组痊愈19例，显效15例，有效19例，无效4例。治疗组痊愈率优于对照组（*P*<0.01）。［胡大文.温针加中药治疗子宫脱垂63例临床观察.山西中医，2002，18（1）：36.］

②针刺配合灸法治疗子宫脱垂。治疗方法：采用针刺联合灸法治疗。针刺主穴：气海、百会、关元、中极、子宫；配穴：足三里、三阴交、大赫、照海。针刺方法具体为：患者取仰卧位，用75%乙醇棉球消毒后，用0.3mm×40mm毫针直刺，行补法，留针30分钟后取针，每日1次。同时灸法治疗，取穴会阴部，方法：将点燃的艾卷放入一约33cm长的硬纸桶内，使患者做膝肘卧式进行熏灸，每日1次，每次30分钟，周日及经期停止治疗。结果：治疗组总有效率100%，对照组总有效率85%。治疗效果显著。［梁辰.针刺配合灸法治疗子宫脱垂50例.中国中医药现代远程教育，2013，11（7）：104.］

四、慢性盆腔炎

慢性盆腔炎是指女性内生殖器及其周围结缔组织、盆腔腹膜的慢性炎症。其主要临床表现为月经紊乱、白带增多、腰腹疼痛及不孕等,如已形成慢性附件炎,则可触及肿块。

慢性炎症形成的瘢痕粘连以及盆腔充血,可引起下腹部坠胀、疼痛及腰骶部酸痛,常在劳累、性交、月经前后加剧,全身症状多不明显,有时可有低热,易感疲劳。

【特效灸疗方法】

①艾炷灸:取厚度约0.3cm鲜生姜片,用针在其中央扎数个孔,以利于药力透达穴位。将艾炷置其上并捏实,置于穴位上,患者感觉发烫时,将姜片轻轻抬起,调节到感觉热气向里透达而且能耐受为度。每穴灸5壮,换穴同时更换新姜片。取穴关元、三阴交。每日1次,10次为一个疗程。

②艾条灸:患者取平卧位,取艾条在距穴位2~3cm处施行温和灸,灸至皮肤潮红微烫为度,每穴约15分钟。每日1次,10次为一个疗程。取穴:关元、子宫、足三里、三阴交。

③温针灸:针刺各穴位得气后,取艾条约2~3cm置针柄上施以温针灸,留针30分钟。每日1次,10次为一个疗程。取穴:局部取穴,关元、中极、血海、三阴交、足三里。

【临床应用】

①温针灸加超短波治疗慢性附件炎。取穴:子宫、血海、关元、三阴交、足三里,每次取3个穴位。穴位常规消毒针刺得气后,再切成约半寸长的艾段插在针柄上对腹部进行温针灸,艾段燃完后,除去艾灰,每穴灸2壮,每日1次,每次20分钟。针灸后进行超短波治疗。将所需电极于腹部、腰骶部对置,给予微温量,每日1次,每次20分钟。治

疗 15 次为一个疗程。治疗结果:共治疗 68 例,治愈 45 例,显效 11 例,有效 10 例,无效 2 例,取得了较好的治疗效果。[张宏,等.温针灸加超短波治疗慢性附件炎 68 例.中国针灸,2002,22(2):107.]

②针刺配合赵氏雷火灸治疗慢性盆腔炎。治疗方法:患者采用针刺配合雷火灸疗法。针刺气海、关元、水道(双)、三阴交(双)、足三里(双)。患者取仰卧位,根据胖瘦选用 0.22mm×40mm 或 0.22mm×25mm 的毫针,快速刺入皮下,然后采用平补平泻手法使患者在局部有酸、麻、胀、重等得气的感觉。留针 30 分钟。拔针后患者仍仰卧,采用雷火灸条 1 支进行治疗。具体步骤如下。①腹侧:a. 两侧少腹部施灸,距离皮肤 2cm,时间两侧各 8 分钟,每来回灸计算 10 次,用手按揉施灸部位 1 次。b. 任脉:神阙至曲骨止,来回施灸。每 10 次同样用手按揉 1 次,共计 5 分钟。c. 配穴:关元、气海、曲骨、归来(双侧)、维胞(双侧)距离皮肤 1cm 啄式灸,每穴各灸 28 次,每 7 次用手按揉 1 次。②背侧盆骨部:腰 5 椎至尾骨 1 椎,距离皮肤 2cm,上下来回施灸 8 分钟;每来回灸 10 次,用手按揉 1 次;双侧底髎关节,距离皮肤 2cm,各灸 5 分钟,每 10 次用手按揉 1 次。③配穴:八髎穴,距离皮肤 1cm,啄式灸疗,每穴各点灸 28 次,每 7 次用手按揉 1 次。④双侧三阴交:回旋灸后点刺。以上针刺及雷火灸疗法,每日 1 次,雷火灸疗法每次用 2.5 支灸药;遇腹部肥胖者每次应用加灸 0.5 支。施灸时,应灸至皮肤发红深部组织发热为度;因施灸日期过长,皮肤出现发黑现象,停灸后逐渐自然减退。注意事项及禁忌:月经来潮期、血崩期、高血压正发期,盆腔内伤出血期禁灸;心衰慎

用。如有灼伤,按烫伤方法处理,再次施灸时应避开烫伤点施灸。周一至周五每日治疗 1 次,周六及周日休息一共治疗 3 个月。治疗结果:经治疗 3 个月后,治疗组中临床治愈13 例,显效 10 例,有效 17 例。[骆金英,胡彩华,欧阳庆宜,等.针刺配合赵氏雷火灸治疗慢性盆腔炎 40 例.现代中西医结合杂志,2008,17(26):4110-4111.]

③中药加热敏灸治疗慢性盆腔炎。治疗方法:选择慢性盆腔炎患者 60 例,随机分为两组各 30 例。治疗组采用盆腔炎方加热敏灸方法治疗,对照组采用盆腔炎方加穴位悬灸方法治疗。两组均治疗 3 个疗程,共 45 天。治疗结果:治疗组的治愈率为 66.67%,有效率为 26.67%,总有效率为 93.33%;对照组治愈率为 46.67%,有效率为 33.33%,总有效率为 80.00%;两组疗效比较有显著性差异($P<0.05$),治疗组疗效优于对照组。结论:腧穴热敏化艾灸对治疗慢性盆腔炎有较好疗效。[徐海燕,张波.中药加热敏灸治疗慢性盆腔炎 30 例疗效观察.实用中西医结合临床,2008,8(5):35-36.]

五、不孕症

不孕症是指婚后 2 年、有规律的性生活、未采取避孕措施而未能受孕的妇女。从未有过妊娠的称为原发不孕,如曾有过妊娠,但未采取避孕措施 2 年以上未再孕,则称继发不孕。

引起不孕的主要原因有输卵管性不孕,排卵障碍性不孕,免疫性不孕及不明原因性不孕,针对病因,对症治疗。

【特效灸疗方法】

艾炷灸:多选用神阙穴隔姜灸、隔盐灸或隔药物灸,每次灸 1 小时,每日 1 次,隔日 1 次,6 次为 1 个疗程。

【临床应用】

①隔药灸脐法治疗排卵障碍性不孕症。治疗方法:药物组成:五灵脂、白芷、川椒、熟附子、食盐、冰片等,将药物超微粉碎混合,密封备用。操作方法:患者取仰卧位,暴露脐部,用 75% 乙醇常规消毒脐部,以温开水调和面粉制成面圈(约长 10cm,直径 1.5cm),将面圈绕脐 1 周,先取少量冰片置于脐部,再将上述制好的药末填满脐部,将大艾炷(艾炷大小与面圈内径相同,约直径 2.0cm,高 1.5cm 左右,根据患者肚脐的大小可有所不同)置于药末上,连续施灸 20 壮,约 3 小时,灸后用医用胶布固封脐部,2 天后自行揭下,并用温开水清洗脐部。每周治疗 1 次,连续治疗 3 月为 1 个疗程,1 个疗程结束后观察临床症状、受孕情况和实验室检查指标的变化。治疗结果:共治疗 30 例,治愈 12 例,排卵 21 例,有效 14 例,无效 4 例,治愈率 40.0%,总有效率 85.0%。通过隔药灸脐法的治疗,患者的受孕率明显增高,且各项观察指标均得到了显著的改善。表明这一方法确实能改善血清性激素的水平,使之发挥各自的生理功能,从而反馈性地调节下丘脑 - 垂体 - 性腺轴的功能,调节子宫和卵巢,利于卵子的成熟和受精卵的孕育,达到治疗目的。[郭闫萍.隔药灸脐法治疗排卵障碍性不孕症的临床研究.山东中医药大学学报,2006,30(5):374-376.]

②艾灸治疗排卵障碍性不孕症。治疗方法:将 88 例本病患者分为艾灸组 46 例,中药组 42 例,艾灸组治疗以

艾灸关元、子宫、三阴交、肾俞、肝俞、脾俞、丰隆等穴每日或隔日1次。治疗结果:艾灸组46例,有效35例,其中15例已怀孕,有效率76.08%;中药组4例,有效32例,有效率76.19%,两组比较,差异无统计学意义。[黄进淑.艾灸治疗排卵障碍性不孕症46例临床观察.中医药导报,2006,12(9):54-55.]

六、胎位不正

胎位是指分娩前胎儿在子宫里的位置。妊娠32周以后,发生胎先露及胎位异常者,称为胎位不正。其中以臀位及横位多见,是造成难产的主要因素之一。

【特效灸疗方法】

①艾炷灸:采用无瘢痕直接灸,以局部皮肤充血红润为度,每穴15分钟,每日1次,5次为一个疗程。取穴:双侧至阴穴。

②艾条灸:患者取平卧位,取艾条在距穴位2~3cm处施行温和灸,灸至皮肤潮红微烫为度,每穴约15分钟。每日1次,10次为一个疗程。取穴:至阴、三阴交、隐白、气海。

【临床应用】

①直接灸至阴穴矫治胎位不正。取双侧至阴穴,治疗前嘱患者用温水洗净脚,排空小便,仰卧于治疗床上,放松裤腰带,取双侧至阴穴,用麦粒灸,每穴灸1~3壮,双侧交替使用,连续灸治5天为1个疗程,如不愈休息2天后,进行下1疗程,最多2个疗程。治疗结果:共治疗50例,治愈46例。其中,2次者5例,3次者8例,4次者10例,5次者15例,6次者8例;无效者4例,均为经产妇,且妊娠均

在 35 周以上,臀位、横位各 2 例。临床上一般多采用艾条温和灸至阴穴的方法。在治疗中用直接灸至阴穴较用艾条灸刺激强,且效果明显,初产妇的治疗效果较经产妇好,这与经产妇的腹壁松弛有关;以妊娠 30~35 周疗效最佳;治疗期间发现在治疗过程中患者感腹部胎儿活动强烈者,效果显著。[许幸.直接灸至阴穴矫治胎位不正.针灸临床杂志,2002(7):49.]

②艾灸结合体位引导治疗胎位不正。治疗方法:将 240 例胎位不正患者随机分为治疗组和对照组各 120 例,治疗组采用艾灸结合体位引导治疗胎位不正,对照组采用胸膝卧位治疗。治疗组治疗方法:嘱患者取仰卧屈膝位,松解腰带,令患者全身心放松,点燃艾条两支,两侧至阴穴同时进行,艾火距穴位约 3~4cm 左右进行熏灸,以孕妇感觉温热但不灼痛为宜,施温和灸 10~15 分钟。然后采用胸膝卧位,15 分钟。每日 1 次,7 天为一个疗程。治疗结果:治疗组治愈 110 例,未愈 10 例,总有效率为 91.7%。对照组治愈 83 例,未愈 37 例,总有效率为 69.2%。治疗效果有统计学差异($P<0.05$),在所有治愈病例中,治疗组所需时间明显少于对照组($P<0.05$)。[康小琴,万德馨,张鲜芳,等.艾灸结合体位引导治疗胎位不正 120 例.陕西中医,2014,(7):796-797.]

③纯艾条温和灸治疗胎位不正。治疗方法:将 200 例胎位不正患者随机分为治疗组和对照组各 100 例,治疗组采用纯艾条温和灸至阴穴,对照组采用胸膝卧位。治疗组治疗方法:①主穴取至阴(双)。气血虚弱者配足三里(双)、肾俞(双)。气机郁滞配太冲(双)、肝俞(双)。②操作方法:

嘱患者于施灸前饮 1000ml 红糖热开水,然后取仰卧屈膝位,松开腰带两脚暴露,令患者全身心放松,点燃纯艾条两支(直径 3cm,长约 21cm),分别在两侧至阴穴上同时,施温和灸 20 分钟,艾火距穴位 3~4cm 左右进行熏烤,以施灸部位局部潮红有温热感又不产生灼痛为度。气血虚弱者配灸足三里、肾俞。气机郁滞配针刺泻太冲、肝俞,中度刺激不留针。每日 1 次,5 次为一个疗程。治疗结果:治疗组治愈91 例,未愈 9 例,总有效率为 91.00%。对照组治愈 72 例,未愈 28 例,总有效率为 72.00%。两组治疗效果有显著性差异(*P*<0.05),且在同样治愈的病例中,治疗组施治天数明显少于对照组(*P*<0.01)。结论:纯艾灸温和灸至阴穴治疗胎位不正有较好疗效,且矫正胎位成功率高,超过胸膝卧位恢复率,且方法简便安全,对孕妇、胎儿均无不良影响。[陈英,杨卫杰,曹晶晶,等. 纯艾条温和灸治疗胎位不正 100例. 光明中医,2010,25(5):816-817.]

七、妊娠剧吐

少数孕妇早孕反应严重,频繁恶心呕吐,不能进食,以至发生体液失衡及新陈代谢障碍,甚至危及孕妇生命,称妊娠剧吐,发生率仅为 0.35%~0.47%。

【特效灸疗方法】

①艾条灸:患者取平卧位,取艾条在距穴位 2~3cm 处施行温和灸,灸至皮肤潮红微烫为度,每穴约 15 分钟。每日 1 次,3 次为一个疗程。取穴:三阴交、关元、足三里、中脘、至阴。

②温针灸:患者取俯伏位,针刺各穴位得气后,取艾条

约 2~3cm 置针柄上施以温针灸,留针 30 分钟。每日 1 次,3 次为一个疗程。取穴:关元、足三里、中脘。

【临床应用】

①针灸加穴位注射治疗妊娠剧吐。取穴:内关、足三里、中脘、关元、太冲。针灸疗法:穴位常规消毒,证属脾胃虚弱者针刺中脘、足三里用补法,针刺太冲、内关用泻法,均温针灸。穴位注射法:取双侧内关,双侧足三里。穴位常规消毒,选用 7 号针尖,用 5ml 注射器,吸入维生素 B_1 注射液 4ml 共 200mg,对准以上穴位快速刺入,得气后,回抽无血,缓慢推注。以上操作,每日 1 次,3 天为 1 个疗程。治疗结果:100 例者中,显效 82 例(恶心呕吐消失,食欲恢复正常,半月内无复发),有效 16 例(恶心呕吐停止,食欲基本正常,半月内偶有恶心呕吐复发);无效 2 例(经 2 个月疗程治疗后仍无明显变化)。[陈怀生.针灸加穴位注射治疗妊娠剧吐 100 例.针灸临床杂志,2001,17(1):10.]

②足三里、内关穴位按压配合温和灸治疗妊娠剧吐。接受常规保胎治疗加补液:5% 葡萄糖盐水 500ml 加维生素 C 2g、维生素 B_6 100mg,静脉滴注,每天 1 次,5 天为 1 个疗程。患者由研究者进行评估,再由责任护士给予健康教育指导,向患者介绍有关疾病知识,进行饮食指导,给予情志护理。嘱患者取仰卧位,双手掌向上,双臂伸直,双腿平伸。先按压足三里、内关穴各 3~5 分钟,再取长 3cm 的艾段,点燃后放入火龙罐(艾灸器)内分别置于穴位上灸,使局部有温热感为宜,每穴灸 20 分钟,每天 1 次,5 天为 1 疗程。治疗结果:共治疗 50 例,痊愈 36 例,显效 9 例,有效 3 例,无效 2 例。结论:足三里、内关穴位按压配合温和灸治疗,临

床效果更明显。［金瑞芬,王洁,汪海敏,等.足三里、内关穴位按压配合温和灸治疗妊娠剧吐50例.中国中医药科技,2013,20(6):693-694.］

八、乳汁不足

产妇产后没有乳汁分泌,或分泌量过少,或在产褥期、哺乳期因某种原因使乳汁分泌减少或全无,不够喂养婴儿者,称为乳汁不足。

多发生在产后第2天至半个月内,也可发生在整个哺乳期。

【特效灸疗方法】

艾条灸:患者取平卧位,取艾条在距穴位2~3cm处施行温和灸或雀啄灸,灸至皮肤潮红微烫为度,每穴约15分钟。每日1次,5次为一个疗程。取穴:膻中、少泽、乳根、足三里、内关。

【临床应用】

①穴位揉压法配艾灸治疗产后缺乳。治疗方法:选穴:乳根、膻中、足三里、合谷、少泽。操作:取厚0.3cm、直径1cm干姜片贴于直径3cm大小的胶布上,再将姜片对准乳根、膻中、足三里贴压固定。每穴白天揉压4次,晚上揉压2次,每次揉压2~3分钟。气血虚弱者,揉压宜轻,频率宜慢,揉压后加灸足三里5~10分钟,上、下午各行1次。肝气郁滞者,揉压稍重,频率稍快,揉压后拿(捏而提起)合谷、少泽2~3分钟。上述治疗完毕后,挤压揉摩乳房3~5分钟,并让婴儿吸吮乳头。治疗效果:所治疗120例缺乳者,经1~2周穴位揉压治疗后,乳汁通畅,泌乳量足够喂养者为

痊愈,计 69 例;母乳不足喂养,日需补加他品喂养婴儿 1~2 次者为好转,计 42 例;经治疗,泌乳量不足婴儿需要量 1/3 为无效,计 9 例。无效 9 例均为气血虚弱者。本疗法简便易行,痛苦小,对惧药畏针或不适于他法治疗者尤为适宜。[李红枝.穴位揉压法配艾灸治疗产后缺乳 120 例.中国针灸,2006,26(6):442.]

②针灸治疗产后缺乳。治疗方法:针灸组:主穴取膻中、乳根、少泽,配穴,气血虚弱加心俞、脾俞、膈俞、足三里,肝郁气滞加肝俞、期门、太冲。操作方法:所选腧穴常规消毒后,选用 0.35mm×40mm 毫针。患者端坐,直刺各背俞穴深约 1 寸,采用平补平泻法,进针得气后,迅速出针,加用艾条熏灸 10 分钟,然后再嘱患者仰卧位,先针刺膻中穴,乳根穴沿皮下向乳房方向进针 1.5 寸,使针感达到整个乳房,其他腧穴依次针刺,采用平补平泻法,留针 20 分钟。出针后加用艾条熏灸 10 分钟。每日 1 次,10 次 1 个疗程。治疗结果:共治疗 55 例,治疗 2 个疗程后,痊愈 34 例,显效 10 例,有效 6 例,无效 5 例。[李种泰.针灸治疗产后缺乳 55 例.陕西中医,2006,27(2):226-227.]

③雀啄灸治疗产后乳少。治疗方法:取少泽穴,虚证用灸法(雀啄灸),实证用点刺出血。灸法每日 1 次,3 次为 1 个疗程;点刺出血隔日 1 次,2 次为 1 个疗程。嘱患者应注意心情舒畅,营养充足,保证睡眠,掌握正确哺乳方法。治疗结果:共治疗 12 例,痊愈 9 例,显效 2 例,无效 1 例。[汪妙芬.少泽穴治疗产后乳少 12 例.上海针灸杂志,2012,31(12):873.]

九、围绝经期综合征

围绝经期综合征以往称为更年期综合征,是指妇女在绝经前后卵巢分泌的雌激素水平波动或下降所致的以自主神经系统功能紊乱为主,伴有神经心理症状的一组症候群以及低雌激素水平的相关疾病、症状。

【特效灸疗方法】

①艾炷灸:采用隔盐灸,将肉苁蓉、吴茱萸、生地黄、食盐等份共研为末,将药盐填脐,艾炷点燃置于药盐上,灸至局部皮肤出现潮红为度。每日 1 次,10 次为一个疗程。

②艾条灸:患者取平卧位,取艾条在距穴位 2~3cm 处施行温和灸或雀啄灸,灸至皮肤潮红微烫为度,每穴约 15 分钟。每日 1 次,10 次为一个疗程。取穴:以任脉为主选穴,常用关元、神阙。

【临床应用】

①针灸加磁珠耳压治疗围绝经期综合征。治疗方法:电针主穴取百会、印堂、太阳(双侧)、风池(双侧)、内关(双侧)、神门(双侧)、三阴交(双侧)、足三里(双侧)。肾阴虚者加太溪(双侧),肝郁气滞者加太冲(双侧)。用直径 0.32 毫针针刺,虚证用补法,实证用泻法。得气后于所针穴位分别接 G6805 电针仪,用连续波(频率 5~6Hz),电流强度以患者能耐受为度,得气感以周围上下传导为最佳。每次 30~40 分钟,每日 1 次,10 次为 1 个疗程。艾灸:以艾条点燃后放在灸盒内置于关元穴 30 分钟,热度以温暖不烫为宜。磁珠耳压:以直径 2mm 的磁圆珠放在 0.8cm×0.8cm 的胶布上,按压在耳穴的神门、肾、肝、脾、心、脑、皮质下、内分泌、交

感、卵巢,嘱患者自行按压磁珠所在穴位,每日不少于4次,每次每穴按压30下,以耳部出现酸胀、痛感,耳廓发热发红为最好,双侧耳穴交替贴按,隔日换1次,5次为1疗程。治疗结果:经过1~4个疗程治疗,治愈6例,好转23例,无效2例。[樊瑾,杨琴华.针灸加磁珠耳压治疗围绝经期综合征31例.上海针灸杂志,2006,25(12):21.]

②隔药饼灸治疗围绝经期综合征合并高脂血症。治疗方法:在患者神阙、大赫(双)、足三里(双)5个穴点上施以隔药饼灸,操作:患者仰卧于治疗床上,将药饼置于穴位上,上置1.5cm艾段,从底部点燃。若患者感觉温度过高,不能承受,操作者将药饼和艾灶上下轻移,保持在药饼在穴位上或附近(不离该经,上下移动),燃尽后,按上法再行施治1次。对照组20例施以隔姜灸,选用直径20mm、厚6mm的生姜片,操作如前。两组均每周治疗5次,20次为1个疗程。2组治疗后Kupperman指数(MI)均较本组治疗前降低($P<0.05$),治疗组治疗后MI低于对照组($P<0.01$)。治疗组治疗后TC、TG较本组治疗前降低($P<0.05$),对照组治疗后TC、LDL-C较本组治疗前降低($P<0.01,P<0.05$)。2组治疗后TC、TG、HDL-C、LDL-C比较差异均无统计学意义($P>0.05$),但治疗组HDL-C、LDL-C较对照组有下降趋势。从而证明隔药饼灸能有效改善围绝经期综合征患者症状,调整血脂,与隔姜灸相比有进步趋势。[钱小路,鲍春龄,侯文光,等.隔药饼灸治疗围绝经期综合征合并高脂血症疗效观察.河北中医,2010,32(10):1516-1518.]

十、绝经后妇女骨质疏松症

绝经后骨质疏松症是指妇女绝经后,由于卵巢功能衰退,雌激素水平低落,骨吸收超过骨形成,导致快速骨丢失而引起绝经后骨质疏松症。是一种发生于中老年妇女的常见、难治性骨代谢疾病。

此症的主要临床表现有:腰、背、四肢疼痛,乏力,严重者活动受限甚至卧床不起;易因轻微外伤后引起骨折,可发现弥漫性骨压痛;驼背或身材明显缩短或发生压缩性骨折。

【特效灸疗方法】

①艾炷灸:采用隔盐灸,将骨碎补、肉苁蓉、淫羊藿、吴茱萸、田三七、食盐等份共碾为末,将药盐填脐,艾炷点燃置于药盐上,灸至局部皮肤出现潮红为度。每日 1 次,10 次为一个疗程。

②温针灸:患者取俯伏位,针刺各穴位得气后,取艾条约 2~3cm 置针柄上施以温针灸,留针 30 分钟。每日 1 次,7 次为一个疗程。取穴:督脉穴位为主,配以足三里。

【临床应用】

①神阙穴隔药灸治疗绝经后妇女骨质疏松症。治疗方法:选神阙穴,将骨碎补、肉苁蓉、淫羊藿、吴茱萸、田三七各等份共碾为末,加入等量食盐备用。将药盐填脐,填平后再填成厚 0.5cm 左右、长宽约 3cm × 3cm 的范围,以高 1cm、直径 0.8cm、重 0.1g 艾炷点燃置于药盐上,灸至局部皮肤出现潮红为度。每日 1 次,10 次为一个疗程,疗程间休息 3 天。治疗结果:治疗前后骨痛积分比较:34 例患者治疗前骨痛积分为 7.69 ± 1.96,治疗后为 3.59 ± 1.43。前后比较,经统

计学处理 $P<0.01$,差异有非常显著性意义,说明治疗后骨痛积分有显著下降。[李芳莉,吴昊.神阙穴隔药灸治疗绝经后妇女骨质疏松症 34 例.中国针灸,2005,25(7):448.]

②温针灸为主治疗绝经后骨质疏松症。治疗方法:取穴大椎、肾俞(双)、足三里(双)、关元俞(双)。选用28号1.5寸针,针刺上述穴位,得气基础上以紧按慢提、小角度捻转后留针,继而将预先切好的 2cm 左右艾灸段穿套在针柄上,点燃艾条,使之缓缓燃烧,待艾条完全燃尽即出针,隔日 1 次,每周 3 次,8 周为 1 疗程,共治疗 3 疗程。治疗结果:患者骨密度及血清雌二醇提高($P<0.05$,$P<0.01$),从而证明此方法安全无明显毒副作用。其疗效机制是温针具有温补脾肾、提高激素水平、延缓骨丢失作用。[陈丽仪,郭无琦.温针为主治疗绝经后骨质疏松症临床观察.针灸临床杂志,2000,16(8):35.]

第四节 儿科疾病

一、婴幼儿腹泻

婴幼儿腹泻是婴幼儿常见病、多发病之一,一年四季均可发生,以夏秋季发病为多。1 岁之内发病率最高,多发生在 3 岁以下,属中医学的泄泻证。其发病多为感受外邪,内伤饮食,脾肾阳虚,脾胃虚弱。

【特效灸疗方法】

①艾炷灸:采用隔盐灸,用食盐填满脐部,上置艾炷施灸,灸 5~7 壮。每日 1 次,5 次为一个疗程。

②艾条灸:患者取平卧位,取艾条在距穴位 2~3cm 处施行雀啄灸,灸至皮肤潮红微烫为度,每穴约 15 分钟。每日 1 次,5 次为一个疗程。取穴:神阙、天枢、气海、关元、足三里。

【临床应用】

①艾灸治疗小儿秋季腹泻。用雀啄灸法,取穴中脘、下脘、神阙、天枢、足三里,取得较好疗效。[马建华.艾灸治疗小儿秋季腹泻 128 例.中国针灸,1996,(28):496.]

②肚脐疗法治疗小儿秋季腹泻。治疗方法:用食盐填满脐部,上置艾炷施灸,每次 3~5 壮,每日 1 次,疗效较好。[张海华.肚脐疗法.双足与保健,2004,3:22.]

③隔药灸治疗抗生素相关性腹泻。治疗方法:先取直径约 15cm 的新鲜生姜一块,切片约 0.5cm 厚,用针刺数孔,置于神阙穴上,然后将附子理中丸捏成直径 5~7cm 大小薄饼置于生姜之上,尽可能遮盖神阙穴。再将艾绒捏成三角形如玉米粒大小,置于药饼之上,以火点燃。待艾炷燃烧将尽,局部皮肤有灼热感时,去其艾炷再换。连灸 3~5 壮,使神阙周围皮肤潮红,按之有灼热时即可。每日 1~2 次,10 天为一个疗程。隔药灸的同时再用艾条以悬垂法在足三里(双)、三阴交(双)、水分、天枢等穴辅灸,每穴 3~5 分钟,以局部皮肤潮红为度。治疗结果,治疗 3 日,有效率 80.0%,5 日内退热率 88.9%。从而证明隔药灸法治疗抗生素相关性腹泻是一种良好的方法。本法简便易行,疗效显著,是值得推广应用的传统疗法。[焦爱兰,高秉谔.隔药灸治疗抗生素相关性腹泻 80 例疗效观察.中国针灸,2003,23(6):335-336.]

④艾灸止泻穴加脐贴治疗婴幼儿腹泻。治疗方法：76例腹泻患儿，随机分为两组，两组在饮食调整、补液方面相同。治疗组加用艾灸止泻穴和脐贴。止泻穴位于外踝直下赤白肉际相交处。治疗结果：治疗组与对照组显效率分别为66.67%、35.29%，$P<0.05$，有显著性差异，治疗组优于对照；总有效率分别为95.24%、79.41%，$P>0.05$，无显著性差异，两组效果相当。结论：艾灸止泻穴加脐贴治疗婴幼儿腹泻，具有快速而显著的疗效。［王德燕. 艾灸止泻穴加脐贴治疗婴幼儿腹泻42例. 中医外治杂志，2007，16（2）：10-11. ］

二、小儿遗尿

小儿遗尿是指小儿5岁以后睡中自遗，醒后方觉的不随意排尿。临床上以病情顽固、反复发作为特点。给患者带来很大痛苦。

【特效灸疗方法】

①艾炷灸：取厚度约0.3cm鲜生姜片，用针在其中央扎数个孔，以利于药力透达穴位。将艾炷置其上并捏实，置于穴位上，患者感觉发烫时，将姜片轻轻抬起，调节到感觉热气向里透达而且能耐受为度。每穴灸5~7壮，换穴同时更换新姜片。取穴：中极、气海、足三里。每日1次，10次为1个疗程。

②艾条灸：取艾条在距穴位2~3cm处施行温和灸，灸至皮肤潮红微烫为度，每穴约15分钟。每日1次，10次为一个疗程。取穴：以任脉经穴和膀胱经背俞穴为主，常用关元、中极、三阴交、肾俞。

③温针灸:针刺各穴位得气后,取艾条约2~3cm置针柄上施以温针灸,留针30分钟。每日1次,7次为一个疗程。取穴:以任脉经穴和膀胱经背俞穴为主,常用关元、中极、三阴交、肾俞。

【临床应用】

①调胱固摄法治疗小儿遗尿。治疗方法:常规消毒后选用直径0.25mm、长40~75mm的毫针,膀胱俞、白环俞直刺30mm;振阳穴采用夹持进针法,向前透刺70mm;三阴交直刺25mm;采用提插补法或捻转补法至得气,其中针刺振阳穴后,要行针使患者产生向前走串的放电样针感,留针30分钟。然后嘱患者取仰卧位,在中极、气海上隔姜灸7~9壮。上述操作每日1次,10次为1个疗程。治疗结果:患儿经3~9个疗程,症状均有不同程度改善,并且患儿的精神状况也得到明显改善。16例患者中痊愈9例,好转7例。[周丹,王富春.调胱固摄法治疗小儿遗尿16例.长春中医药大学学报,2006,22(3):25-26.]

②雀啄灸治疗小儿遗尿。治疗方法:治疗组取关元、中极、长强、膀胱俞(双)、肾俞(双)、三阴交(双),操作:以艾灸条雀啄灸,每个穴位5分钟,以局部皮肤发红为度,隔日1次,连续3次,休息2天。对照组取穴同上,以TDP照射,以穴位周围皮肤发红为度。疗程:两组均治疗9次为1疗程,疗程间隔2天,共观察2疗程。治疗结果:共治疗41例,治愈16例,显效12例,有效6例,无效7例。[彭晓虹,朱兰,王俊娟,等.艾灸治疗小儿遗尿41例.河南中医,2011,31(8):917-918.]

③悬灸治疗小儿遗尿。对照组用电针治疗,处方:关

元、中极、三阴交,配以肾俞、膀胱俞、脾俞、次髎。主穴每次用2~3穴,快速进针0.5~1寸,再接上G6805型电针治疗仪,采用直流电连续波,频率200次/分,以出现针感为佳,强度以能耐受为度。其中关元、中极的针感要向会阴部扩散为最佳,次髎向骶骨后孔方向直刺。上述方法每日1次,10次为一个疗程,疗程间休息2~3天,继续下一疗程。治疗组采用艾灸疗法,处方:关元、中极、照海、百会、列缺,下元虚寒者加命门、肾俞、气海;肺脾气虚者加足三里、膀胱俞、气海;肝经湿热者加太冲、行间、肝俞。方法:艾条悬灸,每次选用3~5个穴位,每穴每次灸治10~15分钟,每日灸治1次,10次为一个疗程,疗程间隔3~5天,再进行第2个疗程的治疗。下焦湿热型只针不灸,用泻法。艾炷隔姜灸,每次选用3~5个穴位,每穴每次灸3~7壮,每日灸治1次,10次为一个疗程。灸时均以皮肤微红为度,应避免烫伤皮肤。治疗结果:治疗组总有效率86.66%,对照组83.33%。治疗组与对照组疗效相当($P>0.05$)。结论:艾灸和针刺疗效相当,但针刺小儿不配合,所以临床上宜推广艾灸治疗小儿遗尿。[罗高国,郭新侠,陈改娟,等.艾灸治疗小儿遗尿60例临床观察.光明中医,2010,25(4):652-653.]

三、小儿疝气

小儿疝气是小儿外科手术中最常见的疾病。它的发生与胎儿时期腹膜没有完全闭合有关,疝气可能在出生后数天、数月或数年后发生。

【特效灸疗方法】

艾条灸:患者取平卧位,取艾条在距穴位2~3cm处施行温和灸,灸至皮肤潮红微烫为度,每穴约15分钟。每日1次,5次为一个疗程。取穴:大敦、中封、太冲、三阴交、阴陵泉。

【临床应用】

①灸疗小儿偏坠症。治疗方法:取穴三阴交(对侧)、归来(同侧),各灸5~7壮。以上2穴,每次灸治1穴,艾炷如麦粒大,隔3日再灸另一穴,一般2次灸毕即能痊愈。若病程较长,1次灸后不愈者,休息2周可再灸第2疗程,灸4次为1个疗程。[潘清海.灸疗小儿偏坠症40例报告.武警医学,1999,10(2):119.]

②艾灸大敦穴配合疝气带治疗小儿腹股沟斜疝。治疗方法:将40例小儿腹股沟斜疝患儿随机分为观察组和对照组各20例,观察组:艾灸大敦穴1次/天,每次1壮,6天为1个周期,1个疗程为4个周期,共3个疗程,同时配合使用疝气带。对照组:单独使用疝气带治疗小儿腹股沟斜疝。具体如下:首先在晨起时将温中散寒的中药包放入疝气带的药包袋内,并将带药包的一侧贴压在患处固定,松紧适中,24小时佩戴(洗澡、游泳等除外)。每日佩戴,3个月为1个疗程。能迅速阻止疝的凸出,从而能有效阻止疝气发展,缓解疝气导致的腹胀、腹痛、便秘等症状。治疗结果:观察组共治疗20例,显效6例,有效12例,无效2例,总有效率为90.0%;对照组共治疗20例,显效2例,有效10例,无效8例,总有效率为60.0%。结论:艾灸大敦穴配合疝气带治疗小儿腹股沟斜疝效果满意,可免除患儿手术痛苦,是值得推广的一种治疗方法。[盛英丽.艾灸大敦穴配合疝气带治疗小儿腹股沟斜疝20例疗效观察.齐鲁护理杂志,

2011,17(33):48-49.]

四、青少年痉挛性斜颈

痉挛性斜颈是以颈部肌肉不随意收缩为特点,患者不自主的一阵阵的斜着头的颈部颤动性疾病。本病属于中医"痉证"的范畴。

【特效灸疗方法】

艾条灸:沿患侧胸锁乳突肌和斜方肌走行方向,距皮肤2~3cm进行温和灸,之后在各个穴位进行雀啄灸,每穴10分钟左右。每日1次,5日为一个疗程。取穴:局部取穴,配合外关、支沟、阳陵泉、足三里等。

【临床应用】

①针灸治疗痉挛性斜颈。治疗方法:取穴:主穴:新设(定位:风池穴直下、第4颈椎旁开3.3cm、斜方肌外侧凹陷中)、天柱。配穴:风池、大杼、附分、膏肓、肩中俞、外关、支沟、阳陵泉、足三里、悬钟。每次仅取1~2穴,主穴必取,双侧同取或单取患侧。操作方法:取新设穴,患者侧卧位,医者手执0.3mm×40mm毫针,指实执针(拇、食、中指紧执针柄),将针尖轻轻靠近患者并平稳落在穴位皮肤上停1~2秒后,指虚捻针(执针柄的手指稍微放松),拇指原地均匀迅速地轻捻转针柄,10余秒后稍加压力将针捻进皮下,这样可对患者皮肤的末梢神经形成持续刺激,使患者产生麻、痒的皮肤感觉又不产生疼痛。针尖通过皮肤后继续捻针,配合进、退、捣、留等行针手法,使患者产生酸、胀、麻或触电样感觉,并使感觉沿颈部上下放散至头部或肩背部,然后留针40分钟,期间行针2次,让患者保留较重而

舒适的感觉。起针时执针的手指轻捻转针柄，边捻边提，分深部、浅部和皮肤三层将针起出。留针期间配合温和灸颈部腧穴，或大杼、附分、膏肓等穴拔罐 10 分钟。其他穴位操作手法相同。疗程：每天针灸 1 次，每周 5 次，连续治疗 1 个月，观察病情再安排下一疗程。本病要坚持长期治疗。因此，治疗痉挛性斜颈以新设或天柱为主穴，每次仅取 1~2 穴，给予较强刺激，患者的酸、麻、胀或触电样感觉较重，且放散较大范围，留针 40 分钟以上。同时配合温热的刺激。本法具有对大脑皮质异常兴奋的抑制作用，从而解除肌肉的异常收缩和痉挛，治疗效果显著。［潘小霞，韦立富．针灸治疗痉挛性斜颈经验．中国民间疗法，2006，14（9）：3-4.］

②针灸结合 A 型肉毒毒素治疗痉挛性斜颈。治疗方法：阴虚阳亢以滋阴补肾、平泻肝阳为法，取太冲、太溪、百会、合谷、大椎等穴以针刺为主，每日 1 次，每次留针 20 分钟。10 次为 1 个疗程，疗程间休息 5 天，然后进行下一疗程。阳虚阴盛以温肾填精为法，取关元、气海、神阙用灸法，每日 1 次，每次灸 2~3 壮。同时选命门、脾俞、足三里、三阴交行针刺用补法，每日 1 次，每次留针 20 分钟，10 次为 1 个疗程，疗程间休息 5 天，然后进行下一疗程治疗。根据病邪所在的脏腑经络酌加后溪、尺泽、神门、少海、委中、中渚、阴陵泉、复溜等穴配合上述 2 种类型的辨证进行治疗。治疗结果：痊愈 19 例，显效 10 例，有效 2 例，无效 1 例，疗效显著。［黄宇，葛成永．针灸结合 A 型肉毒毒素治疗 64 例痉挛性斜颈．贵阳医学院学报，2005，30（3）：263-264.］

五、近视

近视,是指眼在调节松弛状态下,平行光线通过屈光系统的屈折后,焦点落在视网膜面之前方,在视网膜形成不清晰的物像,所以看远处目标模糊不清。通常将近视程度分为轻、中、高三种,屈光度数小于 3D 为轻度近视;3D~6D 为中度近视;大于 6D 为高度近视。

根据本病的临床特点,可归属于中医学"能近祛远症""近视""近觑"的范畴。

中医学认为本病多由青少年不善使用目力,劳瞻竭视或禀赋不足,先天遗传所致。病机多系心阳衰弱,神光不得发越于远处;或认为肝肾两虚,精血不足,以致神光衰微,光华不能远及。

【特效灸疗方法】

①艾炷灸:麦粒灸,将其一端点燃后另一端置于患儿的双侧光明、三阴交穴位上,待艾炷燃至接近皮肤,患儿觉灼热感时去之,每穴灸 2~3 壮。每日 1 次,10 日为一个疗程。

②艾条灸:患者取平卧位,取艾条在距穴位 2~3cm 处施行温和灸,灸至皮肤潮红微烫为度,每穴约 15 分钟。每日 1 次,10 次为一个疗程。取穴:光明、三阴交。

【临床应用】

①麦粒灸防治小儿近视。治疗方法:用左手拇指、食指指腹将精制艾绒搓揉成麦粒大的艾炷,将其一端点燃后另一端置于患儿的双侧光明、三阴交穴位上,待艾炷燃至接近皮肤,患儿觉灼热感时去之,每穴 3 壮。麦粒灸方法治疗小儿近视,临床效果显著,医者操作简便,安全,患儿无痛苦而

获效颇佳。[刁灿阳,黄迪君.黄氏针灸综合整体疗法防治小儿近视经验.中华中医药学刊,2007,25(2):51.]

②推拿点穴配合雷火灸法治疗青少年近视。治疗方法:推拿点穴法:患者取仰卧位,取主要穴位睛明、攒竹、鱼腰、瞳子髎、四白、太阳、眼(耳穴)、翳明、翳风及风池穴。先用食指或中指勾揉睛明穴;然后用大拇指垂直向下点压攒竹、鱼腰、瞳子髎、四白、太阳穴;再用食指或中指勾揉翳明、翳风及风池穴,拇、食指按揉眼穴;最后嘱患者闭目,医者用双手大拇指分别分推患者上下眼眶约 10 次,再双掌擦热,轻按患者眼球,以微微发热为度。点穴操作时要求力量垂直向下,点压力度由轻到重,以患者有酸胀感为度,每穴点按约 1 分钟。雷火灸灸法:患者取坐位,头直立勿后仰,采用赵氏雷火灸艾条灸疗。部位和穴位:双眼部、额部、双耳部、双耳心及双侧攒竹、睛明、鱼腰、瞳子髎、四白等穴,将艾条火头距离皮肤 2~3cm。悬灸闭目灸:灸具平行移动,灸双眼部,来回平行移动,灸双眼约 4 分钟,以皮肤微微发红为度。睁眼灸:围绕眼眶慢慢旋转灸条灸 2 分钟。雀啄灸:闭目,雀啄双侧攒竹、睛明、鱼腰、瞳子髎、四白,距离皮肤 2cm,各啄点 15 下。轮灸耳穴:对准外耳旋转灸各 1~2 分钟,灸至前后耳廓发红。每次共灸疗 15~20 分钟,以上治疗每天 1 次,20 天为 1 个疗程,连续治疗 2 个疗程。麦粒灸疗法临床应用效果显著,此法治疗小儿近视,医者操作简便,安全,患儿无痛苦而获效颇佳。[容华,何育风.推拿点穴配合雷火灸法治疗青少年近视 54 例.中国中医药科技,2014,21(1):101-102.]

第五节 五官科疾病

一、睑腺炎

睑腺炎是由细菌侵入眼睑腺体而引起的急性化脓性炎症,常称为麦粒肿。如为睑板腺感染,称为内麦粒肿;如感染位于睫毛毛囊或其附属腺体 Moll 腺或 Zeis 腺,则称为外麦粒肿。

本病属中医学"针眼"范畴。"针眼"一词首见于《诸病源候论》。又名"偷针眼""挑针眼"。

【特效灸疗方法】

①艾炷灸:采用无瘢痕直接灸,以局部皮肤充血红润为度,每穴 15 分钟,每日 1 次,3 次为一个疗程。取穴:合谷、后溪、丘墟、太冲。

②艾条灸:患者取平卧位,取艾条在距穴位 2~3cm 处施行雀啄灸,灸至皮肤潮红微烫为度,每穴约 15 分钟。每日 1 次,3 次为一个疗程。取穴:神门、大陵、太渊、孔最、合谷、后溪、丘墟、太冲。

【临床应用】

艾条灸后溪穴治疗麦粒肿。治疗方法:将艾条点燃之后于穴位处上下施雀啄灸(施灸时,将艾灸点燃的一端像鸟雀啄食一下,上下快速移动施灸)。每次每侧穴位约灸 1 分钟,每日灸治 1 次。治疗结果:70 例患者全部治愈(睑红肿消退、无硬结)。其中治疗 1 次治愈 28 例,2 次 21 例,3 次 12 例,4~7 次 9 例。结论:艾条灸对于麦粒肿初起者能使其迅速消散,已化脓者促其速溃或吸收,反复发作者尚可根治。[秦亮.艾条灸后溪穴治疗麦粒肿.中国针灸,2006,26(6):44.]

二、干眼症

干眼是指由于泪液的质和量的异常或泪液流体动力学异常引起的泪膜不稳定和眼表损害,从而导致眼部不适症状的一类疾病,其临床特征主要有眼疲劳、异物感、干涩感、烧灼感、眼胀感、眼痛感、畏光、眼红等,其中以眼疲劳、异物感、干涩感三项为主要症状。

【特效灸疗方法】

雷火灸:将点燃的雷火灸药条,熏患者前额,再先左后右,由上向下,用旋转式方法施灸,10 分钟左右;再旋转熏灸眼周部及耳部,各穴采用雀啄灸,最后点灸双手合谷。取穴:眼周局部取穴,印堂、瞳子髎、睛明、攒竹、鱼腰、四白等,配合耳部穴位及合谷穴。每日 2 次,5 日一个疗程。

【临床应用】

①治疗组用雷火灸疗法结合玻璃酸钠滴眼液点眼治疗 42 例,对照组 42 例用玻璃酸钠滴眼液点眼,治疗组临床效果显著。[鞠胜.雷火灸疗法治疗干眼症 84 例临床观察.中国现代药物应用,2012,06(17):64.]

②将 80 例(80 眼)干眼症患者随机分为两组,治疗组 40 例采用雷火灸熏眼治疗。对照组采用 0.1% 玻璃酸钠滴眼液点眼。治疗结果:总有效率治疗组为 84.00%,对照组为 82.00%,两组疗效比较,差异有统计学意义($P<0.05$)。治疗组治疗前后 Schirmer Ⅰ试验和 BUT 比较,差异有统计

学意义（*P*<0.05）。从而证明雷火灸治疗干眼症有较好临床疗效，能明显改善患者临床症状。［宋小莉，邢雁飞，张德玉，等. 雷火灸治疗干眼症 38 例临床观察. 中医药导报，2013，（5）：77-78.］

三、上睑下垂

上睑下垂系指上睑部分或全部不能提起所造成的下垂状态，即眼在向前方注视时上睑缘遮盖角膜上部超过 2mm。轻者上睑不遮盖瞳孔，只影响外观；重者上睑部分或全部遮盖瞳孔，妨碍视功能。双眼或单眼发病，有先天、后天之分。

本病属于中医学的"上胞下垂"范畴。

【特效灸疗方法】

①艾炷灸：采用无瘢痕直接灸，以局部皮肤充血红润为度，每穴 15 分钟，每日 1 次，10 次为一个疗程。取穴：局部取穴，配合百会、足三里。

②艾条灸：患者取平卧位，取艾条在距穴位 2~3cm 处施行温和灸或雀啄灸，灸至皮肤潮红微烫为度，每穴约 15 分钟。每日 1 次，10 次为一个疗程。取穴：局部取穴，配合三阴交、足三里。

【临床应用】

直接灸治疗眼睑下垂。治疗方法：取穴：双侧的阳白、足三里、三阴交。全部六穴均采用直接无瘢痕灸法，每穴灸 5 壮，壮如黄豆大，每天 1 次，10 次为 1 疗程；疗程间隔 1 周，治疗过程根据疗效逐渐减少原用药剂量，直至全部停药。治疗结果：痊愈者 8 例，均为病程短，年龄较轻者；好转 24 例，另有 4 例无效。［连远义. 直接灸治疗眼睑下垂 36 例. 针灸临床杂志,2004,20(9):40.）

四、三叉神经痛

三叉神经痛是发生在患者面部的一类疼痛,疼痛部位往往在患者的一侧面部,疼痛发作时患者会感到面部有针扎样、刀割样、烧灼样、闪电样的刺痛,严重的还可以放射到头皮上及耳后部。三叉神经疼痛可因触碰扳机点而诱发,所以有些患者触碰面部或张口说话、刷牙等都可以诱发本病。其发病机制是:第五对颅神经在面部分支区域所支配的皮肤疼痛,可分眼神经、上颌神经、及下颌神经三支。三叉神经痛发病年龄一般在 60~70 岁,可见这是种老年病,它的发生与老年人血管老化、血管动脉硬化有关。西医认为三叉神经痛的发生与颅内动静脉血管压迫三叉神经感觉支的根部有关。

【特效灸疗方法】

①艾炷灸:采用无瘢痕直接灸,以局部皮肤充血红润为度,每穴 15 分钟,每日 1 次,7 次为一个疗程。取穴:百会。

②艾条灸:患者取平卧位,取艾条在距穴位 2~3cm 处施行温和灸,灸至皮肤潮红微烫为度,每穴约 15 分钟。每日 1 次,10 次为一个疗程。取穴:患侧的颧髎、下关、颊车。

③温针灸:针刺各穴位得气后,取艾条约 2~3cm 置针柄上施以温针灸,留针30分钟。每日 1 次,7次为一个疗程。取穴:健侧的太阳、四白、下关、颊车、合谷。

【临床应用】

①温和灸结合针刺治疗原发性三叉神经痛。治疗方法:温和灸法:该法是悬灸的一种,将艾条一端点燃,对准应

灸的穴位,距离皮肤2~3cm处进行施灸,以局部皮肤感到温暖,而无灼热感为宜。温和灸的时间,每个穴位约20~30分钟,在此治疗过程中,通过对温灸距离的调节,使患者的受灸部位始终感觉温暖舒适。取穴:患侧的颧髎、下关、颊车。若患侧存在"触发点",亦用同法灸之。温和灸法,主要针对有感受寒邪病史或对寒冷较为敏感的患者,或无明显诱因者,同时这些患者亦无内热表现的为宜。若患者有内热表现,如大便秘结,小便短赤,口臭等,则需要配合针刺治疗。针刺取穴:健侧的太阳、四白、下关、颊车;双侧的合谷。针具:毫针选用30~40mm,采用提插泻法,行针1~3分钟,留针30分钟。治疗结果:共治疗40例,痊愈15例,显效14例,有效6例,无效5例。[杨阿根.温和灸结合针刺治疗原发性三叉神经痛40例.陕西中医,2007,28(1):93.]

②热敏灸治疗三叉神经痛。治疗方法:在经热敏化腧穴探查找到的热敏穴上实施艾条温和悬灸,以热敏灸感消失为度,每日2次,共治疗5天,第6天开始每日1次,连续治疗25次,共治疗35次。治疗结果:共治疗32例,痊愈5例,显效2例,有效18例,无效7例,总有效率78.13%。可见热敏腧穴悬灸治疗方法疗效显著,热敏腧穴准确定位能提高灸疗疗效。[付勇,章海凤,熊俊,等.热敏灸治疗三叉神经痛不同灸位的临床疗效观察.南京中医药大学学报,2013,29(3):214-216.]

五、过敏性鼻炎

过敏性鼻炎,又称变应性鼻炎,为Ⅰ型变态反应导致鼻黏膜过敏。身体对某些过敏原(如灰尘、花粉、虫螨、动物羽毛、牛奶、鱼虾、冷空气、药物等)敏感性增高,表现以鼻黏膜病变为主的一种异常反应。临床上有常年性和季节性两种,以前者为主。引起过敏性鼻炎的过敏原包括:①冷空气。②季节性的花粉。③全年性的尘螨、灰尘。④霉菌。⑤蟑螂排泄物。⑥动物毛发皮屑。⑦棉纺纤毛。⑧某些特定的药品、食物、化学溶剂、清洁剂等。过敏性鼻炎有三大主要症状,即发作时连续性打喷嚏、流清涕和鼻堵塞。

本病属于"鼻鼽"范畴。

【特效灸疗方法】

①艾炷灸:取厚度约 0.3cm 鲜生姜片,用针在其中央扎数个孔,以利于药力透达穴位。将艾炷置其上并捏实,置于穴位上,患者感觉发烫时,将姜片轻轻抬起,调节到感觉热气向里透达而且能耐受为度。每穴灸 2~3 壮,换穴同时更换新姜片。取穴:大椎、膻中、肺俞、膏肓、肾俞、脾俞。每日1次,7 次为 1 个疗程。

②艾条灸:患者取平卧位,取艾条在距穴位 2~3cm 处施行温和灸,灸至皮肤潮红微烫为度,每穴约 15 分钟。每日 1 次,10 次为一个疗程。取穴:大椎、膻中、足三里。

③天灸:斑蝥灸:将斑蝥生药粉碎后备用,每穴 0.05g,将 3cm×3cm 胶布中间剪一个直径 1cm 的圆洞贴在大椎、肺俞、膏肓、肾俞、膻中穴上,穴位露出圆洞,药物水调后放在圆洞中,另取胶布覆盖住圆洞,每次敷贴时间 2 小时。若期间患者贴敷处皮肤见发红起水疱,随即揭去胶布,10 天 1次,3 次为 1 个疗程。

【临床应用】

①刺灸法治疗过敏性鼻炎。治疗方法:刺法,取穴通天

（双）、迎香（双）、合谷（双），平补平泻，留针 40 分钟。灸法，取穴大椎、足三里（双），采用温和灸法，每穴灸 5 分钟，逢周六、周日治疗停止，治疗总次数最长不超过 30 次，疗效满意。［张磊.刺灸法治疗过敏性鼻炎临床观察.针灸临床杂志,2007,(3):28.]

②热敏灸治疗过敏性鼻炎。治疗方法:按随机对照的方法，选取过敏性鼻炎患者 60 例，随机分为热敏灸组与常规针刺组，每组均为 30 例。热敏灸组在患者上印堂、肺俞、神阙穴等穴区查找热敏腧穴进行热敏灸治疗，灸至热敏灸感消失为 1 次治疗时间;常规针刺组选取上印堂、迎香（双侧）、大椎、风府、风池（双侧）、肺俞（双侧）、合谷（双侧）等穴，用平补平泻针法治疗。两组均每日治疗 1 次，连续治疗 10 次为一个疗程，共治疗 2 个疗程。治疗结果:热敏灸组和常规针刺组的显愈率分别为 83.3% 和 43.3%，两组具有统计学显著性差异($P<0.05$)。结论:热敏灸治疗过敏性鼻炎的临床疗效优于常规针刺方法。［张波,迟振海,付勇,等.热敏灸治疗过敏性鼻炎的临床疗效观察.江西中医药,2011,42(1):59-60.]

③针刺配合天灸治疗过敏性鼻炎。针刺治疗组主穴取大椎、风池、迎香、印堂、合谷，配穴随症加减。留针 30 分钟，10 分钟行针 1 次，每日治疗 1 次，10 次为 1 疗程，疗程间隔 5 天，治疗 2 个疗程。天灸治疗组选取肺俞、大椎、风门、天突、膻中等穴，天灸药物:白芥子 30g,延胡索、干姜、丁香各 10g,生甘遂、细辛各 15g,将上述药物共研细末，装瓶备用。治疗时局部常规消毒后，取药粉 2g,用鲜姜汁调和，做成直径约为 1.5cm、厚约 0.5cm 的圆饼贴于上述穴位

上,用 4cm×4cm 胶布固定,4~6 小时后取下,于每年夏天初伏开始治疗,10 天 1 次,共贴 4 次。治疗结果:共治疗 36 例,显效 18 例,有效 16 例,无效 2 例,疗效显著。[邵素菊,李鸿章,邵素霞,等.针刺配合天灸治疗过敏性鼻炎 36 例.中医学报,2010,25(1):147-148.]

六、耳鸣

耳鸣是指患者自觉耳内或颅内有响声,但外部并无相应声源存在。耳鸣是临床上极常见的症状,发病率较高,并随年龄而增加。严重者可扰人不安,影响工作及睡眠。

本病属于中医的"耳鸣"范畴。

【特效灸疗方法】

①艾炷灸:隔药饼灸:将石菖蒲、郁金、半夏、冰片等药物共研细末,用生姜汁调匀制成饼状敷于穴位上,艾炷置于其上,灸 3~5 壮。取穴:耳周局部取穴,听宫、听会、完骨、翳风、天柱等穴。每日 1 次,10 次为一个疗程。

②艾条灸:患者取侧卧位,取艾条在距穴位 2~3cm 处施行温和灸或雀啄灸,灸至皮肤潮红微烫为度,每穴约 15 分钟。每日 1 次,10 次为一个疗程。取穴:耳周各穴位。

【临床应用】

艾灸配合电针治疗感音神经性耳鸣。予以雷火灸配合电针治疗。雷火灸取双耳部,双耳孔,印堂至鼻根部,穴位取耳门、翳风、支沟、中渚、肾俞、手十指尖。患者取坐位,点燃 1 支艾条,固定在单头灸具上,熏两侧耳部,若一个耳朵耳鸣先熏患侧。距离皮肤 2~3cm,用顺时针螺旋形法灸疗,每旋转 10 次为 1 壮,每壮之间用手压一下耳部,熏红耳部前后,再用手向外拉耳廓,使耳孔增大,距离耳孔 2cm,用雀啄灸疗法灸双耳孔,每雀啄 8 次为 1 壮,每壮之后用手压一下,共灸 8 壮,再以同样的方法灸另一侧。灸印堂至鼻根部,纵向施灸,距离皮肤 2~3cm,上下移动为 1 次,每 8 次为 1 壮,每壮结束用手压一下,灸至皮肤发红、深部组织发热为度。灸耳门、翳风、支沟、中渚、肾俞,用雀啄法,距离皮肤 1~2cm,每雀啄 8 次为 1 壮,每壮结束用手压一下,每穴各灸 8 壮。雷火灸治疗结束后,用 0.35mm×40mm 毫针刺耳门、听宫、听会、完骨、翳风、率谷(耳周穴位每两天交替,每天取 3 穴),远端取支沟、中渚,每两天交替,每天取一穴。以上穴位刺入后均缓慢提插捻转使患者有较明显酸麻胀重感。再在耳周选两穴,针尾接 G6805-2 型电针仪,采用疏密波,强度以患者耐受为度,留针 30 分钟。每天 1 次,10 天为 1 个疗程,治疗 3~5 个疗程,疗程之间可间隙 3~5 天。治疗结果:共治疗 45 例,痊愈 8 例,显效 21 例,有效 12 例,无效 4 例,可见赵氏雷火灸配合电针治疗感音神经性耳鸣有较好疗效。[李漾,杨华,张丽,等.艾灸配合电针治疗感音神经性耳鸣疗效观察.上海针灸杂志,2010,29(8):521-522.]

七、慢性咽喉炎

主要是由于急性咽喉炎治疗不彻底而反复发作,转为慢性。症状为自觉咽部不适,干、痒、胀,分泌物多而灼痛,易恶心干呕,有异物感,咯之不出,吞之不下,是引起长期声音嘶哑的主要原因之一,多发于成人。

本病属于中医学“慢喉喑”范畴。

【特效灸疗方法】

①艾炷灸:配合针刺进行隔药饼灸:将白术、黄芪、百合、生地、半夏、胆南星等共研细末,用鲜姜汁调成糊状,制成药饼,置双涌泉穴上,将艾炷置于药饼上,灸5壮。

②艾条灸:患者取平卧位,取艾条在距穴位 2~3cm 处施行悬灸,灸至皮肤潮红微烫为度,每穴约 15 分钟。每日1 次,7 次为一个疗程。取穴:天突、人迎、合谷、曲池、外关。

【临床应用】

①天灸配合耳穴贴压治疗慢性咽炎。治疗方法:取穴:双侧内关;耳穴取口、咽、肺、肾上腺等。天灸:内关穴常规消毒后,把捣碎的蒜泥敷贴于内关穴,24 小时后取下蒜泥,可见一水疱,外涂凡士林。耳穴贴压:耳穴常规消毒,用磁珠贴压以上穴位每日按压 3 次,每次 5 分钟,7 日 1 次,3 次为 1 个疗程。治疗结果:1 次治愈 4 例,2 次治愈 8 例,3 次治愈 4 例,显效 2 例,无效 2 例。[段丽娟. 天灸配合耳穴贴压治疗慢性咽炎 20 例. 上海针灸杂志,2006,(6):30.]

②三伏灸治疗慢性咽炎。治疗方法:治疗组取天突,中脘,肺俞,胃俞,大椎。在每年的三伏天内,用白介子炒黄,与甘遂共打粉,用生姜汁调成蚕豆大饼状的药膏,每穴1 块,贴敷于上述穴位,给予 2~3 小时的发疱灸。每年的头伏、中伏、末伏各贴药治疗 1 次,2 年为一个疗程。对照组维持原有治疗如口服抗生素,含服西瓜霜含片等。治疗结果:第一年治疗组总有效率 56.9%,对照组 37.8%;第二年治疗组总有效率 80.4%,对照组 49.1%。治疗组疗效明显高于对照组(*P*<0.05)。[刘宏玲,涂林芬,何彧砚,等. 三伏灸治疗慢性咽炎疗效观察. 实用中医药杂志,2014,30(4):331.]

八、口腔黏膜溃疡

口腔溃疡俗称"口疮"，又名口疡、口疳、口破。是发生在口腔黏膜上的表浅性溃疡，大小可从米粒至黄豆大小、成圆形或卵圆形，溃疡面为凹面、周围充血，可因刺激性食物引发疼痛，一般一至两个星期可以自愈。口腔溃疡成周期性反复发生，医学上称"复发性口腔溃疡"。可一年发病数次，也可能一个月发病几次，甚至新旧病变交替出现。

【特效灸疗方法】

艾条灸：患者取平卧位，取艾条在距穴位2~3cm外施行雀啄灸，灸至皮肤潮红微烫为度，每穴约15分钟。每日1次，7次为一个疗程。取穴：劳宫、神阙。

【临床应用】

壮医药线点灸治疗复发性口腔溃疡。治疗方法：采用广西中医学院黄瑾明教授挖掘整理出来的壮医药线点灸疗法进行治疗，按辨病为主、辨病与辨证相结合的原则取穴。取穴：梅花穴（壮医特定穴，于溃疡边缘处取之）、三阴交、内关、颊车、地仓、合谷。耳穴：下颌、神门、口。常规手法：用右手食指和拇指持线的一端，露出线头约2cm并点燃，扑灭火苗，留圆珠状炭火星，将有炭火星线头直接点按于穴位上，一按火星熄灭即起为一壮，除梅花穴以外，其余体穴均用常规手法；非常手法：点灸梅花穴及耳时用之，即将药线拉直，像扎针一样将线端炭火星点灸在溃疡或穴位上，点灸梅花穴时，宜沿溃疡边缘红晕处及溃疡中心取穴。点灸1次/天，重者2次/天，每穴点灸1~3壮，重者采用重手法（火星接触穴时间较长，刺激量较大）。连续治疗7天为1个疗程,2个疗程后随访评定疗效。治疗结果:治愈29例,显效8例,无效1例。[宋宁.壮医药线点灸治疗复发性口腔溃疡38例观察.中国民族医药杂志,2009,15(11):40-41.]

第六节 皮肤科疾病

一、痤疮

痤疮是发生于毛囊皮脂腺的慢性皮肤病,为临床常见病、多发病,总发病率约占人口的20%~24%。尤其好发于青春期男女,故又有"青春痘"之称。本病好发于面部、胸口、后背等皮脂腺丰富的部位。

临床表现以炎性丘疹、黑头粉刺、继发脓疱、结节、囊肿为特点,局部有瘙痒和疼痛,病程长久而缓慢,严重时此起彼伏,给患者精神上带来一定的痛苦。30岁以后,病情逐渐减轻或自愈,部分患者因病情较重或治疗不当,愈后也会留下"凹陷型"瘢痕,俗称"橘皮脸"。

【特效灸疗方法】

①艾炷灸:将蒜切成厚0.3cm片,用针在其中央扎数个孔,以利于药力透达穴位。将艾炷置其上并捏实,置于穴位上,患者感觉发烫时,将蒜片轻轻抬起,调节到感觉热气向里透达而且能耐受为度。每穴灸5壮,换穴同时更换新蒜片。取穴:局部取穴,配合关元、足三里、三阴交、合谷等穴。每日1次,7次为1个疗程。

②艾条灸:患者取平卧位,取艾条在距穴位2~3cm处施行雀啄灸,灸至皮肤潮红微烫为度,每穴约15分钟。每日1

次,7次为一个疗程。取穴:关元、足三里、三阴交、合谷。

【临床应用】

①悬灸治疗阴虚内热型痤疮。治疗方法:取风门、肺俞、膏肓俞、膈俞、胆俞、肾俞,两组患者选合适体位,严格消毒面部或背部成脓的痤疮或粉刺甚或囊肿,用一次性0.45mm×16mm注射针挑破脓头,挤出痤疮内容物,并使之出血1~2滴。挑刺时动作轻柔,避免损伤四周皮肤,以免留下瘢痕;挤压时尽量排净内容物;创口凝血后再次严格消毒。每周治疗1次,4次为1个疗程,共治疗2个疗程。治疗组患者取俯卧位,于穴位上方约1~3cm高处用清艾条行雀啄灸或回旋灸,悬灸至皮肤潮红而不灼烫为度,每穴3~5分钟,共约30分钟。每周治疗3次,4周为1个疗程,共治疗3个疗程。对照组患者取俯卧位,穴位常规消毒后,使用一次性无菌针灸针斜刺进针,缓慢刺入至相应深度至得气,10分钟行泻法1次,留针约30分钟。每周治疗3次,4周为1个疗程,共治疗3个疗程。治疗结果:治疗组总有效率高于对照组($P<0.05$);治疗组患者皮损积分的下降情况优于对照组($P<0.05$);两组治疗后的体质积分均有明显下降,且治疗组积分下降得更明显($P<0.05$)。[张新普,薛丹,李敏,等.悬灸治疗阴虚内热型痤疮的疗效观察.针刺研究,2013,38(3):241-244.]

②温灸法治疗囊肿型痤疮。治疗方法:给予体针配合火针的基础治疗,再给予艾炷灸关元、气海、脾俞。以黄豆大小艾炷直接灸气海、关元、脾俞各10壮。温灸治疗每3日1次,10次为一个疗程,共治疗2个疗程再给予艾炷灸关元、气海、脾俞。治疗结果:疗程结束后,32例中,临床痊

愈 10 例,显效 8 例,有效 9 例,无效 5 例。[米建平,余焯燊.温灸法治疗囊肿型痤疮疗效观察.中国针灸,2010,30(5):383-386.]

二、斑秃

斑秃是一种骤然发生的局限性斑片状的脱发性毛发病,民间俗称"鬼剃头"。其特点为病变处头皮正常,无炎症及自觉症状,常于无意中发现,头部有圆形或椭圆形脱发斑,脱发区边缘的头发较松,很易拔出,斑秃的病程经过缓慢,可持续数月至数年。

本病病因不完全清楚,可能与精神过度紧张、遗传、自身免疫或内分泌功能障碍有关。临床表现为头发突然成片脱落,脱发区呈不规则形,头皮变光滑,变软,变薄或呈鲜红色,一般无自觉症状,少数患者头皮发痒。如头发全部脱落称为全秃;头发、眉毛、腋毛、阴毛全部脱落称为普秃。

【特效灸疗方法】

①艾炷灸:取厚度约 0.3cm 鲜生姜片,用针在其中央扎数个孔,以利于药力透达穴位。将艾炷置其上并捏实,置于穴位上,患者感觉发烫时,将姜片轻轻抬起,调节到感觉热气向里透达而且能耐受为度。每穴灸 5 壮,换穴同时更换新姜片。取穴:局部皮损处。每日 1 次,7 次为 1 个疗程。

②艾条灸:隔姜悬灸:将鲜姜切成片敷于患处,取艾条在距穴位 2~3cm 处施行温和灸,灸至皮肤潮红微烫为度,每穴约 15 分钟。每日 1 次,7 次为一个疗程。取穴:局部皮损处。

【临床应用】

①艾条温和灸治疗斑秃。治疗方法:将艾条一端点燃,对准脱发区距头皮 1.5cm 左右施灸,使患部有温热感而无灼痛,直至皮损区红润。每日上、下午各 1 次,每次灸 15 分钟,连续治疗约 30 天。经 7~30 天治疗,结果:痊愈 38 例,显效 8 例,有效 4 例,无效 0 例。[黄桂兴.艾条温和灸治疗斑秃 50 例.中国针灸,2011,31(3):285.]

②隔姜灸、体针合梅花针治疗斑秃。治疗方法:采用隔姜灸,将秃发部位充分暴露,将鲜生姜切成略大于患处、厚 4~5mm 的薄片,在其中央用牙签刺透许多小孔,贴于患处,点燃直径 2cm、高 1.5cm 的艾炷置于姜片上,每次灸 2 壮,以皮肤有温热感而不烫为度。若感觉灼痛,可将姜片稍提起再重新放上。同时配合体针合梅花针治疗,隔天 1 次,每 10 次为 1 个疗程,共治疗 3 个疗程。治疗结果:36 例中,治愈 28 例,有效 6 例,无效 2 例。治疗时间最长 30 次,最短 8 次。[许萍,朱伟芳,唐春林,等.隔姜灸、体针合梅花针治疗斑秃 36 例.河南中医,2009,29(1):80-81.]

三、荨麻疹

荨麻疹又称为风团,是一种常见的皮肤病。由各种因素致使皮肤黏膜血管发生暂时性炎性充血与大量液体渗出,造成局部水肿性的损害。其发生与消退迅速、有剧痒。可有发烧、腹痛、腹泻或其他全身症状。分为急性荨麻疹、慢性荨麻疹、血管神经性水肿与丘疹状荨麻疹等。

本病多突然发病,全身部位都可出现大小不等、界限清楚、高出皮肤的粉红色或白色的肿块。轻者以瘙痒为主,疹块散在出现,此起彼伏;重者疹块大片融合遍及全身。

【特效灸疗方法】

①艾炷灸:取厚度约0.3cm鲜生姜片,用针在其中央扎数个孔,以利于药力透达穴位。将艾炷置其上并捏实,置于穴位上,患者感觉发烫时,将姜片轻轻抬起,调节到感觉热气向里透达而且能耐受为度。每穴灸5壮,换穴同时更换新姜片。取穴:曲池、血海、三阴交、膈俞。每日1次,7次为1个疗程。

②艾条灸:取艾条在距穴位2~3cm处施行温和灸,灸至皮肤潮红微烫为度,每穴约15分钟。每日1次,10次为一个疗程。取穴:曲池、血海、足三里、三阴交、膈俞。

【临床应用】

①"热敏点"灸治疗血虚风燥型慢性荨麻疹。患者选择舒适体位,依次暴露患者上背部、下腹部及双侧下肢。热敏点的查找:用点燃的艾条,艾条长20cm,直径1.5cm,在患者上背部风门、肺俞、膈俞穴和下腹部神阙、关元穴及双侧下肢血海、足三里穴附近,距离皮肤3cm左右施行温和灸,当患者感受到艾热向皮肤深处灌注、或向四周扩散、或热感向远处传导、或出现其他特殊感觉时,此点即为热敏点。重复上述步骤,直至所有的热敏点被探查出,记录热敏点出现部位。热敏点灸的治疗方法:分别在每个热敏点上实施温和灸,直至热敏点现象消失,每日1次,每10天为1个疗程,观察2个疗程。治疗结果:30例中痊愈15例,显效8例,好转4例,无效3例。局部症状积分治疗前后差异有显著性。[李金娥,康明非,吕曹华,等."热敏点"灸治疗血虚风燥型慢性荨麻疹30例.福建中医药,2009,1:13-14.]

②赵氏雷火灸治疗慢性荨麻疹。将点燃的药条置于灸盒的圆孔中,使距离灸盒底部约2~3cm,并用大头针固定药条;将灸盒放置患者脐部,火头对准神阙穴施灸15分钟,灸至皮肤发红、深部组织发热为度(注意随时查看并询问患者以防灼伤);取下大头针,将药条投入密闭容器中使其自动熄灭,放置干燥处备用。1天1次,每周复诊1次,治疗2周后判定疗效。治疗结果:治疗2周及治疗3周后的有效率达分别达到73.33%和76.67%,疗效均明显优于治疗1周(P<0.01),治疗的后2周疗效相当,差异不显著(P>0.05)。[王英杰,柴维汉,王海瑞,等.赵氏雷火灸治疗慢性荨麻疹60例.陕西中医,2010,31(10):1387-1388.]

四、扁平疣

扁平疣是人类乳头瘤病毒引起的皮肤上突出的病变。临床上一般无自觉症状,偶有微痒。皮损为帽针状至绿豆状或稍大的扁平光滑丘疹,呈圆形、椭圆形或多角形,质硬,正常皮色或淡褐色。

本病好发于颜面、手背及前臂等处。起病较突然。皮损为正常皮肤较多,常散在或密集分布,可因搔抓而自体接种,沿抓痕呈串珠状排列。病程呈慢性,可自行消退,消退前搔抓明显,愈后不留痕迹。

【特效灸疗方法】

①艾炷灸:隔姜灸:取厚度约0.3cm鲜生姜片,用针在其中央扎数个孔,以利于药力透达穴位。将艾炷置其上并捏实,置于疣体上,患者感觉发烫时,将姜片轻轻抬起,调节到感觉热气向里透达而且能耐受为度。灸5壮,每日1次,

7次为1个疗程。

②艾条灸：患者取平卧位，取艾条在距穴位2~3cm处施行温和灸，灸至皮肤潮红微烫为度，每穴约15分钟。每日1次，7次为1个疗程。取穴：局部疣体处。

【临床应用】

①隔蒜灸治疗扁平疣。治疗方法：大蒜选用市售独头大蒜，根据疣体面积大小及数目的多少，选取不同的治疗方法。对疣体面积大而数目少者采用疣体点注合并使用隔蒜灸的方法，疣体点注者，取独头大蒜数枚，榨液取汁，无菌针管吸入，疣体点状点注后，以艾炷灸或隔蒜灸，每日1次。以一大疣体为主、其他小疣体周围散在分布类型者，一般先对大疣体进行点注，艾炷灸或隔蒜灸任选一种合并使用，一般大疣体治愈后散在分布者也会自行消退。对面部或全身泛发者，取数枚独头大蒜捣烂，包于消毒纱布内，清洁患部皮肤后，将蒜汁涂擦于疣处，多次反复涂擦至液汁浸入，以皮肤发红为度，每日1次。对于个数不多的小疣体，可用医用小棉签蘸蒜汁，逐个涂擦至其消退为止。对于发于手部者，合并陈醋外部涂擦效果更好。面部不宜使用，以免局部感染时色素沉着。治疗结果：17例病例中，痊愈（疣体消失）14例，好转（疣体大部分消失）3例。其中疣体较大而数目少者，点注合并隔蒜灸5次痊愈10例，7~10次醋蒜合用涂擦痊愈2例，好转2例。泛发性患者共3例，持续涂擦最长见效者8天，最短3天开始消退，10天消退1例，其余2例在持续涂药20天后基本痊愈。[金富坤.大蒜外用治疗扁平疣17例.中国民间疗法，2006，14（8）：24.]

②聚肌胞配合穴位艾灸治疗扁平疣。治疗方法：聚肌

胞注射治疗:聚肌胞注射液2ml肌注,2次/周,并在最初出现的皮损处行皮下注射,药量以皮疹变白为宜,1次/周,以2周为1个疗程。艾灸治疗:用艾条在小肠经络上对支正、养老、腕谷等穴进行灸疗,1次/天,每次15分钟,以2周为1个疗程。治疗结果:治愈26例,有效6例。[何兴俊.聚肌胞配合穴位艾灸治疗扁平疣32例.临床军医杂志,2012,6:1361.]

五、寻常疣

寻常疣是生长于体表的一种赘生物,又称"瘊疣",俗称"千日疮""瘊子""饭蕊"等。多发于儿童和青少年,本病多发生于手背、手指或头面部。

患部赘生物初起小如黍米,大如黄豆,突出表面,其表面粗糙,状如花蕊,灰白或污黄色。疣的数目多少无定,一般无自觉症状,用力按压时略有痛感,碰伤或摩擦后易于出血。现代医学认为疣是由人类乳头状瘤病毒感染所引起的一种常见皮肤病,以往认为这些疾病是慢性良性的,但后来发现此类病毒感染后亦可导致皮肤癌等恶性肿瘤,因而引起人们重视。

【特效灸疗方法】

①艾炷灸:隔姜灸:取厚度约0.3cm鲜生姜片,用针在其中央扎数个孔,以利于药力透达穴位。将艾炷置其上并捏实,置于疣体上,患者感觉发烫时,将姜片轻轻抬起,调节到感觉热气向里透达而且能耐受为度。灸5壮,每日1次,7次为1个疗程。隔蒜灸:将蒜捣成泥状,敷于疣体上,加艾炷点燃施灸,灸3~5壮,每日2~3次。

②艾条灸:患者取平卧位,取艾条在距穴位 2~3cm 处施行温和灸,灸至皮肤潮红微烫为度,每穴约 15 分钟。每日 1 次,7 次为一个疗程。取穴:局部疣体处。

③天灸:将蒜捣成泥状,将蒜泥平铺于疣体上,约 1~2mm 厚,点燃艾条,对准疣体熏灸,灸 3~5 天,疣体局部起一水疱,7~8 天后痂皮脱落即愈。

【临床应用】

①艾炷隔姜灸治疗寻常疣。治疗方法选择 3~5 个发病较早且较大的皮损作为治疗目标。将鲜姜切成直径约 3cm,厚约 0.2~0.3cm 的薄片,中间以针刺数孔,然后将姜片置于所选的皮损上粘贴住。上置艾炷(约枣核大)施灸,每个皮损灸 2 壮,以皮损周围的皮肤潮红而不起疱为度。每周 2 次,连施灸 8 次。同时用注射用转移因子进行(规格每支含多肽 3mg,核糖 100μg)三角肌皮下注射,每周 2 次,每次 1 支,连续 4 周为一个疗程。治疗结果:痊愈:皮损全部消退,无新皮损出现,计 24 例;显效:皮损消退 70% 以上,无新皮损出现,计 8 例;无效:皮损无明显消退,且有新皮损出现,计 8 例。均无瘢痕及其他后遗症。经随访半年,痊愈者无复发。[林克.艾炷隔姜灸治疗寻常疣 40 例.中国针灸,2004,24(9):664.]

②药线点灸联合干扰素治疗多发性寻常疣。治疗方法:取 2 号药线,取穴:主穴为葵花穴(按照皮疹或肿块的形状和大小,沿其周边及皮疹上皮肤选取的一组穴位)、长子穴(以最早出现的皮疹或最大的皮疹为穴);配穴取双侧手十甲、曲池、合谷、行间、内关、太冲。每日施灸 1 次,每穴点灸 1 壮。同时外涂重组人干扰素 -2b 凝胶,每日 4 次。治

疗以 3 周为 1 个疗程,治疗 1 个疗程后观察疗效治疗结果:40 例中,痊愈 20 例,显效 11 例,好转 4 例,无效 5 例。[张衍.药线点灸联合干扰素治疗多发性寻常疣疗效观察.广西中医药大学学报,2013,(2):61-62.]

③回旋灸治疗寻常疣及跖疣。治疗方法:选取最大或最早出现的疣体(母疣)。将点燃的艾条对准疣体回旋熏灼病灶,距离以最接近疣体且患者能耐受为度。至患者感到疼痛难忍时,暂时移开艾条,片刻再次重复上法操作。每次治疗共 20~30 分钟。每日 1 次,4 星期为 1 个疗程,共治疗 2 个疗程。治疗结果:42 例中,治愈 37 例,好转 3 例,未愈 2 例;复发 1 例。[韩旭,刘悦.回旋灸治疗寻常疣及跖疣临床疗效观察.上海针灸杂志,2014,05:437-438.]

六、银屑病

银屑病又称牛皮癣,是一种常见的慢性炎症性皮肤病,发病初起为淡红色点状丘疹,逐渐扩大蔓及全身,上堆白屑,搔后屑落基底面出血,具有顽固性和复发性的特点。现代医学称为银屑病,认为与精神因素、内分泌障碍、遗传感染及自身免疫等因素有关。临床可分为寻常型,脓疱型,渗出型,关节炎型及红皮病型五类。

本病具有明显的季节发作性,多数患者病情春季、冬季加重,夏季缓解。好发于裸露部位,临床表现为起初出现红斑丘疹,表皮覆盖一层层银白鳞屑,皮肤干枯、脱屑、结痂,有的皮肤症状连成一片,状如地图,有的瘙痒,流脓流水,血迹斑斑。

【特效灸疗方法】

①艾炷灸:取厚度约 0.3cm 蒜片,用针在其中央扎数个孔,以利于药力透达穴位。将艾炷置其上并捏实,置于穴位上,患者感觉发烫时,将蒜片轻轻抬起,调节到感觉热气向里透达而且能耐受为度。每穴灸 5 壮,换穴同时更换新蒜片。取穴:皮损处。每日 1 次,7 次为 1 个疗程。

②艾条灸:患者取平卧位,取艾条在距穴位 2~3cm 处施行温和灸,灸至皮肤潮红微烫为度,每穴约 15 分钟。每日 1 次,10 次为一个疗程。取穴:局部皮损处。

③天灸(斑蝥发疱灸):取斑蝥 50g,用 95% 乙醇 1000ml 浸泡 2 周后,过滤去渣备用,用棉签蘸取药液涂于皮损处,自然干燥,每日 2~3 次,白斑处发疱后即停止涂药,局部起一水疱,7~8 天后痂皮脱落即愈。

【临床应用】

①艾灸联合窄谱中波紫外线照射治疗寻常型银屑病。治疗方法:治疗组:艾灸治疗时嘱患者先取坐位,以雀啄灸灸于大椎穴,再嘱患者取俯卧位,取之三阴交(双)、血海(双)、曲池(双),和皮损处,以同样方法每腧穴、每次 2~3 分钟,以局部皮肤潮红为度,隔日 1 次;窄谱中波紫外线照射治疗时采用紫外线治疗仪,初始剂量设定为 $0.6J/cm^2$,每周照射 3 次,2 次照射的间隔时间为 2 天,3 周为 1 个疗程。治疗时患者需戴紫外线防护眼镜,全身照射者要求穿短裤以保护外生殖器。对照组:给予窄谱中波紫外线照射治疗,方法、疗程与治疗组相同。治疗结果:两组患者治疗前后银屑病皮损严重程度指数改善情况:治疗组患者头颈部、躯干、下肢、上肢的 PASI 评分及 PASI 评分均低于对照组

(*P*<0.05);负面情绪指标改善情况:焦虑情绪(HAMA 评分)、抑郁情绪(HAMD 评分)及疼痛情绪(NRS 评分)指标的改善均优于对照组(*P*<0.05);生存质量改善情况比较:治疗组主观感觉、健康状况主观感觉、生理领域、心理领域、社会关系领域、环境领域评分高于对照组(*P*<0.05)。[韩暄,党志博.艾灸联合窄谱中波紫外线照射治疗寻常型银屑病临床研究.中医学报,2014,29(4):601-602.]

②针刺背俞穴结合局部贴棉灸治疗进行期寻常型银屑病。治疗方法:针灸治疗:选穴:肺俞、心俞、膈俞、肝俞、肾俞。各穴位均采用平补平泻手法。留针 20 分钟。皮损局部治疗:操作方法:选取 1~2 处边界清楚的斑片状皮损,以碘伏棉球消毒,用消毒后的皮肤针叩刺至微出血,再用消毒干棉球擦净血迹。然后将消毒棉撕成蝉翼状薄片(中间不能有空洞)平铺于其上,点燃,使火焰从皮损上一闪而过,此为 1 壮。每处灸 2 壮,面积较大的皮损则分次铺棉灸。每周 3 次,2 周为 1 个疗程,共治疗 4 个疗程。治疗结果:临床痊愈 3 例,显效 15 例,有效 14 例,无效 7 例。[介思,岳朝驰.针刺背俞穴结合局部贴棉灸治疗进行期寻常型银屑病 39 例临床观察[J].中医杂志,2011,52(8):670-673.]

七、皮肤瘙痒症

皮肤瘙痒症是一种无原发皮损的慢性皮肤病。可由某些疾病、药物、寒冷、毛织品过敏等刺激而发生。属于神经功能障碍性皮肤病,目前仍属难治性皮肤病。

患者自觉剧痒,无原发皮肤损害,发生部位不固定,可全身泛发,亦可局限一定部位,如:头颈、躯干、四肢、二阴,搔抓后可引发抓痕、丘疹、血痂、皮肤增厚及苔藓样改变,患者奇痒难忍,痛苦不堪,药物治疗效果不佳,或不稳定。

【特效灸疗方法】

①艾条灸:取艾条在距穴位 2~3cm 处施行温和灸,灸至皮肤潮红微烫为度,每穴约 15 分钟。每日 1 次,10 次为一个疗程。取穴:膈俞、肺俞、风市、三阴交、曲池、血海、足三里。

②温针灸:患者取俯伏位,针刺各穴位得气后,取艾条约 2~3cm 置针柄上施以温针灸,留针 30 分钟。每日 1 次,10 次为一个疗程。取穴:膈俞、肺俞、风市、三阴交、曲池、血海。

【临床应用】

①温针灸治疗皮肤瘙痒症。治疗方法:治疗用温补法,以膈俞(双)、肺俞(双)、风市(双)、三阴交(双)为主穴,上肢重加温针灸曲池(双),下肢重加温针灸血海(双)。每次、每穴均灸 2 壮,针刺局部消毒后,进针得气、行平补平泻法,留针 30 分钟,据患者体质每 10 分钟行针 1 次,10 次为 1 个疗程。治疗结果:全组 100 例,痊愈 64 例,显效 24 例,好转 10 例,无效 2 例。针灸 2 个疗程治愈者 48 例。[孙文华,马雪花.针灸治疗皮肤瘙痒症 100 例.新疆中医药,2004,22(6):34.]

②针灸治疗老年性皮肤瘙痒症。毫针分型治疗方法及取穴:血虚肝旺型治以养血润燥、散风清热,穴取血海、曲池、三阴交、合谷、委中;湿热型治以清热利湿、散风止痒,穴取足三里、承山、血海、曲池、阴陵泉。操作方法:患者取坐位或卧位,穴位常规消毒,用 28 号 2 寸毫针直刺 1~1.5 寸,

取得麻胀样针感后,采用先泻后补手法行针 1 分钟后留针 30 分钟,间隔 10 分钟运针 1 次。每日治疗 1 次,10 次为一个疗程,共 2 个疗程。三棱针点刺:消毒患者耳背清晰静脉,用三棱针点刺,放血 2~3 滴,两耳交替使用,每日 1 次,疗程同上。艾灸:针刺血海、曲池出针后,用艾条每穴灸 10 分钟,用温和灸法。每日 1 次,疗程同上。治疗结果:52 例中,治愈 14 例,显效 26 例,有效 7 例,无效 5 例。[杨明昌,毛敬烈,余菊.针灸治疗老年性皮肤瘙痒症疗效观察.中国针灸,2002,22(7):459.]

八、神经性皮炎

神经性皮炎是一种临床常见病。主要以局部瘙痒,皮肤增厚、皮沟加深和角形丘疹为特征。多发生在颈后部或其两侧、肘窝、腘窝、前臂、大腿、小腿及腰骶部等。常成片出现,呈三角形或多角形的平顶丘疹,皮肤增厚,皮脊突起,皮沟加深,形似苔藓。常呈淡红或淡褐色。剧烈瘙痒是其主要的症状。如全身皮肤有较明显损害者,又称之为弥漫性神经性皮炎。本病以青壮年发病较多,与青壮年工作压力大、家庭生活负担较重有关。临床上分为局限性与播散性两种类型。

西医认为本病因精神过度兴奋、忧郁或神经衰弱有关,其主要发病机制为神经功能异常时,大脑皮质的活动功能发生紊乱,不能调节大脑皮质与皮肤的相互关系。消化系统的疾病、内分泌障碍、生活环境突然改变以及其他局部刺激,均可为本病发生的诱因,其中搔抓尤为重要。

【特效灸疗方法】

①艾炷灸:隔姜灸:取厚度约 0.3cm 鲜生姜片,用针在其中央扎数个孔,以利于药力透达穴位。将艾炷置其上并捏实,置于穴位上,患者感觉发烫时,将姜片轻轻抬起,调节到感觉热气向里透达而且能耐受为度,灸 3~5 壮。每日 1 次,7 次为 1 个疗程。取穴:局部皮损处。隔蒜灸:以大蒜捣如泥状,制成厚 0.5cm 的圆饼,铺在整个皮损区,置艾炷点燃,灸 2~3 壮。

②艾条灸:患者取平卧位,取艾条在距穴位 2~3cm 处施行温和灸,灸至皮肤潮红微烫为度,约 15 分钟。每日 1 次,7 次为一个疗程。取穴:局部皮损处。

③天灸:斑蝥发疱灸:将斑蝥、马钱子、细辛等,研极细末,治疗时视病变范围大小将风湿膏剪掉同样大面积,然后将风湿膏贴于病损周围,皮损露在外面,然后将上药粉薄薄敷于病损上,再将一大片风湿膏贴在上面。24 小时取下,疣体局部起一水疱,7~8 天后痂皮脱落即愈。

【临床应用】

①皮肤针叩刺加隔姜灸治疗神经性皮炎。治疗方法:病灶局部以梅花针叩刺,中等强度刺激,要求出血,然后以0.2% 碘伏棉球拭去血液,涂以姜汁,再将 3~4mm 厚的姜片置于病灶处,以大艾炷灸 3~5 壮,病灶面积较大者可置数个姜片施灸。体针取印堂、曲池、合谷、足三里、三阴交、太冲,平补平泻,留针 30 分钟,期间行针两次以加强刺激。每日 1 次,10 次为 1 疗程,间隔 2 日,再行下 1 疗程,共观察 2 个疗程。治疗结果:其中治愈 20 例,好转 13 例。[胡津丽.皮肤针叩刺加隔姜灸治疗神经性皮炎 33 例.针灸临床杂志,

2003,19（1）:34.]

②隔蒜灸治疗神经性皮炎。治疗方法:皮损区用隔蒜灸。以新鲜大蒜适量,捣如泥膏状,越细越好,制成厚 0.5cm 的圆饼,在皮损区涂上少许凡士林后将大蒜饼铺在整个皮损区,一般应超过皮损区周围 0.5cm 的范围。然后在皮损区的大蒜饼上大约每隔 0.5cm 放置一艾炷(如麦粒大),一并点燃所有艾炷。待艾炷燃烬后休息 3 分钟左右,再在未灸区按上法再灸 1~2 遍。如畏惧痛者,可于未燃尽前用压舌板压灭,并可在灸治区周围以手轻拍减痛。待整个治疗完成后,扫去蒜泥及艾灰,用生理盐水轻轻拭净,盖以消毒敷料。如出现水疱,可穿刺引流并用甲紫抹涂。化脓者,用消炎软膏,痊愈后不留瘢痕。每周 1 次。上述治疗 3 次为1 个疗程。治疗结果:75 例中,治愈 49 例,显效 4 例,有效20 例,无效 2 例。[旷秋和.隔蒜灸治疗神经性皮炎临床疗效观察.针灸临床杂志,2004,20（6）:41.]

③七星针叩刺艾灸治疗神经性皮炎。治疗方法:患者充分暴露患部,首先以 75% 酒精棉球消毒患部,待酒精挥发后即以七星针进行叩刺,叩刺顺序是由外向内(即从皮损周围向中心)叩刺。叩刺力度属重叩,腕力较重,针体垂直叩打在患处,节奏稍慢,以被叩局部皮肤明显发红,微量出血为度,再以干棉球擦净渗血;然后点燃清艾条,对准患处部位约距皮肤 2cm 左右进行反复旋转施灸,每次施灸时间 10~16 分钟。隔日治疗 1 次,5 次为一个疗程,疗程间休息 5 天。治疗期间不用其他方法,治疗 3 个疗程。治疗结果:63 例中,痊愈 57 例,显效 4 例,好转 2 例,无效 0 例。[马天伟.七星针加艾条灸治疗局限性神经性皮炎 63 例.中国

针灸,1996,16(9):19.]

④斑蝥发疱灸治疗颈后神经性皮炎。治疗方法:斑蝥15g,土槿皮15g,马钱子15g,细辛10g等,研极细末,贮瓶内备用。治疗时视病变范围大小将风湿膏剪掉同样大面积,然后将风湿膏贴于病损周围,将皮损露在外面,然后将上药粉薄薄敷于病损上,再将一大片风湿膏贴在上面。24小时取下,如有水疱,小者不需处理,大水疱表面用75%乙醇消毒后,用5ml注射器抽放,不愈者于2周后自行第2次治疗,直到痊愈为止。治疗结果:本组28例,全部治愈,1个疗程治愈16例,2个疗程治愈10例,3个疗程治愈2例。[刘赫哲.斑蝥发泡灸治疗28例颈后神经性皮炎.中国社区医师(综合版),2005,7(19):26.]

九、湿疹

湿疹为一种常见的表皮炎症,以瘙痒、糜烂、渗出、结痂、肥厚及苔藓样变为特点,可因各种内外刺激而诱发。现代医学分为急、慢性,中医学称急性为风湿疡,慢性为顽湿疡。

湿疹是皮肤科常见病、多发病之一。发病原因较复杂,一般认为与遗传因素、神经功能障碍和变态反应有关。其主要特点是形态多样、分布对称、易于渗出、瘙痒剧烈、缠绵难愈。

【特效灸疗方法】

艾条灸:充分暴露疮面,取艾条在距穴位2~3cm处施行回旋灸,灸至皮肤潮红微烫为度,每处约15分钟。每日1次,10次为一个疗程。取穴:阿是穴,配穴为曲池、血海、合谷。

【临床应用】

①针灸治疗慢性湿疹。治疗方法：先让患者取仰卧位，常规消毒后先针曲池、合谷、足三里、血海、三阴交，中度刺激手法，留针 20 分钟。艾条悬灸关元穴，至皮肤出现红晕为度。后让患者取俯卧位，毫针刺脾俞、大肠俞、三焦俞，中度刺激，留针 15 分钟。在留针期间，用艾条悬灸皮损之处，至局部皮肤出现红晕为度。若有糜烂、渗液面的灸至渗液面稍变干为度；若有皮损干燥，皮肤增厚的，常规消毒后，先梅花针中度叩刺患处，然后艾条悬灸至皮损处肤色稍变浅为度。每日治疗 1 次，10 次为 1 疗程，中间休息 7 天。治疗结果：经本疗法治疗 55 例中，痊愈 37 例，显效 8 例，有效 6 例，无效 4 例。［袁秀丽，刘驰．针灸治疗慢性湿疹 55 例疗效观察．针灸临床杂志，1998，14（7）：19.］

②艾灸治疗顽固性湿疹。治疗方法：主穴为患处阿是穴，配穴为曲池、血海、合谷。日 2 次，每次 15 分钟。点燃艾条，施灸时以温热感为度，采用回旋灸法，切忌灸起水疱。注意灸治期间，饮食宜清淡，忌食辛辣刺激的食物，忌用热水烫洗。［毕明燕，刘龙壮，林均霞．艾灸治疗顽固性湿疹．山东中医杂志，2004，23（10）：595.］

③针灸治疗湿疹。治疗方法：取仰卧位，穴位局部常规消毒，用 1.5 寸毫针直刺足三里穴 1 寸，三阴交穴 1 寸，血海穴 1 寸，取双穴施补法；曲池穴双侧施泻法，均以轻缓手法捻转提插刺入穴位，得气后留针 20 分钟，其间行针 2 次。针刺结束后，患者取坐位，暴露背部皮肤，以梅花针叩击肺俞、脾俞、三焦俞穴，取反侧叩击大椎、命门穴，至皮肤潮红

为度,继以闪火法拔罐,留罐 15 分钟。神阙穴采用艾灸法
5 分钟。根据临床辨证每次选用 6~7 个穴。每日 1 次,10
次为 1 疗程,间隔 5 天,行第 2 疗程。一般 2~3 个疗程。治
疗结果:本组 52 例中,显效 18 例,有效 28 例,无效 6 例。[刘
金燕.针灸治疗湿疹 52 例疗效观察.实用医技杂志,2006,
13(1):148.]

十、带状疱疹

带状疱疹是一种由水痘-带状疱疹病毒引起的急性炎
症皮肤病,系皮肤科常见病之一。临床可见密集成簇的水
疱聚集一处或数处,沿神经走向,呈带状分布,局部灼热剧
痛,多见于胸胁、腰胁部,部分合并面神经麻痹,神经痛后
遗症。

本病好发于肋间神经及三叉神经可支配的皮肤区域。
皮疹特点为潮红斑的基础上出现群集的丘疹、水疱,粟粒至
绿豆大小,疱液清亮,严重时可呈血性,或坏死溃疡。皮疹
单侧分布呈带状为该病的特点。自觉疼痛,剧烈难忍。疼
痛可发生在皮疹出现前,表现为感觉过敏,轻触诱发疼痛。
疼痛常持续至皮疹完全消退后,有时可持续数月之久。皮
疹初起为皮肤发红,随之出现簇集成群的绿豆大小丘疹,
1~2 天后迅速演变成为水疱,水疱沿神经近端发展排列呈
带状,数天后,疱壁松弛,疱液混浊,而后逐渐吸收,干瘪。
愈后遗留暂时性的红斑或色素沉着。

【特效灸疗方法】

①艾炷灸:隔蒜围灸:大蒜切成片,中间以针刺数孔,其
上放置艾炷,置于疱疹周围,点燃,以周围皮肤潮红、患者感

觉舒适温热无痛为度,每处灸 3~5 壮。每日 1 次,7 次为一个疗程。取穴:阿是穴。

②艾条灸:充分暴露疮面,取艾条在距穴位 2~3cm 处施行温和灸,灸至皮肤潮红微烫为度,约 15 分钟。每日 1 次,7 次为一个疗程。取穴:局部皮损处,配以血海、曲池。

【临床应用】

①隔蒜围灸加针刺治疗带状疱疹。治疗方法:①隔蒜围灸法:将大蒜(最好是独头蒜)横切成片,约硬币厚,中间以针刺数孔,其上放置艾炷(如莲子大小),置于疱疹周围,依疱疹部位面积大小调放艾炷之间的距离,一般 2 寸左右,点燃,待皮肤感灼热时,可移动之,以周围皮肤潮红、患者感觉舒适温热无痛为度,每处灸 3~5 壮。②针刺堵截法:用 1.5~2 寸毫针先在疱疹起始部位一侧边缘正常皮肤处呈 15~30° 角进针,针尖刺向病灶中心,捻转使之得气,再按疱疹发展方向,在针刺方向的对侧用同样方法针刺堵截,以阻止其继续蔓延;若疱疹散在分布,则可分而治之。以上针法均用泻法。再配以皮损部位相应之同侧夹脊穴,头面部者加合谷,腰以上者加曲池,腰以下者加阳陵泉,肝经郁热者加行间,脾虚湿蕴者加阴陵泉,气滞血瘀者加太冲、血海。行平补平泻手法,艾灸和针刺可同时进行。每日 1 次,7 次为一个疗程。治疗结果:本组 66 例,均治疗 1~2 个疗程。依国家中医药管理局发布的疗效评定标准,治愈:皮损消退,临床症状体征消失,无疼痛后遗症,计 63 例;好转:疱疹消退约 30% 以上,疼痛明显减轻,计 3 例。[宋守江. 隔蒜围灸加针刺治疗带状疱疹 66 例. 中国针灸,2003,23(9):539.]

②围针加围灸治疗带状疱疹。治疗方法:以单纯围针法为基础,使用精制艾绒,加入冰片末,准备一个小的湿棉球,将艾绒搓捻成麦粒大小的圆锥状艾炷,用镊子夹住中部,用酒精灯点燃其尖,底部在湿棉球上沾少许水,以加强附着力,放置在疱疹上,逐个进行直接灸,当患者感到灼痛时夹去艾炷,每处7~9壮,以皮肤潮红、患者感觉局部温热为度。先从"蛇头"部位围针区域开始,循其疱疹发展方向一直到"蛇尾"围针区域进行治疗,如果在"蛇头"和"蛇尾"之间有较大的疱疹也可以使用围针加围灸。每日治疗1次,10次为1个疗程,1个疗程后评定疗效。治疗结果:38例中,治愈28例,好转9例,无效1例。[张敏,邱玲,张吉.围针加围灸治疗带状疱疹疗效观察.中国针灸,2007,27(2):123.]

③艾灸法治疗带状疱疹。治疗方法:清艾条点燃后,离疮面合适的距离(以患者自我感觉局部皮肤不烫为度),取回旋灸法,灸至患处皮肤发红,或疱疹由透明色转变为乳白色,1次的治疗时间以不超过15分钟为宜。5天为一个疗程。如果疱疹疮面较大,散发部位较多,治疗时间可以适当延长。急性发作期,疱疹呈透明色、饱满、疼痛较剧烈者,治疗每日行4~5次,晚间的1次治疗最好在临睡以前进行,这样效果更好。一般情况,治疗每日行3次。治疗结果:203例患者中疗程最短的为2天,最长的为2周。接受上述治疗后,患者最为满意的是疼痛立即减轻或消失。[蔡榕.艾灸法治疗带状疱疹203例.上海中医药杂志,1998,(7):19.]

十一、皮肤癣菌病

皮肤癣菌病又称"癣"，是指由皮肤癣菌引起的表皮（角质层）、毛发、甲板等组织的感染。按照受累部位可分为手足癣、体股癣、甲癣和头癣等。皮肤癣菌感染可通过人与人、动物与人或土壤与人的途径传播。

【特效灸疗方法】

艾条灸：充分暴露疮面，取艾条在距穴位 2~3cm 处施行温和灸，灸至皮肤潮红微烫为度，约 15 分钟。每日 1 次，7 次为一个疗程。取穴：局部皮损处。

【临床应用】

①艾卷灸治疗头癣和体癣。治疗方法：不用任何药物治疗，只用艾卷灸施以熨热灸手法，每日 1 次，每次约 5~10 分钟，以不引起烧伤为原则和皮肤充血为度。如患者不能坚持按规定来诊，可教给患者家属治疗方法。整个治疗期间，强调注意衣服消毒和杜绝再感染机会。治疗不按疗程，治愈为止。治疗结果：73 例全部治愈；灸 1 次治愈者 4 例，2~3 次治愈者 35 例，4~5 次治愈者 32 例，6 次以上治愈者只有 2 例（1 例有皮肤过敏史，另 1 例为乙肝病毒携带者。全部病例无 1 例复发和再感染）。[段吉平，金景琴，孔玉贤．艾卷灸治疗头癣和体癣 73 例临床报告．针灸临床杂志，1993,9（5）:31.]

②艾灸疗法治疗顽癣。治疗方法：艾条温和灸病灶处半小时以上，灸至痒感消失，以局部舒适为度。每日 2 次，7 日为 1 个疗程，局部皮肤变光滑。若有硬痂，即在硬痂处梅花针叩刺，微出血再灸。[李德招，闫占海．艾灸疗法临床

应用举隅.内蒙古中医药,1999,18（4）:32.]

十二、褥疮

褥疮是身体局部长期受压,血液循环受到障碍,引起皮肤及皮下组织因缺血而发生水疱,溃疡或坏疽。一般来说,长期卧床体质衰弱,翻身活动不方便及肢体感觉障碍的患者易发生。过度消瘦、过度肥胖、水肿、动脉硬化均易促使褥疮形成。临床上习惯将褥疮分为 4 期:Ⅰ 期为瘀血红润期,Ⅱ 期为炎性浸润期,Ⅲ 期为浅度溃烂期,Ⅳ 期为坏死溃疡期。一旦发生褥疮会给患者造成极大的痛苦,甚至发生败血症而死亡。

褥疮的临床表现可视为皮肤系列的活动。颜色深度的变化范围由红转白,无组织损失,深度破坏延伸到肌肉、关节囊及骨骼。皮肤的早期改变,白红斑的特征是红斑变化强烈,从粉红色变为亮红色。色斑体现出血管状态变化的严重性,色越重,皮肤的变化越剧烈,可由黑红色变化为青紫色。色斑部位组织进一步恶化的反应便是压缩性皮炎。表皮破裂,以及表皮下出现水疱,可出现大水疱、结痂、鳞屑。经过适当治疗,2~4 周可能愈合,无持久性的病理改变。若缺乏认识及处理压迫性皮炎不及时,而导致真正的褥疮形成。

【特效灸疗方法】

艾条灸:充分暴露疮面,取艾条在距穴位 2~3cm 处施行温和灸,灸至皮肤潮红微烫为度,约 15 分钟。每日 1 次,7 次为一个疗程。取穴:局部皮损处。

【临床应用】

①艾熏灸治疗褥疮。治疗方法:皮肤红肿未溃者,仅需清艾条局部艾熏即可。已溃化脓者,先取分泌物做脓液培养及药敏,再予以 0.9% 生理盐水清洗患处,除净腐烂组织及脓液后将艾条对准患处熏灸,根据不同致病菌而决定其熏灸时间,一般为 30~60 分钟,一日 2 次,熏灸后敷上消毒纱布。经艾熏后之疮面覆盖有一层烟状物不需擦去,此烟状物可保护疮面有杀菌作用。治疗结果:表皮红肿未溃之 14 例均于 1~3 周内治愈,已溃化脓为金葡菌感染之 26 例亦治愈,治疗天数为 1~2 周;属乙链菌及绿脓杆菌感染之 2 例,因经艾熏 1 周后见效慢而辅以全身抗炎及外用三黄液而治愈。[王振琴,徐兆芳,滕桂兰. 艾熏灸治疗褥疮 42 例. 上海针灸杂志,1991,10(3):22.]

②艾条灸治疗压疮。治疗方法:先对患处清创处理,然后采用清艾条行温和灸。即术者手执点燃的清艾条,对准压疮处,距离以患者感到温热而又能忍受为度,固定艾条集中于一点连续施灸。一般每次 30 分钟,每日 1~2 次。对水疱及脓液较多的压疮不宜直接将艾条对准患处,而应在其周围施灸。Ⅰ度压疮即未溃破者采用药艾条施灸,并可在施灸前按揉局部 5~10 分钟。经艾灸之后疮面覆盖有一层薄黄色油状保护膜,不需擦去,此物有杀菌作用,可保护疮面。治疗结果:Ⅰ度压疮之 28 例均于 1~3 天内痊愈。Ⅱ、Ⅲ度压疮为金葡菌感染之 58 例经 1~2 周的治疗也痊愈,属白色链球菌及绿脓杆菌感染之 5 例因艾灸 1 周后见疗效较慢而辅以全身抗炎及外用庆大霉素湿敷后而治愈。Ⅳ度压疮 3 例均以全身抗炎及外用庆大霉素湿敷为主,

辅以局部艾灸治疗 3~4 周后而渐愈。[邵永红,查炜.艾条灸治疗压疮 94 例及护理要点.针灸临床杂志,1999,15(5):38.]

③艾灸治疗褥疮。治疗方法:将艾条点燃后在患部温和灸,每个部位 10~15 分钟,每天 1~2 次,根据情况选择。10 天为 1 个疗程。每个部位施灸时间不宜过长,以免影响其他部位的血液循环。褥疮多发者应经常变换体位施灸。治疗结果:经过 1~2 个疗程的治疗,痊愈 25 例,好转 12 例,无效 0 例。[马新飞,段丽丽.艾灸治疗褥疮.中国社区医师,2004,20(259):37.]

第七节 骨科疾病

一、颞颌关节功能紊乱

颞颌关节功能紊乱综合征,是指颞颌关节区出现疼痛、弹响、肌肉酸痛、张口受限、下颌运动障碍和咀嚼无力等一系列症状的综合征。多发生在 20~40 岁青壮年,女性较多见。

【特效灸疗方法】

①艾炷灸:取厚度约 0.3cm 鲜生姜片,用针在其中央扎数个孔,以利于药力透达穴位。将艾炷置其上并捏实,置于穴位上,患者感觉发烫时,将姜片轻轻抬起,调节到感觉热气向里透达而且能耐受为度。每穴灸 3~5 壮,换穴同时更换姜片。取穴:阿是穴、下关、颊车、合谷。每日 1 次,7 次为 1 个疗程。

②艾条灸:患者取侧卧位,取艾条在距穴位 2~3cm 处施行温和灸或雀啄灸,灸至皮肤潮红微烫为度,每穴约 15 分钟。每日 1 次,7 次为一个疗程。取穴:阿是穴、下关、颊车、合谷。

③温针灸:患者取侧卧位,针刺各穴位得气后,取艾条约 2~3cm 置针柄上施以温针灸,留针 30 分钟。每日 1 次,7 次为一个疗程。取穴:阿是穴、下关、颊车、合谷。

【临床应用】

①针刺加灸法治疗颞颌关节功能紊乱征。治疗方法:首先选用患侧下关、颊车和双侧内庭、合谷、外关及阿是穴,均直针,平补平泻,并配 G6805 电针仪 1~2 组输出刺激下关穴及阿是穴,选用连续波、耐受量,每次 20 分钟,每日一次,每疗程 7 次,疗程间隔 2 天。针刺完毕后,再以市售无药艾条 1 支,点燃后在患侧上关、下关、耳门、阿是穴上方约 3cm 处反复回旋施灸,热度以患者觉得局部温热而无灼痛为宜,灸至皮肤见红晕,一般约 20 分钟左右,亦为每日 1 次,每疗程 7 次,疗程间隔 2 天。治疗结果:68 例中,治愈 52 例,有效 13 例,无效 3 例。[张晓燕、孙晓静.针刺加灸法治疗颞颌关节功能紊乱征疗效观察.现代中医药,2005,2(2):51.]

②针刺、隔姜灸治疗颞颌关节功能紊乱。毫针刺法:取双侧合谷穴,双手行针 1~2 分钟,然后强刺激使局部有明显酸胀感,边行针边嘱患者尽量张口到最佳位置,再做张口闭口运动,留针 0.5 小时,其间仍用上法行针 2 次。隔姜灸:取鲜姜片(似硬币厚度),中间用大号缝衣针穿刺数孔,将姜片置于患侧下关穴,以此为中心,前后左右再置 4 片姜片,

上置蚕豆大艾炷并点燃,待燃至患者有灼热感时加垫生姜片,艾炷燃尽,另换 1 壮,一般需 3~5 壮。治疗效果:所有患者先采用针刺疗法 3 次,未愈者加用隔姜灸。42 例患者经针刺 1~3 次治愈 18 例,好转 24 例,好转者加用隔姜灸治疗,其中最少治疗 3 次,最多治疗 15 次,全部治愈。[谢中灵.针刺、隔姜灸治疗颞颌关节功能紊乱 42 例.世界今日医学杂志,2003,4(2):153.]

③治疗颞颌关节综合征。治疗方法:患者侧卧,取听宫、下关、颊车、合谷。取听宫由张口取穴,进针 1~1.5 寸,使经气向颊部放散;取下关由闭口取穴,进针后平补平泻,使经气放散至整个颊部,留针 20 分钟。颊车与合谷平补平泻。然后去针,在听宫予隔姜灸,将新鲜生姜一块,切成 2 分许厚姜片,在中心处用针穿戳数孔,放置艾炷点燃,共灸 3 炷。每日 1 次,7 日为 1 个疗程。治疗效果:治疗 38 例,其中男 28 例,女 10 例,年龄 25~53 岁,病程最短 5 天,最长 1 个月,治疗 2 疗程后 34 例症状全部消除,4 例明显减轻。后经随访半年,治愈者无 1 例复发。[王鹏,刘伦.针灸治疗颞颌关节综合征.浙江中医杂志,2006,41(9):536.]

④温针灸结合封闭治疗颞颌关节功能紊乱综合征。温针灸:患者取侧卧位或平卧位,患侧下关穴常规消毒后,取 28 号 2 寸毫针对准下关穴直刺 1~1.5 寸深,行捻转泻法,至患者局部有麻胀或胀痛后,取一长约 2cm 的艾炷套在针柄上,在接近穴位的一端点燃,使艾炷完全燃尽,毫针完全冷却后出针。隔日 1 次,5 次为 1 疗程。药物封闭:出针后选用确炎舒松 A 注射液 0.5ml 加入利多卡因 0.5ml,于下关穴进针得气后,回抽无血,缓缓将药液注入穴内。5 天 1 次,

5 天为 1 个疗程。治疗结果:34 例患者中治愈 24 例,好转 8 例,无效 2 例。随访情况:半年后 31 例痊愈,3 例复发。[开雁.温针灸结合封闭治疗颞颌关节功能紊乱综合征 34 例.四川中医,2003,21(8):86-87.]

二、颈椎病

颈椎病,亦称"颈椎综合征"或"颈肩综合征",是常见病、多发病,多因颈椎周围软组织劳损、变性,颈椎椎间盘退变,颈椎增生,以及由此而造成的神经根、椎动脉、脊髓、交感神经等受压迫或刺激而引起一系列临床症状,属于祖国医学"痹证"的范畴。《素问·痹论》中关于病因及五痹的论述,与现代医学颈椎病病因与五痹的临床分型颇为相似。颈椎病的临床表现比较复杂,一般以颈、肩、背痛,颈部活动受限为基本症状。根据病变部位、受压组织的不同分为神经根型、脊髓型、椎动脉型、交感神经型和混合型。

【特效灸疗方法】

①艾炷灸:采用无瘢痕直接灸,以局部皮肤充血红润为度,每穴 3~5 壮,每日 1 次,7 次为一个疗程。取穴:大椎、阴谷、阿是穴。

②艾条灸:患者取俯卧位,取艾条在距穴位 2~3cm 处施行温和灸或雀啄灸,灸至皮肤潮红微烫为度,每穴约 15 分钟。每日 1 次,7 次为一个疗程。取穴:百会、大椎。

③温针灸:患者取俯伏位,针刺各穴位得气后,取艾条约 2~3cm 置针柄上施以温针灸,留针 30 分钟。每日 1 次,7 次为一个疗程。取穴:风池、大椎、阴谷。

【临床应用】

①大灸百会、大椎刺血治疗椎动脉型颈椎病。治疗方法:把灸架固定于百会穴上,将一根点燃的清艾条插入灸架,不时去灰推进熏灸,百会穴有热胀感为佳。每次灸50~60分钟,每日1次,10次为1个疗程。大椎穴常规消毒,用采血针,点刺该穴15~20次,然后用中号玻璃罐拔罐,留罐5分钟,使之出血2~3ml,隔日1次,5次为1个疗程。30例患者中29例有明显疗效。〔朱爱军.大灸百会、大椎刺血治疗椎动脉型颈椎病.针灸临床杂志,2007,23(6):29-30.〕

②艾灸治疗椎动脉型颈椎病。治疗方法:取百会、大椎。采用直接非瘢痕灸法,先分别在百会、大椎穴涂上少许万花油,再分别放上艾炷(黄豆大),点燃艾炷,待艾炷大约剩1/4、局部皮肤有灼热痛感时,用镊子将其拿掉,接灸下1壮,每穴各灸7壮,隔天施灸1次,10天为1个疗程,2个疗程后评定疗效。治疗结果:68例中,治愈48例,好转14例,无效6例,总有效率为91.1%。〔欧开娟.艾灸治疗椎动脉型颈椎病68例.中国民间疗法,2006,14(7):22.〕

③针刺加灸治疗颈性眩晕。本组全部采用针刺加灸法治疗,穴位以颈夹脊穴、风池穴、大椎穴、百会穴为主。颈夹脊穴选取双侧 C_4~C_6 棘突下旁开0.5寸处,共6穴,直刺0.5~0.8寸;大椎穴针尖方向略偏上进针1寸;百会穴用平刺法,针尖方向向后;双侧风池穴针尖向对侧眼球方向进针1~1.2寸。各穴以针下出现麻胀感为佳。然后选取双侧颈夹脊穴各一、双侧风池穴和大椎穴、百会穴,置蚕豆大小艾绒于针柄上点燃。重复3次,同时留针20分钟。上述治疗

1次/天,7次为1个疗程。休息3天后,再行下一疗程,共
3个疗程。治疗结果:治愈(临床症状完全改善,跟踪1年
以上未复发者)68例;显效(偶发一过性头晕、头痛,发作时
间短,可不治而自愈者)62例;有效(临床症状明显改善,但
易复发,经7~14次治疗可愈者)17例;无效(症状无明显改
善)0例。[杨松柏.刺加灸治疗颈性眩晕147例.湖北中
医杂志,2004,26(4):48.]

三、肱骨外上髁炎

　　肱骨外上髁炎俗称网球肘,属祖国医学"痹证"范畴,
为临床常见病,多发病。本病多因生活或工作时用力不当
或用力过度,使肘部筋脉劳损,复感风寒,导致经脉气血凝
滞不通而发病。

　　【特效灸疗方法】

　　①艾炷灸:隔姜灸:取厚度约0.3cm鲜生姜片,用针在
其中央扎数个孔,以利于药力透达穴位。将艾炷置其上并
捏实,置于穴位上,患者感觉发烫时,将姜片轻轻抬起,调节
到感觉热气向里透达而且能耐受为度。每穴灸3~5壮,换
穴同时更换姜片。取穴:曲池、阿是穴。每日1次,7次为1
个疗程。直接无瘢痕灸:用蚕豆大小的艾炷直接灸。当患
者感到微有灼痛时,即可易炷再灸,一般应灸至皮肤红润而
不起疱为度,皮肤无灼伤,灸后不化脓。每日1次,7次为1
个疗程。

　　②艾条灸:患者取平卧位,取艾条在距穴位2~3cm处
施行温和灸或雀啄灸,灸至皮肤潮红微烫为度,每穴约15
分钟。每日1次,10次为一个疗程。取穴:曲池、阿是穴。

③天灸：发疱灸，将大蒜捣为蒜泥备用，将蒜泥涂于阿是穴，外用纱布包裹，候至阿是穴处起小水疱、发热后，将蒜泥洗掉，局部起一水疱，7~8 天后痂皮脱落即愈。

【临床应用】

①合谷针刺加温和灸治疗肱骨外上髁炎。治疗方法：取穴：患侧曲池穴，应用《内经》中的合谷刺，即常规消毒后用 28 号或 30 号 2 寸毫针，刺入 1.5 寸，待患者出现酸麻重胀等针感后，将针提至皮下，向左右各斜刺 1 针，形如鸡爪，并行捻转泻法，留针 20 分钟，每 5 分钟行针 1 次，起针后用艾条对局部温和灸 15 分钟，使局部产生温热舒适感，每日 1 次，每 5 次 1 个疗程，休息 3 天行第 2 疗程。治疗 34 例患者中痊愈 18 例，显效 8 例，有效 4 例，无效 4 例。[逯俭.合谷刺加温和灸治疗肱骨外上髁炎 34 例疗效观察.针灸临床杂志,2003,19(9):24.]

②发疱灸治疗肱骨外上髁炎。治疗方法：取阿是穴，并将紫皮大蒜捣为蒜泥备用。患肘用温水洗净后，将蒜泥涂于阿是穴，厚度相当于硬币厚为佳，外用纱布包裹，候至阿是穴处起小水疱、发热后，将蒜泥洗掉。注意灸后若局部出现水疱，不可擦破，任其自然吸收；若水疱过大，可用消毒针从水疱底部刺破，放出水液后，再涂以甲紫药水。治疗结果：经 1 次治疗，治愈 15 例，显效 3 例，有效 1 例，无效 1 例。[石虎杰.发泡灸治疗肱骨外上髁炎 20 例体会.甘肃中医,2003,16(3):35.]

③隔姜灸对肱骨外上髁炎。隔姜灸组：患者采取适当体位，既便于施灸，又要使患者感到舒适，能够持久保持姿势。先在患病处局部取天应穴、曲池穴，用 0.30mm × 25mm

的一次性针灸针,直刺进针 0.5~0.8 寸,小幅度提插捻转,得气后出针。再将直径 2~3cm、厚 0.2~0.3cm 的鲜姜片,中间以针刺数孔,置于患处,上放如苍耳子大小的艾炷点燃施灸,当艾炷燃尽,再易炷施灸,根据患者的耐受情况,酌情施灸 5~7 壮,以使皮肤红润而不起疱为度。灸毕可用正红花油涂于施灸部位,既能防止局部皮肤灼伤,又可增强艾灸活血化瘀,通经止痛的功效。偶有水疱,不可刺破,用 75% 的酒精涂搽后,无菌敷料外敷,任其自然吸收,愈后再行灸治。一般隔日 1 次,7 次为 1 疗程。治疗期间避免患肘劳累。治疗 25 例中,痊愈 20 例,好转 3 例。[李杰.隔姜灸对肱骨外上髁炎的临床镇痛效果观察.针灸临床杂志,2007,23(4):39-40.]

④隔姜灸治疗肱骨外上髁炎。治疗方法:患者取坐位,患肘屈曲 90 度放于桌面上,将鲜生姜切成直径大约 2~3cm、厚约为 0.3cm 的薄片,中间针刺数孔,然后将姜片置于痛点上,再将艾炷放在姜片上点燃施灸,患者觉太热时移至曲池穴或痛点附近,不断移动,直到艾炷燃尽,再易炷施灸,共灸 5 壮,每日 1 次,5 次为 1 个疗程,疗程间休息 2~3天。治疗结果:8 例患者中,痊愈 6 例,有效 2 例。[李桂玲.隔姜灸治疗肱骨外上髁炎 8 例.针灸临床杂志,2000,16(11):29-30.]

四、桡骨茎突狭窄性腱鞘炎

桡骨茎突狭窄性腱鞘炎是腕部的一种慢性损伤性疾病。是支配拇指的拇长展肌及拇短伸肌肌腱通过桡骨茎突部的狭窄性腱鞘炎。主要表现是腕桡侧疼痛,可向手及前臂放射。拇指活动无力。做倒热水瓶动作时疼痛明显。可有弹响和闭锁。局部可见有小的隆起,并能触及到小的硬结,有压痛。Finkelstein试验:拇指握于掌心,然后握拳,轻轻尺偏腕关节,桡骨茎突出现剧痛者为阳性。

【特效灸疗方法】

①艾炷灸:取厚度约0.3cm鲜生姜片,用针在其中央扎20~30个孔,以利于药力透达穴位。将艾炷置其上并捏实,置于穴位上,患者感觉发烫时,将姜片轻轻抬起,调节到感觉热气向里透达而且能耐受为度,灸5壮。取穴:阿是穴。每日1次,7次为1个疗程。

②艾条灸:患者取坐位,取艾条在距穴位2~3cm处施行温和灸或雀啄灸,灸至皮肤潮红微烫为度,约15分钟。每日1次,7次为一个疗程。取穴:阿是穴。

【临床应用】

①艾灸加贴敷治疗桡骨茎突狭窄性腱鞘炎。治疗方法:取中华跌打丸1丸,用40%乙醇调成糊状,敷在患侧桡骨茎突上。取两支艾条同时点燃,温灸患处。艾条温灸30分钟后,用绷带将外敷药物固定,第2天治疗前1小时取下。每日1次,7天为1个疗程。治疗50例中,痊愈38例,显效10例,无效2例。[崔联民.艾灸加贴敷治疗桡骨茎突狭窄性腱鞘炎50例.上海针灸杂志,2002,21(3):14.]

②隔姜灸治疗桡骨茎突狭窄性腱鞘炎。治疗方法:将清艾条切成长2.5~3cm点燃,放在厚约0.5cm的生姜片上,置于桡骨茎突疼痛部位,至清艾条燃尽。每日1次,共5~7次为一个疗程。对照组:用2%利多卡因1.5ml加泼尼松龙12.5mg、地塞米松2mg、维生素B_1 0.5mg做局部封闭,隔日1

次,3~5次为一个疗程。治疗结果:治疗组:100例中,治愈82例,好转15例,未愈3例。对照组:100例中,治愈78例,好转16例,未愈6例。〔陈普庆,蒲尚喜.隔姜灸治疗桡骨茎突狭窄性腱鞘炎.中国针灸,2006,26(2):96.〕

③隔姜灸配合手法理筋治疗桡骨茎突狭窄性腱鞘炎。治疗方法:a.隔姜灸:取新鲜老姜切成直径约2.0~3.0cm,厚约0.2~0.3cm的薄片,中间以注射器针头穿刺数孔,置于腧穴上,上面再放艾炷点燃施灸,当患者灼痛时换炷再灸,直至局部皮肤潮红湿润为度。1次/天,7天为1个疗程。b.手法:以手握患腕,适度牵引下尽量尺偏,另一手拇指桡侧缘由腕向肘方向推捋,然后以拨筋手法拨动肌腱3~7次,继而抖动腕关节,患处轻揉,拿捏3~7次,每天手法一次,视病情确定治疗疗程,方能奏效。治疗结果:腕桡侧肿痛及压痛消失,功能恢复,握拳尺偏试验阴性112例。腕部疼痛减轻,活动时轻微疼痛,握拳尺偏试验(±)24例。〔王鸿洲.隔姜灸配合手法理筋治疗桡骨茎突狭窄性腱鞘炎.中国临床康复,2002,6(10):1502.〕

五、鼠标手

"鼠标手"医学上称为腕管综合征,发病率有逐年增高的趋势。不良的腕部使用习惯和对腕关节的过度重复使用,往往容易引起"鼠标手"。患"鼠标手"的人中以30岁至60岁女性为多,发病率比男性高3倍。除了工作中常用电脑的办公室人员外,牙科医生、厨师、乐器演奏员、矿工等都是"鼠标手"的易发人群。随着私家车的日益增多,长时间握着方向盘的司机,也易患"鼠标手"。

【特效灸疗方法】

艾条灸:患者取平卧位,取艾条在距穴位 2~3cm 处施行温和灸,灸至皮肤潮红微烫为度,约 15 分钟。每日 1 次,7 次为一个疗程。取穴:阿是穴。

【临床应用】

①隔磁贴重灸治疗"鼠标手"。患者,男,26 岁。2004年 7 月 9 日就诊。主诉右手大拇指及腕部疼痛 3 日。患者是电脑工程师,数日前为赶工作进度,在空调开放的微机房中昼夜编程,因右手持续点击鼠标而自觉右手大拇指及腕部疼痛 3 日。颈椎 X 片和腕关节 X 线片无异常。诊断为腕管综合征(常操作微机点按鼠标的人患此病曰"鼠标手")。治宜温经通脉,活血止痛。患者畏惧针刺且将要出差,时间紧迫,想求速愈以免影响行程。考虑其系积劳成疾复感受空调的寒凉之邪而致病,遂采用隔磁贴重灸压痛点的方法应急治疗。先寻找压痛点,贴磁贴于其上,取 3 根艾卷同时点燃,隔磁贴重灸压痛点 30 分钟,疼痛消失,一次治愈。[冯莉.隔磁贴重灸治疗"鼠标手"1 例.上海针灸杂志,2004,23(12):44.]

②温针灸配合梅花针叩刺治疗腕管综合征。治疗方法:患者取坐位或仰卧位,患手放于治疗床上,暴露前臂,局部常规消毒,选用 40mm 毫针直刺手三里、外关、阳溪、合谷、大陵、鱼际、捻转补法。于手三里、合谷穴针柄上放置长2cm 艾条,点燃底部。留针 30 分钟后取针,然后给予梅花针叩刺腕部及患指指腹,腕部叩刺 200 下,指腹每个部位叩刺 100 下,中等刺激。以上治疗每日 1 次,10 次为 1 个疗程。两疗程间休息 1 天。治疗结果:痊愈:症状和体征全部消失

13 例;显效:除腕部用力手指感觉稍有异常外,其余体征消失 3 例。[刘恩昌.温针灸配合梅花针叩刺治疗腕管综合症 16 例.内蒙古中医药,2012,31(15):169.]

六、腱鞘囊肿

腱鞘囊肿俗称"风包",多因痰湿壅阻、凝于肌肤或因外伤跌扑、扭伤而致血瘀气阻,六淫外邪乘虚而入,痰凝气滞,腠理不开而形成。

【特效灸疗方法】

①艾炷灸:取厚度约 0.3cm 鲜生姜片,用针在其中央扎 20~30 个孔,以利于药力透达穴位。将艾炷置其上并捏实,置于穴位上,患者感觉发烫时,将姜片轻轻抬起,调节到感觉热气向里透达而且能耐受为度。灸 5~7 壮。取穴:阿是穴。每日 1 次,7 次为 1 个疗程。

②艾条灸:患者取平卧位,取艾条在距穴位 2~3cm 处施行温和灸,每穴 15 分钟,以皮肤潮红为度。每日 1 次,7次为一个疗程。取穴:阿是穴。

③温针灸:患者取俯伏位,针刺得气后,取艾条约 2~3cm 置针柄上施以温针灸,留针 30 分钟。每日 1 次,7 次为一个疗程。取穴:阿是穴。

【临床应用】

①针刺加灸治疗腱鞘囊肿。治疗方法:局部常规消毒后,医者持 28 号 1 寸毫针先在囊肿正中垂直刺 1 针,行强刺激手法,务必使患者有酸胀麻得气感,然后沿囊肿前后左右向中央等距离各刺 1 针,针刺角度 15~30 度,行提插捻转泻法,留针 30 分钟,起针后用艾条温和灸 10~15 分钟。每

日 1 次,3 次为一个疗程。出针时,如有黏液从针孔排出,用干棉球按压囊肿,务使囊肿内黏液排干净,随后用酒精棉球擦净消毒。治疗结果:本组 78 例,经治疗后痊愈 66 例,好转 12 例。[保祥.针刺加灸治疗腱鞘囊肿 78 例临床观察.中国针灸,1997,17(2):74.]

②针灸治疗腱鞘囊肿。治疗方法:先挤住囊肿,使其固定不动,皮肤常规消毒,用三棱针对准囊肿最高点快速刺入,深达囊肿中心,稍搅动,再快速出针,双手挤压囊肿,放出内容物,尽可能挤压干净。再用 28 号 0.5 寸毫针沿囊肿边缘上、下、左、右向中心斜刺或平刺 4 针,行捻转泻法,留针 15 分钟。同时点燃艾条在囊肿上方悬灸 15 分钟,以局部感温热为度。毫针围刺和艾条悬灸每日 1 次,5 次 1 个疗程,疗程间休息 2 天,最多行 3 个疗程。三棱针点刺一般使用 1 次,如 1 周后囊肿仍然高突者则再使用 1 次,最多使用 3 次。治疗结果:本组 42 例中,痊愈 29 例,有效 10 例,无效 3 例。[张欣.针灸治疗腱鞘囊肿 42 例.湖南中医杂志,2005,21(6):42.]

③齐刺法加温针灸治疗腱鞘囊肿。治疗方法:针刺取囊肿中央部位皮肤为第一针刺点,再分别于囊肿周围选取另两个针刺点,要求三点在一条直线上。将针刺点皮肤常规消毒,选取 29 号 2 寸针,先于第 1 针刺点垂直皮肤刺入,再于另两个针刺点向囊肿中央刺入。3 针均以患者有酸胀感为度。在以上所刺中央针柄上端套置一段约 2cm 长的艾条。于艾条下端点燃施灸,艾条燃尽为止。为预防艾条脱落烫伤患者皮肤,需在针刺部位置一张剪好缝的纸板。以上治疗每日 1 次,每次留针 30 分钟,留针期间不捻针。5

次为1个疗程,3个疗程后统计疗效。治疗效果:治愈29例,好转6例。其中1个疗程治愈18例,2个疗程治愈10例,3个疗程治愈1例。随访1年,无1例复发。[张治国.齐刺法加温针灸治疗腱鞘囊肿35例.针灸临床杂志,2005,21(7):31.]

七、肋软骨炎

肋软骨炎,乃由低毒感染或无菌性炎症所致。祖国医学称为"骨痹",认为系情志不遂,痰气交阻,或局部外伤,肋骨受戕,气滞血瘀而成。所以,本病的特点是局部肿痛,疼痛不移,并伴有胸闷气短,咳嗽及呼吸加重。

【特效灸疗方法】

艾条灸:患者取平卧位,暴露疼痛部位,取艾条在距穴位2~3cm处施行回旋灸,每穴15分钟。每日1次,7次为一个疗程。取穴:阿是穴,配以内关、太溪。

【临床应用】

①针灸治疗非特异性肋软骨炎。治疗方法:在病变局部采用扬刺法。即在痛点及痛点四周各取一点为穴,以1寸(0.32mm×25mm)毫针对准痛点直刺1针,进针0.3~0.5寸;然后在痛点四周各取一点进针,4穴之间距离相等,均呈45°角斜刺进针,均指向痛点中心,小幅度捻转,得气后留针30分钟;再用艾条局部旋转施灸,灸至局部发热发红为度。配穴取患侧内关、太溪,用平补平泻法,留针时间均同扬刺法。每日1次,5次为1个疗程。治疗结果:优11例,良16例,可3例。[管汴生,李杰.针灸对非特异性肋软骨炎临床镇痛的疗效观察.四川中医,2005,23(9):108.]

②针灸治疗肋软骨炎。治疗方法:针刺治疗:取穴:阿是穴、膻中、心俞、内关。针刺手法:先俯卧位取双心俞,采用小幅捻转提插平补平泻手法,以得气为度,不留针,以1寸0.25mm针取肋软骨炎痛点中心为进针点,垂直于皮肤轻捻刺入,行小幅雀啄术,得气后不留针,以同样方法在中心点左右旁开2cm处各取一穴,或上下2cm处各取一穴,二穴同时行针,使患处有酸胀感为度;膻中向患侧平刺,使针感向患侧传导;内关用1寸针直刺,采用小幅捻转手法,以针感向前臂或前胸传导为好,留针20分钟。针刺的同时于痛点中心处采用艾绒中炷直接灸:取艾绒置于手心搓紧成上尖下圆、底平的圆锥状,大小为中炷,置于患处,点燃后,当艾炷燃至一半左右,患者感皮肤灼热时即用镊将艾炷夹去,另易新炷施灸,共灸3壮,以局部皮肤红晕为度。治疗隔日1次,10次为1个疗程,疗程间休息7天,共观察2个疗程。治疗结果:34例中,痊愈11,好转15例,无效8例,总有效率为76.4%。〔王艳梅,王慧珍.针刺加艾灸治疗慢性肋软骨炎临床观察.军事医学,2015,(9):728.〕

八、肩周炎

肩周炎在中医属"痹证"范畴,称为"肩胛周痹""漏肩风""锁肩风"等,是发生于中老年人的慢性肩部疾患,多因肝肾精亏,气血不足,筋失所养,或因外伤劳损复感风寒之邪而致气血瘀滞,经络闭阻,筋脉拘挛不通,不通则痛。若肩部经脉气血长期闭阻,筋失濡润,可致筋强筋结,使肩关节活动受限。中医临床一般将其分为风寒湿型和气滞血瘀型。

【特效灸疗方法】

①艾炷灸:采用无瘢痕直接灸,以局部皮肤充血红润为度,每穴 15 分钟,每日 1 次,7 次为一个疗程。取穴:肩髃、曲池、肩贞、阿是穴。

②艾条灸:取艾条在距穴位 2~3cm 处施行温和灸,每穴 15 分钟。每日 1 次,10 次为一个疗程。取穴:肩三针配合臂臑、天宗、曲池、外关、阿是穴。

③温针灸:患者取俯伏位,针刺各穴位得气后,取艾条约 2~3cm 置针柄上施以温针灸,留针 30 分钟。每日 1 次,7 次为一个疗程。取穴:肩三针配合臂臑、天宗、曲池、外关、阿是穴。

【临床应用】

①电针加艾灸治疗肩周炎。治疗方法:取患侧肩三针(肩髃、肩前、肩后)、天宗、臂臑、肩贞、肩井、曲池、阿是穴。用 1.5 寸毫针针刺患侧上述各穴,快速进针,得气后留针,接通电针治疗仪,电流取断续波,强度以患者感觉合适为宜,同时用艾灸患部,距离以热感能接受为度。每次 30 分钟,每日 1 次,10 次为 1 个疗程,2 个疗程后,休息 5~7 天再行下一疗程,治疗 3 个疗程。功能锻炼:嘱患者每日进行肩关节主动功能锻炼,在能忍受的范围内逐渐增加活动范围,每日 3~5 次,每次 3~5 分钟。治疗结果:88 例中,痊愈 23 例,显效 45 例,好转 18 例,无效 2 例。[王联庆 . 电针加艾灸治疗肩周炎 88 例 . 陕西中医,1996,17(12):555.]

②直接灸治疗肩周炎。治疗方法:取肩髃、曲池、肩贞、肩前穴将艾炷直接放在穴位上施灸,患者感觉灼热时即用镊子夹掉,再放第 2 壮。如此施灸 4、5 壮,患者肩部疼痛减

轻。每穴每天施灸7壮,7次为1个疗程。疗程间休息2天。治疗结果:痊愈(肩部疼痛完全消失,功能恢复正常)15例;显效(肩痛明显减轻,功能基本恢复正常)5例。治愈时间最短5天,最长达3个疗程。[高映晖.直接灸治疗肩周炎20例.湖北中医杂志,2000,22(01):50.]

③温针治疗肩周炎。治疗方法:取肩髃、肩前、肩后、曲池、合谷、天宗、痛点。针刺得气后,针柄上套以2.5cm艾条,燃尽后再换1炷,每天治疗1次并辅以肩部功能锻炼,15次为一个疗程。治疗结果:临床治愈41例,显效36例,有效48例,无效7例。[杨顺益,林秀芬.温针治疗肩周炎疗效观察.中国针灸,2000,20(2):83-84.]

④针灸治疗肩周炎。取穴:肩髃、肩贞、臂臑、曲池、外关;随证配穴:肩内廉痛,加尺泽、太渊;肩外廉痛,加后溪、小海;肩前廉痛加合谷、列缺、阿是穴、肩内陵、曲垣、大杼、风池、手三里、天宗等穴。操作方法:选主穴为主,适当配用配穴,每次选4~6个穴位,针刺得气后施以平补平泻针法,然后留针不动,将艾段套在针柄上,艾段长约2cm,直径约1~2cm,在艾段下端点燃施灸,每灸一段为一壮,每穴每次2~3壮。疗程:每日或隔日治疗1次,10次为1个疗程,疗程间隔3~5天。治疗结果:治愈23例,显效56例,好转19例。[鲁立新.针灸治疗肩周炎98例报道.时珍国医国药,2006,17(6):1059.]

九、慢性腰肌劳损

腰肌劳损是腰骶部肌肉、筋膜等软组织的慢性损伤而致腰部酸痛、隐痛,病程缠绵的病症。是因长期坐姿不正,超负荷劳动,急性损伤治疗不当的后遗症及腰部活动失衡后使部分肌肉长期处于紧张状态而致肌肉、关节囊、滑膜、韧带、脂肪等软组织充血、水肿、粘连、瘢痕挛缩等引起的长期慢性疼痛。以长期反复发作性腰部疼痛为主要症状,查无明显的器质性病变。又称"功能性腰痛"或"腰背肌筋膜炎"等。

【特效灸疗方法】

①艾炷灸:铺灸:将生姜、蒜捣烂如泥混匀后备用,患者采取俯卧位,暴露腰部脊柱,将捣好的姜蒜泥均匀铺上,将艾炷置于其上,沿腰部督脉及膀胱经点燃进行施灸,灸3~5壮,隔日1次,7次为一个疗程。

②艾条灸:取穴:局部取穴,配以腰阳关、肾俞、阿是穴。患者取平卧位,取艾条在距穴位2~3cm处施行温和灸,每穴15分钟,以皮肤潮红为度。每日1次,7次为一个疗程。

③温针灸:取穴:局部取穴,配以腰阳关、肾俞、阿是穴。患者取俯伏位,针刺各穴位得气后,取艾条约2~3cm置针柄上施以温针灸,留针30分钟。每日1次,7次为一个疗程。

【临床应用】

①针刺加灸治疗腰肌劳损。治疗方法:取穴:主穴:肾俞、委中、阿是穴。配穴:肾虚型配命门、太溪;寒湿型配腰阳关;湿热型配膀胱俞;血瘀型配膈俞。操作:患者取俯卧位,找准穴位后,皮肤常规消毒,取28号1.5寸毫针进行针刺,得气后,用艾条悬灸腰部30分钟,起针后,嘱患者做飞燕式锻炼10分钟。每日1次,7次为一个疗程,休息3天后,继续下一疗程,3个疗程后判定疗效。治疗结果:本组治疗97例中,治愈53例,好转39例,未愈5例。[纳木恒,乌兰

格日乐.辨证针刺加灸治疗腰肌劳损的疗效观察.内蒙古医学院学报,2004,26（3）:209-210.]

②针灸治疗慢性腰痛。治疗方法:采用针灸配合功能锻炼治疗。针刺取穴:肾俞、大肠俞、十七椎、华佗夹脊穴,伴有下肢疼痛、麻木、活动障碍者加环跳、承扶、委中、承山、阳陵泉、绝骨。操作:患者取俯卧位,穴位常规消毒后,取30号1.5寸不锈钢针针刺。肾俞、大肠俞向脊柱方向斜刺,十七椎、华佗夹脊穴、承扶、委中、承山、阳陵泉、绝骨均直刺,环跳取3寸30号不锈钢针直刺,行平补平泻手法,得气后接G-6805电针机,电量以患者能耐受为宜,留针1小时,10次为1个疗程,每疗程中间休息2天。艾灸:针刺后取药艾条1支,分为5~6段,分别点燃后放在艾灸盒中,置于腰部施灸,1次/天,10次为1个疗程,每疗程中间休息2天。功能锻炼采用桥式运动和燕式平衡。桥式运动:仰卧屈髋屈膝位,双手平放于体侧,以手足为支撑点,腰部尽量抬起,反复数次;燕式平衡:俯卧位,头及双腿尽量向上抬起,上下体都离床,只留腹壁支撑在床上,并逐渐延长留空时间。治疗75例患者中,临床痊愈53例,好转20例,无效2例,平均治疗周期32天。[程小平.针灸治疗慢性腰痛75例疗效观察.山西中医学院学报,2007,8（2）:2.]

③温针灸法治疗慢性腰肌劳损。患者取俯卧位或侧卧位,使腰肌松弛,灸熏点受热均匀。取同腰痛部位相应的夹脊穴2~4穴,根据患者体形选用2.5寸左右的毫针刺入。进针后针尾部应留出1.5cm左右,以免热灸时毫针根部灼伤皮肤,但亦不要离开太远,否则热量及艾绒药性不能通过皮肤及毫针透入组织深部。进针得气后在针尾粘上艾绒球

或艾条段,点燃施灸。艾绒宜捻成红枣大小,长约1.5~2cm。治疗时医者须一直立于患者身边,如艾绒或灰焰掉落,立即呼气吹出,以免灼伤皮肤。但不宜在皮肤上放置纸片等物遮挡,否则药性及热量不能到达组织,影响疗效。施灸宜3~5壮,以局部皮肤潮红、患者自觉腰部温热,轻松为佳。隔日1次,7次为1个疗程。治疗期间不用药物及其他治疗。治疗180例中,痊愈95例,好转83例,无效2例。[徐建钟,钱小建.温针灸法治疗慢性腰肌劳损180例.南京中医药大学学报,1997,13(3):154.]

十、坐骨神经痛

坐骨神经痛,属于中医学"痹证"范畴,其临床表现为急性或慢性发病,多见于一侧阵发性或持续性疼痛。常表现为一侧腰部、臀部、大腿后侧、小腿后侧或外侧及足部发生烧灼样或针刺样疼痛,夜间或咳嗽、行动时疼痛加剧。

【特效灸疗方法】

①艾炷灸:隔姜灸:取穴:环跳、委中、阳陵泉、阿是穴。取厚度约0.3cm鲜生姜片,用针在其中央扎20~30个孔,以利于药力透达穴位。将艾炷置其上并捏实,置于穴位上,患者感觉发烫时,将姜片轻轻抬起,调节到感觉热气向里透达而且能耐受为度。每穴灸5壮,换穴同时更换新姜片。每日1次,7次为1个疗程。或配合隔蒜灸:将蒜捣成泥状,均匀铺于穴位上,新鲜姜片置于其上,艾炷点燃施灸。

②艾条灸:取穴:大肠俞、关元俞、腰3~5夹脊穴、环跳、委中、阳陵泉、阿是穴。患者取平卧位,取艾条在距穴位2~3cm处施行雀啄灸,每穴15分钟,以皮肤潮红为度。每

日 1 次,7 次为一个疗程。

③温针灸:取穴:次髎、环跳、委中、阳陵泉、阿是穴。患者取俯伏位,针刺各穴位得气后,取艾条约 2~3cm 置针柄上施以温针灸,留针 30 分钟。每日 1 次,7 次为一个疗程。

【临床应用】

①针灸并用治疗坐骨神经痛。

a. 处方:环跳、风市、阳陵泉、昆仑、环跳、殷门、委中、承山、申脉、大肠俞、气海俞、腰阳关、秩边、八髎、大肠俞。每日 1 次,留针 30 分钟,10 分钟行针 1 次。艾灸疗法:大肠俞、腰阳关、环跳、殷门、承山,每穴施灸 10~15 分钟,每日 1~2 次。治疗效果:治愈:患肢疼痛全部消失,活动功能完全恢复,1 年后随访未复发 27 例;显效:患肢疼痛较治疗前明显减轻,行动后疼痛有所改善,经半年随访患处时有不适感 8 例;无效:临床症状同治疗前无变化 0 例。[郭克栩.针灸并用治疗坐骨神经痛的临床观察.中医外治杂志,2004,13(4):13.]

b. 处方:环跳、腰 4 夹脊穴,常规消毒后,用 28 号 3 寸毫针直刺 2.5 寸左右,针感以麻胀触电感向下肢放射为佳。配以委中、阳陵泉、悬钟、丘墟穴随症加减。待针刺结束后,将蚕豆大小的艾炷置于 0.2cm 厚的姜片上,寻找压痛点进行隔姜灸,每穴施灸 3~5 壮,以皮肤微红、患者感到灼痛为度,每日 1 次,10 次为 1 个疗程。治疗期间停止使用镇痛等辅助治疗。治疗结果:痊愈:临床体征完全消失,肢体活动自如,恢复正常生活和工作。随访半年以上未复发 42 例;有效:临床体征部分消失,疾病明显减轻,可恢复工作,遇劳累或寒冷偶有复发 19 例;无效治疗 3 个疗程后无明显变化 3 例。[许慧艳．针刺加灸治疗坐骨神经痛疗效观察．辽宁中医杂志，2000，27（7）：324．]

c. 取穴：大肠俞、关元俞、秩边、环跳、殷门、委中、承山、阳陵泉、绝骨、昆仑及阿是穴。每次取 6~7 穴，均取患侧。操作方法：患者取俯卧位或侧卧位，以 32 号毫针针刺上述穴位，得气后采用平补平泻手法留针 30 分钟，每日一次，7 日为一个疗程。取针后施艾炷灸，先将蒜头切碎捣烂，调成饼状，覆盖于主要疼痛处，再将生姜切成 2~3mm 厚的姜片，均匀地扎上针眼，覆盖在蒜泥上，姜片之上放垂豆大小之艾炷施灸，每部位施灸 8~10 壮，温度以患者能耐受、不起疱为度。每 7 日为一个疗程，每疗程间休息 2~3 天。治疗 58 例，痊愈 21 例，好转 36 例，无效 1 例。[李文芳，王益秀，黄述胜．坐骨神经痛针灸治疗及护理．中国民间疗法，2000，8（6）：12-13．]

②温针治疗坐骨神经痛。取次髎、环跳穴，次髎穴用 0.38mm×75mm 毫针直刺 2.5 寸，使针深入骶孔，环跳穴用 0.45mm×100mm 毫针直刺，以有麻胀触电感向下肢放射为宜。针刺后将厚约 0.2~0.3cm 的大蒜或生姜片套在针体上紧贴皮肤，将艾条剪长度约 2.5cm，套在针柄上点燃，留针 20 分钟，1 次 / 天，10 次为 1 个疗程，疗程间休息 3 天。治疗 338 例中，痊愈 233 例，有效 98 例，无效 7 例。[严秀群．温针治疗坐骨神经痛疗效观察与护理体会．齐鲁护理杂志，2006，12（1）：101-102．]

十一、梨状肌综合征

梨状肌毗邻臀中肌、闭孔内肌、股方肌，与通往盆内及下肢的盆内神经、血管关系密切,当蹲位用力,或在下肢外展、外旋位突然内收、内旋使梨状肌猛烈收缩,过度牵拉损伤。梨状肌损伤后,局部出血水肿,细胞破裂坏死形成异物,破坏神经、体液和自身调节平衡,刺激周围组织,产生疼痛;当其自身修复过程中,局部血肿、渗出等异物被吸收、机化后即形成组织粘连,损伤经久不愈,遇寒冷劳作加重,梨状肌僵硬增粗,从而影响坐骨神经,出现下肢放射痛。

【特效灸疗方法】

①艾炷灸:取厚度约 0.3cm 鲜生姜片,用针在其中央扎20~30 个孔,以利于药力透达穴位。将艾炷置其上并捏实,置于穴位上,患者感觉发烫时,将姜片轻轻抬起,调节到感觉热气向里透达而且能耐受为度。每穴灸 5 壮,换穴同时更换新姜片。取穴:环跳、秩边、殷门、阳陵泉、阿是穴。每日 1 次,7 次为 1 个疗程。

②温针灸:患者取俯伏位,针刺各穴位得气后,取艾条约 2~3cm 置针柄上施以温针灸,留针 30 分钟。每日 1 次,7 次为一个疗程。取穴:环跳、秩边、悬钟、殷门、阳陵泉、阿是穴。

【临床应用】

①粗针齐刺加隔姜灸治疗梨状肌综合征。治疗方法:取穴:阿是穴、阳陵泉。操作:患者取侧卧位,患肢在上,医者取 26 号 3 寸粗针 3 根,在阿是穴(梨状肌体表投影处),直刺 1 针,两侧旁开 1 寸处分别向正中方向斜刺 2 针,用提插捻转泻法,深达梨状肌病变处,出现酸胀麻并有向下肢放射感后留针,然后用直径 2cm、厚 0.3cm 鲜姜片,中间以针

刺数孔,穿过中间针的针体贴放于患处,用2cm长艾条套放在针尾上点燃做隔姜灸30分钟;阳陵泉施捻转手法。隔日1次,5次为一个疗程,间隔3日,再行第2疗程。治疗36例中,痊愈29例,好转7例,无效0例。[张挺.粗针齐刺加隔姜灸治疗梨状肌综合征36例疗效观察.中国针灸,2002,22(8):525-526.]

②齐刺加灸治疗坐骨神经盆腔出口狭窄综合征。治疗方法:取穴:阿是穴(股骨大转子与坐骨结节连线中内1/3上方约2.5~4.0cm压痛明显处)、承扶、委中、阳陵泉、悬钟,以上穴位均取患侧。操作:患者取俯卧或侧卧位(患侧在上)。皮肤常规消毒后,选用30号4寸不锈钢毫针3根,于阿是穴直刺一针。根据患者体质及胖瘦情况,针刺深度约2.0~3.5寸,然后在两旁各刺入一针,三针针尖均朝向压痛点正中。各针均用强刺激,以产生较强的酸麻重胀感或向腿部放射为度。然后将艾条切成3cm长的小段,每一针柄各套一段,点燃.其余四穴采用平补平泻手法。30分钟后艾条燃尽即可取针。治疗38例中,治愈31例,显效3例,好转2例,无效2例。[黎逢光,陈邦国.齐刺加灸治疗坐骨神经盆腔出口狭窄综合征疗效观察.湖北中医杂志,2004,26(9):45.]

十二、腰椎间盘突出症

腰椎间盘突出症属中医学痹证、腰腿痛范畴。因腰部外感风寒湿邪,或跌仆闪挫以致经络受损,气血循行不畅,不通则痛。此病多累及膀胱经、胆经,临床正确选用两经的穴位进行辨证施治,能较快地疏通经络气血,达到"通则不痛"的目的。

【特效灸疗方法】

①艾炷灸:取厚度约 0.3cm 鲜生姜片,用针在其中央扎 20~30 个孔,以利于药力透达穴位。将艾炷置其上并捏实,置于穴位上,患者感觉发烫时,将姜片轻轻抬起,调节到感觉热气向里透达而且能耐受为度。每穴灸 5 壮,换穴同时更换新姜片。取穴:肾俞、腰阳关、命门、次髎、环跳、志室。每日 1 次,7 次为 1 个疗程。

②艾条灸:患者取平卧位,取艾条在距穴位 2~3cm 处施行雀啄灸,每穴 15 分钟,以皮肤潮红为度。每日 1 次,7 次为一个疗程。取穴:肾俞、环跳、委中、承山及阿是穴。

③温针灸:患者取俯伏位,针刺各穴位得气后,取艾条约 2~3cm 置针柄上施以温针灸,留针 30 分钟。每日 1 次,7 次为一个疗程。取穴:肾俞、腰阳关、命门、次髎、环跳、志室。

【临床应用】

①针刺配合隔姜灸治疗腰突症。治疗方法:采用局部取穴与循经取穴针刺相结合,主要取 L3~S2 夹脊穴,若疼痛沿膀胱经放射,取环跳、承扶、殷门、委中等;若疼痛沿胆经放射,取风市、阳陵泉、足三里、悬钟。并根据针刺穴位,疼痛处面积大小,将鲜生姜片切成厚约 0.2~0.3cm,将艾绒点燃后放于患处,至皮肤潮红,1 日 1 次,10 次为 1 个疗程。若在灸时出现奇痒,甚至水疱,涂少许甲紫药水即可。在治疗期间,患者应注意卧板床休息。治疗结果:本组 56 例病例,治愈 42 例,显效 10 例,无效 4 例。[黄立健.针刺配合隔姜灸治疗腰突症 56 例.针灸临床杂志,

2002,18（2）：26.]

②针刺加隔姜灸治疗腰腿痛。治疗方法：取穴：肾俞、腰阳关、命门、次髎、环跳、志室、委中、阳陵泉、然谷、昆仑，每次选 3~5 个穴。针刺手法：对于急重的患者，采用强刺激手法较大幅度快速左右捻转，一般要求针感向腰部放射。如不能达到针感的放射目的，则可将针稍提起，以捻转为主，提插为辅，刺激强度以患者能耐受为度。留针 30 分钟，每隔 5 分钟捻针 1 次，以加强治疗的效果。对慢性腰腿痛的患者，则行中刺激手法，以提插为主，捻转为辅，使患者感到舒适为度，留针 30 分钟。起针后，取厚约 0.3cm 的新鲜姜片一块，用针将姜片穿刺数孔，上置艾炷放在针刺的穴位上，点燃施灸。如灼热剧烈时，可将姜片提起，稍停后再灸，直至皮肤潮红湿润为止。每穴可灸 3~5 壮，一次选 3~5 穴。较重的患者每日 1 次，较轻的患者可隔日 1 次，10 次为 1 个疗程，一般治疗 1~3 个疗程。治疗 225 例中痊愈 152 例，显效 45 例，好转 21 例，无效 7 例。[杨庆林，史文慧，张均安．针刺加隔姜灸治疗腰腿痛 225 例．中国民间疗法，2006,14（3）：15-16.]

③针灸治疗腰椎间盘突出症。治疗方法：针患侧肾俞、环跳、委中、承山及阿是穴，并点燃艾条，分别在气海俞、环跳、委中穴处施雀啄灸。取药艾条，点燃后分别在气海俞、环跳、委中穴处施雀啄灸，以穴位周围产生热痒感为佳。以上方法 1 天 1 次，15 天为 1 个疗程，共治疗 2 个疗程后观察疗效。治疗 120 例中，治愈 88 例，好转 27 例，未愈 5 例。[马胜．针灸治疗腰椎间盘突出症 120 例疗效观察．中国针灸，1998,18（1）：39.]

④温针治疗腰椎间盘突出症。治疗方法:取腰椎病变部位夹脊穴,用 2 寸毫针对刺,针刺时针尖向脊椎下斜刺,得气后留针,并施温针(即在针柄上加艾炷灸),灸后拔罐。配穴:伴有坐骨神经痛者,加环跳、风市、阳陵泉、悬钟;痛至脚跟者加丘墟、足临泣;如以后侧疼痛为甚者,取足太阳经穴为主,如秩边、承扶、委中、承山、昆仑等。以上诸穴进针得气后,留针,艾炷灸,每次 30~40 分钟,每日 1 次,10 次为 1 个疗程。治疗 3 个疗程观察疗效。治疗结果:本组 38 例,经 3 个疗程治疗,临床治愈(临床症状完全消失,随访半年未复发)29 例,有效(症状明显减轻,不影响生活和工作)6 例,无效(症状无明显改善)3 例。[张润生.温针治疗腰椎间盘突出症 38 例.江苏中医药,2003,24(10):25.]

十三、隐形脊柱裂

隐形脊柱裂多为先天性疾病,因骶神经被压迫、牵拉或骶神经退行性变导致尿失禁,属临床难治之症。

【特效灸疗方法】

①艾炷灸:取厚度约 0.3cm 鲜生姜片,用针在其中央扎 20~30 个孔,以利于药力透达穴位。将艾炷置其上并捏实,置于穴位上,患者感觉发烫时,将姜片轻轻抬起,调节到感觉热气向里透达而且能耐受为度。每穴灸 2 壮,换穴同时更换新姜片。取穴:以督脉和膀胱经为主,命门、腰阳关、肾俞、气海俞、大肠俞、上髎。每日 1 次,7 次为 1 个疗程。

②艾条灸:患者取平卧位,取艾条在距穴位 2~3cm 处施行悬灸,每穴 15 分钟,以皮肤潮红为度。每日 1 次,7 次

为一个疗程。取穴:关元、肾俞、足三里、三阴交。

③温针灸:患者取俯伏位,针刺各穴位得气后,取艾条约2~3cm置针柄上施以温针灸,留针30分钟。每日1次,7次为一个疗程。取穴:中极、关元、阴陵泉、肾俞、上髎。

a. 针刺隔姜重灸治疗隐性脊柱裂。治疗方法:取穴以督脉和膀胱经为主,选俞门穴、腰阳关穴、肾俞穴、气海俞穴、大肠俞穴、上髎穴。患者取俯卧位,松开腰带,用75%的酒精做皮肤常规消毒,用0.35mm×50mm无菌针灸针,补法进针得气后,将备好的约4mm厚薄的老姜片插放在针下,在针柄上放置3cm长的药用灸条段点燃温灸,约10分钟后患者可感觉有较强的热感渗透至针尖,即疼痛最深的地方,如热感差的患者可在针柄上继续放置灸条段直到有热感为准,待灸条燃尽后除去姜片再用消毒棉球除针,治疗完毕。每天治疗1次,10次为1个疗程,2个疗程后休息5天,如未愈再继续治疗。治疗32例患者,显效26例,好转5例,无效1例。[孙蓉新.针刺隔姜重灸治疗隐性脊柱裂32例疗效观察.现代临床医学,2005,31(5):241.]

b. 温针灸加电针治疗腰骶椎裂尿失禁。治疗方法:取穴:中极、关元、阴陵泉、肾俞、膀胱俞、上髎。予温针灸加电针治疗,每日1次,30次一个疗程,并统计疗效。选50~65mm长、0.38mm粗细的不锈钢毫针,刺入深度40~55mm,使局部麻胀,并向阴部传导,得气后留针。温针灸用纯艾条切20mm小段,用火点燃下端后,插在针柄上,艾段下端距离穴位皮肤30mm左右,每个艾段燃烧10分钟左右,待艾段燃尽后,去除灰烬,施以电针治疗。仰卧位针刺时,电针导线连接中极、关元;伏卧位针刺时,电针导线连接双侧膀胱俞。用 G6805 型电针治疗仪,调疏密波,强度以患者能耐受且无疼痛为度,留针 20 分钟后出针。治疗结果:对提高最大排尿量的疗效观察:显效 45 例,有效 54 例,无效 21 例;说明以上治疗能提高膀胱贮尿功能,降低膀胱残余尿量和促进膀胱排空。对延长憋尿时间的疗效观察:显效 43 例,有效 60 例,无效 17 例;说明以上治疗能提高膀胱括约肌的肌力,提高病人控制憋尿的能力。[洪杰,周莅莅,王军丽.温针灸加电针治疗腰骶椎裂尿失禁 120 例.中国针灸,1999,9:545-546.]

十四、强直性脊柱炎

强直性脊柱炎是一种慢性、进行性、以中轴关节为主的炎症性关节病。好发于青少年,病变部位主要在骶髂关节、脊柱关节、结缔组织及四肢关节。病理表现为椎间关节及四肢滑膜关节炎性增生纤维化、椎体纤维及韧带骨化。临床表现为脊柱弯曲畸形或直立状态,腰椎变平,颈椎前伸。除关节外,还可侵犯眼、肺、肾及心脏,出现相应的临床症状。

【特效灸疗方法】

艾炷灸:铺灸:将生姜、葱白捣烂如泥后备用,患者采取俯卧位,暴露脊柱,将捣好的泥均匀铺于脊柱,从大椎穴始至腰俞穴止,将艾炷置其上,沿督脉及膀胱经点燃进行施灸,灸 3~5 壮,隔日 1 次,7 次为一个疗程。

【临床应用】

①督灸治疗强直性脊柱炎。治疗方法:将生姜、葱白捣

如泥,混匀后备用,同时备用纱布,宽15cm,长度根据患者脊柱而定。操作时,患者俯卧,尽量取舒适体位,暴露脊柱,把备好的纱布置于大椎穴至腰俞穴,将生姜、葱白泥铺于纱布上,厚约2cm,宽约6cm,压平,把艾炷置于其上,分段点燃,自大椎穴沿脊柱至腰俞穴进行督脉灸疗,每次1~2小时,隔日一次,7次为一个疗程。每次督灸完,再用手法沿脊柱督脉按摩10分钟。治疗结果:16例患者,经2~6个疗程的治疗,痊愈11例,显效3例,有效2例。[王平森.督灸治疗强直性脊柱炎16例体会.中医外治杂志,2002,11(4):33.]

②铺灸治疗强直性脊柱炎。治疗方法:让患者俯卧床上裸露背部,在督脉所取穴处做常规消毒,涂上蒜汁,在脊柱正中线撒上丁麝粉,并在脊柱自大椎穴至腰俞穴处铺宽约6.6cm、厚约1.7cm的蒜泥一条,然后在蒜泥上铺成如乌梢蛇脊背的长蛇形艾炷一条。点燃头、身、尾,让其自然烧灼,燃尽后再继续铺艾炷施灸,一般灸2~3壮为宜,灸毕移去蒜泥,用湿热毛巾轻轻揩干。灸后可起水疱,至第3天用消毒针引流水疱,涂上甲紫溶液,直至结痂脱落止。治疗结果:经治疗后0.5~1年评判疗效。36例中显效11例,好转19例,无效6例。[冯祯根.铺灸治疗强直性脊柱炎36例.上海针灸杂志,2004,23(1):20.]

③生物陶瓷温灸球隔姜灸治疗强直性脊柱炎。治疗方法:材料选用多汁老姜,将姜片切成直径5cm、厚0.5cm的圆片,并在姜片针刺穿孔备用;生物陶瓷温灸球直径4cm。选穴下髎、秩边、肾俞、腰阳关、命门、脊中、至阳、身柱。操作:将姜片贴敷于所选穴位上,将生物陶瓷温灸球

置于微波炉中加热约 3 分钟后,置于姜片上持续温灸,至冷却。对照组采用普通艾绒,将纯艾绒捏紧成长条状,纵向置于姜片中央,点燃,实施灸法以 3 壮为度,选穴及贴敷姜片方法同治疗组。本疗法每周 3 次,1 个月为 1 个疗程。治疗结果:治疗组 30 例中,显效为 12 例,好转 14 例,无效 4 例;对照组 30 例中,显效 9 例,好转 7 例,无效 14 例;可见治疗组疗效优于对照组。[金海鹏,程绍鲁.生物陶瓷温灸球隔姜灸对强直性脊柱炎疗效观察.针灸临床杂志,2005,21(1):50-51.]

十五、膝骨性关节炎

膝骨性关节炎是以膝关节软骨退行性病变、关节间隙狭窄、滑膜炎症性增生以及关节边缘骨质增生为主要病理变化,以膝关节疼痛、僵硬、功能障碍为主要表现的临床常见疾病。《素问·痹论》曰:"痹在于骨则重;在于脉则血凝而不流;在于筋则屈不伸;在于肉则不仁;在于皮则寒。"膝关节骨关节炎表现为疼痛、屈伸不利的症状,应属于《素问》之"骨痹""筋痹"。

【特效灸疗方法】

①艾炷灸:瘢痕灸,将艾柱直接置于穴位上,待艾炷熄灭后取下艾灰,用胶布密闭覆盖穴位,3~5 日后形成灸疮,待灸疮自愈后即愈。隔姜灸:将姜片用针刺数孔敷于穴位,艾柱置于其上,灸 3~5 壮。每日 1 次,7 次为一个疗程。取穴:足三里、内外膝眼、阳陵泉、阿是穴。

②艾条灸:患者取平卧位,取艾条在距穴位 2~3cm 处施行温和灸,灸至皮肤红润微烫为度,每穴 10 分钟。每日

1 次,10 次为一个疗程。取穴:内外膝眼、阳陵泉、足三里、血海、阿是穴。

③温针灸:针刺各穴位得气后,取艾条约 2~3cm 置针柄上施以温针灸,留针 30 分钟。每日 1 次,7 次为一个疗程。取穴:犊鼻、鹤顶、血海、梁丘、阴陵泉、阳陵泉、足三里、阿是穴。

【临床应用】

①瘢痕灸治疗膝骨关节炎。治疗方法:以麦粒大实心艾炷,置足三里、悬钟穴上(可以蒜汁固定),线香点燃,期间可命患者缓慢数数字由 1~9,同时手指循经划压减轻患者疼痛,待艾炷自然熄灭,取下艾灰,穴位上覆胶布密封,手指按压穴位,使温热感透入穴位深层,3~7 日后,局部形成灸疮,穴位可有淡黄色渗出液,渗液 15 天左右,即可去掉胶布,待灸疮自愈为 1 个疗程(约需时 25~30 天)。治疗 50 例中,痊愈 10 例,显效 14 例,好转 22 例,无效 4 例。[黄静.瘢痕灸治疗膝骨关节炎 50 例疗效观察.针灸临床杂志,2002,18(3):44-45.]

②针药并治膝关节骨性关节炎。治疗方法:针灸:穴位均取患侧。主穴:内外膝眼、阳陵泉、足三里;配穴:血海、梁丘、阴陵泉、阿是穴。患者屈膝呈 90°,用 1.5~2 寸毫针快速进针,得气后留针,然后用艾条在内外膝眼、阿是穴上温和灸 15 分钟,灸毕起针。中药熏洗:药取制川乌、制草乌、艾叶、羌活、独活、乳香、没药、路路通、透骨草各 10g,鸡血藤、威灵仙、川牛膝各 15g。加水煮沸约 30 分钟,先以热气熏蒸膝部,待水温稍减,再用药水热敷患膝;若水温下降,可再加温,每次熏洗 30 分钟。疗程:针刺、熏洗均为每日 1 次,7

天为 1 个疗程。疗程间休息 3 天。治疗结果:经过 4 个疗程的治疗观察,治愈 16 例,好转 11 例,未愈 3 例。[吴明霞,李俐,陈瑞华.针药并治膝关节骨性关节炎 30 例.福建中医药,2002,33(3):24.]

③温针灸治疗老年性膝骨关节病。治疗方法:取穴:犊鼻、鹤顶、血海、梁丘、阴陵泉、阳陵泉、足三里、阿是穴。操作:用直径 0.30mm、长度 40mm 毫针刺入穴位,行提插捻转手法,得气后,在针柄上加直径 10mm、长度 15mm 艾炷由下端点燃,待艾炷燃完后,继续留针 10~15 分钟。每日治疗 1 次,10 次为一个疗程,连续治疗 2 个疗程,疗程间休息 3 天。治疗期间嘱患者注意休息。治疗 98 例中,优 75 例,良 10 例,可 7 例,差 6 例。[刘立安,马春燕,姜文.温针灸治疗老年性膝骨关节病的临床观察.中国针灸,2003,23(10):579-580.]

十六、踝关节扭伤

踝关节扭伤是常见病之一,多因外伤使足踝过度内、外翻而产生韧带损伤或撕裂,其中以内翻损伤最为常见。临床表现为踝关节肿胀、疼痛、功能障碍。

【特效灸疗方法】

艾条灸:温和灸,每穴 10 分钟,灸至皮肤红润微烫为度。每日 1 次,7 次为一个疗程。取穴:阿是穴,配以丘虚、照海、昆仑、申脉等。

【临床应用】

针刺加温和灸治疗踝关节扭伤。治疗方法:针刺取穴:"阿是穴"(压痛点)和循经取穴。经穴选取:足少阳胆经的阳交、丘墟,足少阴肾经的太溪、照海,足太阳膀胱经的昆仑、申脉、金门。根据损伤的范围,以"阿是穴"为主穴,另取 2~3 个经穴。"阿是穴"运用"徐疾补泻法"之泻法:快速进针,强刺激,加速捻转约半分钟,留针 15~20 分钟。徐徐出针,出针后不立即按压针孔,待有少许血液溢出,用干棉球轻擦即可。其余配穴用平补平泻之法,留针相同。艾灸:针刺留针期间,将艾条(市场上的成品)一端点燃,对准所选取的每个针刺穴位,距皮肤约 2~3cm,进行熏烤,使患者局部有温热感而无灼痛。每处灸 6~8 分钟,至皮肤红晕为度。治疗时间:针刺每日一次,灸每日 2 次,7 日为一个疗程。治疗结果:本组 180 例全部有效,其中痊愈 164 例,显效 16 例。一般 5 次左右即可痊愈,最快的为 2 次,慢者 15 次。[张伟.针刺加温和灸治疗踝关节扭伤.河南医药信息,2002,16(10):32.]

十七、跟骨骨质增生

足跟骨骨质增生为中老年人多发病,属骨质退行性变性。现代医学研究表明,跟骨骨质增生不是引起疼痛的原因,疼痛是由于附着跟骨结节的跖腱膜、趾短屈肌受长期反复牵拉、刺激产生损伤变性而造成微撕裂、慢性无菌性炎症而引起疼痛。

【特效灸疗方法】

①艾炷灸:取厚度约 0.3cm 鲜生姜片,用针在其中央扎 20~30 个孔,以利于药力透达穴位。将艾炷置其上并捏实,置于阿是穴上,患者感觉发烫时,将姜片轻轻抬起,调节到感觉热气向里透达而且能耐受为度。每穴灸 5 壮。每日 1

次,7 次为 1 个疗程。

②艾条灸:取艾条在距阿是穴位 2~3cm 处施行温和灸,灸至皮肤微烫而无烫伤为度,约 15 分钟。每日 1 次,7 次为一个疗程。

【临床应用】

①隔姜醋灸为主治疗跟骨骨质增生。治疗方法:药物组成:生草乌、生川乌各 10g,川芎、透骨草各 15g,地龙、细辛、红花、白芷各 10g,没药、元胡各 8g。上药与 1000ml 米醋浸泡 1 个月后,取其过滤药液浸泡厚约 0.3cm、直径约 2cm 鲜老姜片密封备用。取穴:主穴:阿是穴;配穴:肝肾气血亏虚取三阴交、涌泉,牵及小腿痛取承山、昆仑。患者取仰卧位或俯卧位,常规消毒,阿是穴选用 28 号 2~2.5 寸不锈钢毫针,快速直刺 1.5~2 寸,使针尖直达病所,行平泻平补法,患者有酸麻胀向小腿至大腿放射为佳。取已浸制好的药醋姜片用针穿刺数孔,其正中穿过针柄垫在皮肤上,然后在针柄上套以约 2.5cm 长药艾炷施灸,灸 2 壮后出针。配穴用 1.5~2 寸毫针,行平泻平补法,得气后留针 30 分钟,每隔 5 分钟捻转 1 次。每日治疗 1 次,7 次为 1 个疗程,3 个疗程后统计疗效。手法推拿:出针后,医者站于患足侧,先行小腿三头肌及跟腱部施以拿法,再指揉承山、昆仑、三阴交、涌泉,然后重点以空心拳由轻到重快速叩击压痛点,最后在足底施以擦法结束治疗。每次 10~15 分钟,7 次为一个疗程。治疗结果:痊愈(疼痛消失,行走如常,随访 1 年以上无复发)32 例;显效(疼痛基本消失,活动基本正常)9例。[李伟广.隔姜醋灸为主治疗跟骨骨质增生 41 例临床观察.中医外治杂志,2003,12(4):41.]

②小针刀配合艾灸治疗跟骨骨刺。治疗方法：取穴：患者取俯卧位，踝关节前缘垫一小枕头，足跟朝上，将足垫稳。在压痛最明显处，即骨刺的尖部，用紫药水定点。局部用2%碘酊和75%乙醇消毒，覆盖无菌小洞巾。操作方法：以朱氏小针刀按压定点处，刀口线与足纵轴垂直，针体与足跟底的后平面呈60°角，进针刀，缓慢刺入，深度达骨刺尖部，做横行切开剥离3~4次；转刀柄90°，做纵行切割及纵行摆动3~4次，迅速出针刀，并做辅助手法。以上针刀疗法以1次为1个疗程，1周后进行第2个疗程。艾条·小针刀配合艾灸组在以上治疗后每天以清艾条灸2次，每次10分钟，热度以患者能耐受为度。连续治疗7天为1个疗程。休息7天后再进行针刀配合艾灸治疗的第2个疗程。治疗42例中，痊愈34例，显效6例，好转2例，无效0例。［董洪涛，卢正海．小针刀配合艾灸治疗跟骨骨刺42例．针刺研究，1999，（1）：74-76.］

十八、慢性疲劳综合征

慢性疲劳综合征是指以慢性疲劳持续或反复发作6个月以上为主要表现，同时伴有低热、头痛、咽喉痛、肌痛、神经精神症状等非特异性症状的一组症候群。中医虽无此病名，但古医籍中却拥有大量对疲劳的描写和论述，形成了独特的、较为系统的中医疲劳理论。古医籍中常常把疲劳描述为"懈惰""懈怠""体重""四肢沉重""四肢不举"等，并记载有治疗疲劳的"增力""倍力""益气力""解疲乏"等方法。疲劳的病因是多方面的，与过度的劳累、过度的精神和思维活动、不合理的生活方式和不良的精神刺激等有关。

从病机上看,疲劳属于气血耗伤引起的虚证。

【特效灸疗方法】

①艾炷灸:采用无瘢痕直接灸,以局部皮肤充血红润为度,每穴15分钟,每日1次,7次为一个疗程。取穴:气海、关元、足三里、三阴交。

②艾条灸:患者取平卧位,取艾条在距穴位2~3cm处施行温和灸,每穴15分钟。每日1次,7次为一个疗程。取穴:百会、神阙、气海、关元、足三里、三阴交。

【临床应用】

①循经灸疗法治疗慢性疲劳综合征。治疗方法:用循经灸疗器灸背部督脉、膀胱经循行线的第一侧线(双),每次灸1板(每板含艾灸炷10个,每艾灸炷含纯艾绒2g),每次灸疗时间30分钟,6天为1个疗程,休息1天后进行下一疗程,一共治疗4个疗程。治疗结果:循经灸疗能明显改善慢性疲劳综合征患者的临床主要症状($P<0.05$),提高 BELL 慢性疲劳综合征积分($P<0.05$)。[苟春雁,田丰伟,李宁.循经灸疗治疗慢性疲劳综合征的临床研究.四川中医,2004,2(3):87-88.]

②针灸治疗中年女性慢性疲劳综合征。治疗方法:针刺取神门、气海、足三里、三阴交。患者取仰卧位,全身放松,穴位皮肤用75%乙醇消毒,神门选用长25mm毫针,其余腧穴选用长40mm毫针针刺,针下得气后采用捻转补法,留针30分钟。温和灸法于针刺的同时在神阙、气海、关元等穴行温和灸30分钟,以局部温暖舒适为度。耳穴取心、脾、耳背心、内分泌、神门、枕、垂前穴,用75%的酒精棉球消毒耳廓后,将用0.8cm×0.8cm医用胶布粘好的决明子一

粒贴压至耳穴,并稍加压力,使患者感到痛、麻胀、发热感。贴压耳穴后,嘱患者每天自行按压 3~5 次,每次每穴按压 30~50 次,以使耳廓发红发热为度。左右耳交替贴压,3 天更换 1 次。疗程每天针灸治疗 1 次 10 天为 1 个疗程,疗程间休息 4 天,3 个疗程后观察疗效。治疗结果:42 例中痊愈 14 例,显效 15 例,有效 8 例,无效 5 例。随访 3 个月,痊愈 14 例无复发。本组病例在治疗过程中未见不良反应与副作用。[杜艳,朱英.针灸治疗中年女性慢性疲劳综合征 42 例.广西中医药,2006,29(5):39-40.]

③膏肓灸法治疗慢性疲劳综合征。治疗方法:取穴:膏肓、气海、足三里。膏肓灸法组:患者平坐床上,屈膝抵胸,前臂交叉,双手扶于膝上,低头,面额抵于手背,使两肩胛骨充分张开,在平第 4 胸椎棘突下膏肓穴区域,肩胛骨内侧缘骨缝处按压,觉胸肋间困痛,传至手臂,即为取穴处,以规格为 18mm×27mm 的大艾炷直接施灸,视患者耐受情况更换艾炷,每次 10 壮;再嘱患者平卧,于气海、足三里 3 穴以规格为 15mm×25mm 的大艾炷各灸 7 壮。每日 1 次,10 天为一个疗程,疗程间隔 2 天,共治疗 3 个疗程。针刺组:患者先取俯卧位针刺膏肓穴处压痛点,然后再取仰卧位针刺气海、足三里。局部皮肤常规消毒,选用 0.25mm×40mm 一次性毫针刺入皮肤,得气后施捻转补法,频率 60 次每分钟,幅度 360°。每天 1 次,每次各留针 30 分钟,15 分钟行针 1 次,10 天为一个疗程,疗程间隔 2 天,共治疗 3 个疗程。治疗结果:膏肓灸法组临床总有效率为 88.9%(32/36),明显优于针刺组的 72.2%(26/36),差异有统计学意义($P<0.05$);两组患者治疗后 FAI 积分比治疗前明显下降,差异有统计学

意义(均 $P<0.01$),且治疗后膏肓灸法组 FAI 积分明显低于针刺组,差异有统计学意义($P<0.05$)。[田亮,王金海,雒成林,等.膏肓灸法治疗慢性疲劳综合征:随机对照研究.中国针灸,2015,35(11):1127-1130.]

第六章　灸法保健

　　我们今天所说的保健灸法，在古代医家中被称之为"逆灸"。"逆灸"是一种灸法用语，是指无病而灸，可增强人体的抗病能力和抗衰老能力。如《诸病源候论》中说"河洛间土地多寒，儿喜病痉，其俗，生儿三月，喜逆灸以防之。"又如《扁鹊心书》中云："人于无病时，常灸关元、气海、命门……虽未得长生，亦可得百余岁矣。"其中都说明了艾灸具有强身健体、益寿延年之功。我国至今还流传着"若要安，三里常不干"的俗语。

一、健体益寿保健灸法

　　保健灸作为历代医家在长期实践中积累的丰富强身保健经验，不但可以强身健体，而且能够益寿延年，深为临床医师和大众所推崇。艾灸，可使热气内注，温煦气血，透达经络，且艾灸具有补益强壮作用的穴位，可达扶正祛邪，强身保健的作用。

　　艾炷灸：隔姜灸：取鲜姜一块，切成厚 0.2~0.3cm 的姜片，中央用针穿刺数孔，将姜片放于穴位上，其上放置蚕豆大小艾炷，点燃施灸。若感到烧灼不能忍受，可把姜片向上提起，稍等片刻再放下继续施灸。每穴灸 5 壮，至皮肤潮红为度。每日 1 次,10 次为 1 个疗程。每疗程间隔 3~5 日。
取穴:足三里、关元、气海、神阙穴。

艾条灸:温和灸。每穴 10~15 分钟,每周 2 次,连续施
灸 1 个月;或用黄豆大小艾炷非化脓灸,每穴灸 3~5 壮,每
周 2 次,连续施灸 3 个月。取穴:足三里、关元、脾俞、肾俞、
三阴交、膏肓俞穴。

二、益智健脑安神保健灸法

随着人们生活节奏的加快和工作压力的增大,人们伴
有长期、慢性、反复发作的头痛、头晕、心悸、气短、精神不
振、烦躁易怒、失眠多梦、工作效率下降、易疲乏、低热、抑
郁、注意力不集中等亚健康状态,如不及时预防和处理,对
整个人类社会将有更大的危害。因此,我们在日常保健中,
要重视安神健脑的调护。

艾炷灸:隔姜灸:取穴:肾俞、命门、脾俞、足三里、百会
穴。每次每穴施灸 3~5 壮,取枣核大小艾炷施灸,每周施灸
2 次,连续施灸 1~3 个月。

艾条灸:温和灸:取穴:百会、三阴交、内关、足三里穴。
每隔 1 日施灸 1 次,每次施灸 5~10 分钟,10 次为 1 个疗程,
每疗程期间可休息 3~5 日。此法用于治疗失眠效果更佳。

雀啄:取穴:心俞、厥阴俞、巨阙、膻中、通里、内关穴。
每 2~3 日施灸 1 次,10 次为 1 个疗程,每疗程期间可休息
3~5 日,每季度施灸 1~2 个疗程。50 岁以上者,可隔日施灸
1 次,10 次为 1 个疗程,每疗程期间可休息 2~3 日,每季度
施灸 2~5 个疗程。此法偏于安神理疗。

三、美容美体保健灸法

爱美之心,人皆有之。倘若正确地掌握灸疗方法与穴位的保健原理,坚持长期施灸,会取得意想不到的美容保健效果。女性在每次月经间歇期抽时间施灸 30 分钟左右,连续施灸 20 次,可葆容颜常驻。

艾炷灸:隔姜灸,取穴:关元、归来、足三里、太冲、肾俞、命门、肝俞穴。取枣核大小艾炷施灸,每穴施灸 3~5 壮,隔日施灸 1 次,连续施灸 20 次;或隔附子饼灸,取枣核大小艾炷施灸,每穴施灸 5~7 壮,隔日施灸 1 次,连续施灸 20 次;腹部、背部穴位交替施用。每日施灸 1 次,连续施灸 20 次。

三角灸:取穴:三角灸穴。(以脐眼为上角点,以绳量取两口角间长度,以腹中线为对称轴做等边三角形,所得三点即是),在三个角位点上各烧置枣核大艾炷 3 壮,以皮肤红热而不起疱为度。每周 1~2 次,四季之始各灸 1 个月。若体质虚弱,腰部酸痛,面灰暗泛黑,加灸十七椎下 5~7 壮。此法为保湿润肤常用方法。

艾条灸:温和灸:取穴:合谷、曲池、足三里、三阴交穴,将艾条的一端点燃,对准穴位,距皮肤约 2~3cm,进行熏熨,使局部有温热感而不产生灼痛。每处灸 15~20 分钟。至皮肤红晕为度。开始灸时可每日或隔日 1 次,待灸过一段时间后(一般 10 次左右),可减少施灸次数,每周灸 1 次或每月灸 1~2 次。此法适用于雀斑、黄褐斑患者。

四、戒烟、戒酒灸法

吸烟有害健康,是全世界公认的原则之一。多种恶性肿瘤,如肺癌、喉癌、鼻咽癌、膀胱癌等,均与吸烟有关。全世界每年因吸烟患病而死的人数已逾越300万,已经远远超过交通事故、艾滋病等的致死率。故科学戒烟、健康生活已经成为这一时代的主旋律。

艾条灸:温和灸,取穴:列缺、戒烟穴、肺俞、心俞穴。取艾条在距穴位2~3cm处施行温和灸,灸至皮肤潮红微烫为度,每穴约15分钟。每日1次,10次为一个疗程。

艾炷灸:隔姜灸:取穴:通里、戒烟穴、中府、巨阙穴。取厚度约0.3cm鲜生姜片,用针在其中央扎数个孔,以利于药力透达穴位。将艾炷置其上并捏实,置于穴位上,患者感觉发烫时,将姜片轻轻抬起,调节到感觉热气向里透达而且能耐受为度。每穴灸5壮,换穴同时更换新姜片。每日1次,10次为1个疗程。

适当饮酒对身体有益,而饮酒过量,甚至酗酒,却有害身体健康。长期过量饮酒会导致多种疾病,出现注意力不集中、头脑不清醒、记忆力减退等症状。重者出现疲劳、嗜睡、甚至呼吸中枢麻痹而死亡。酒精可以直接刺激胃黏膜,引起急性胃炎、胃及十二指肠溃疡等病症,并使血管扩张、心跳加快等导致多种系统疾病。故要切忌饮酒过量,对于患有心脑血管疾病、胃肠疾病、呼吸系统疾病以及肝病的患者,尤应尽量少饮酒,或不饮酒。

艾条灸:温和灸患者取平卧位,取艾条在距穴位2~3cm处施行温和灸,灸至皮肤潮红微烫为度,每穴约15分钟。取穴:心俞、胃俞、承浆、丰隆穴。每日饮酒1次者施灸1次,饮酒2次者施灸2次,饮酒3次者施灸3次,施灸10次为1个疗程,每疗程期间可休息1~3日。

艾炷灸:隔姜灸:取穴:通里、巨阙、中脘、地仓穴。取厚度约 0.3cm 鲜生姜片,用针在其中央扎数个孔,以利于药力透达穴位。将艾炷置其上并捏实,置于穴位上,患者感觉发烫时,将姜片轻轻抬起,调节到感觉热气向里透达而且能耐受为度。每穴灸 5 壮,换穴同时更换新姜片。每日饮酒 1 次者施灸 1 次,饮酒 2 次者施灸 2 次,饮酒 3 次者施灸 3 次,施灸 10 次为 1 个疗程,每疗程期间可休息 1~3 日。在饮酒前 30 分钟至 1 小时施灸效果更佳。